LandLust
NATUR APOTHEKE

Naturrezepte für Gesundheit und Wohlbefinden
Herbst und Winter

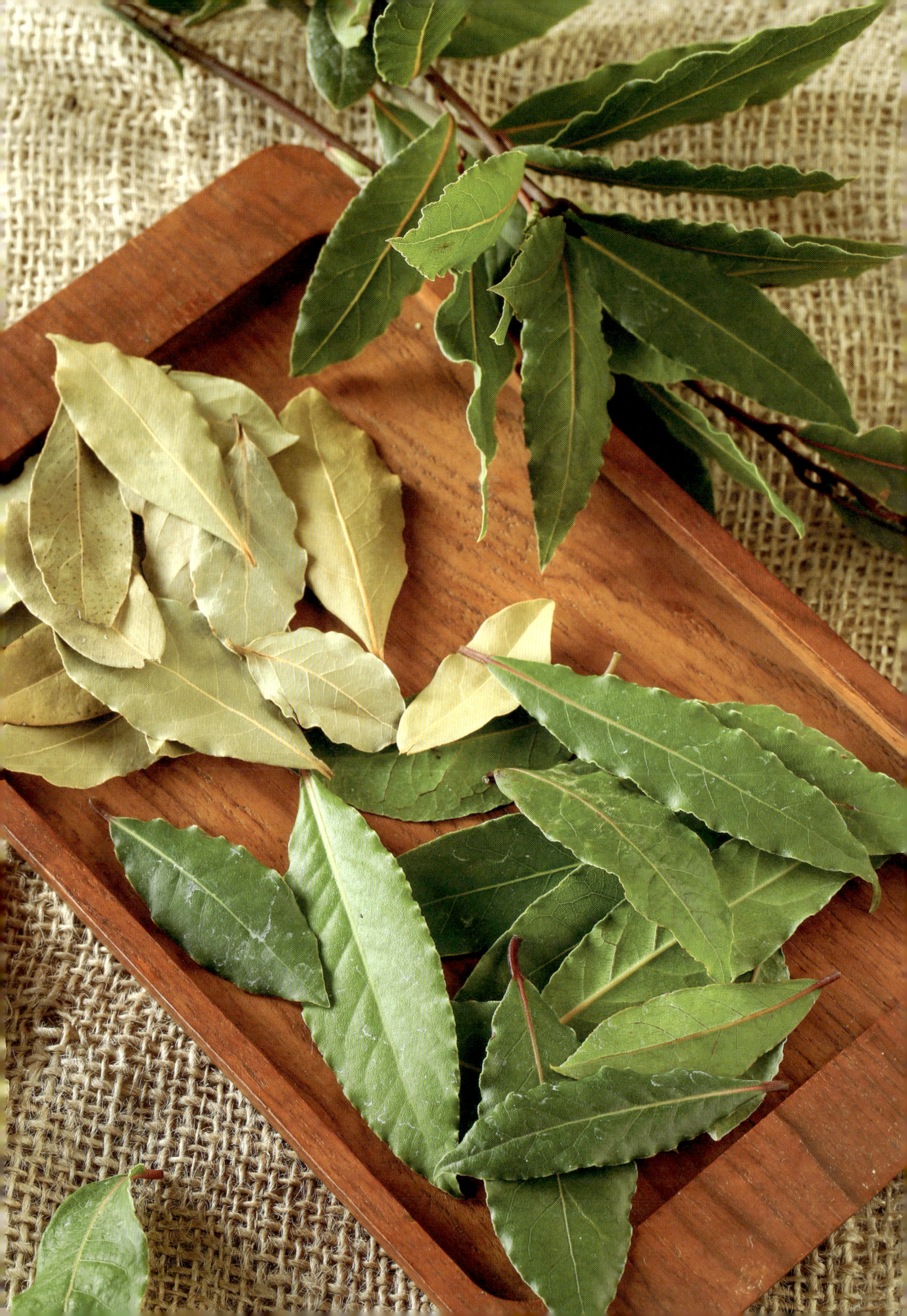

VORWORT

Im Herbst schenkt uns die Natur ihre Früchte, Beeren und Samen. Gesammeltes Wildobst wie Holunderbeeren, Hagebutten und Schlehen lässt sich zu vitaminreichem Fruchtmus oder stärkenden Säften verarbeiten. Aus Weißdorn entsteht ein Herztonikum und aus Kastanien mit ihren besonderen Inhaltsstoffen ein Balsam für die Beine.

Aus dem Garten ernten wir Quitten, Thymian und Lorbeerblätter. In der Küchenapotheke sind Zwiebeln, Wacholder, Honig oder Ingwer bei einer Erkältung schnell zur Hand. Auch Fenchel, Leinsamen und Hafer haben sich als Hausmittel bei Alltagsbeschwerden bewährt.

FÜR ALLES IST EIN KRAUT GEWACHSEN
Die Natur bietet für fast alles ein Heilmittel. Welche Heilpflanzen wir wozu nutzen können, wird in diesem Nachschlagewerk leicht verständlich und wissenschaftlich fundiert erklärt. Ernten, trocknen, aufbewahren und verarbeiten: Für die eigene Naturapotheke entstehen wohltuende Teemischungen, heilsame Tinkturen, wärmende Öle und lindernde Auflagen.

WINTERZEIT IST WOHLFÜHLZEIT
Nicht nur für die Gesundheit, auch für Wohlbefinden und Entspannung hält dieser Ratgeber einiges zum Selbermachen bereit. An langen Winterabenden haben wir Zeit, uns Gutes zu tun. Dafür finden Sie in diesem Buch Rezepte für duftende Badezusätze, einen Winter-Wohlfühltee und wärmende Körnerkissen.

Wir wünschen Ihnen viel Freude mit diesem Buch.

Ihre Landlust-Redaktion

INHALT

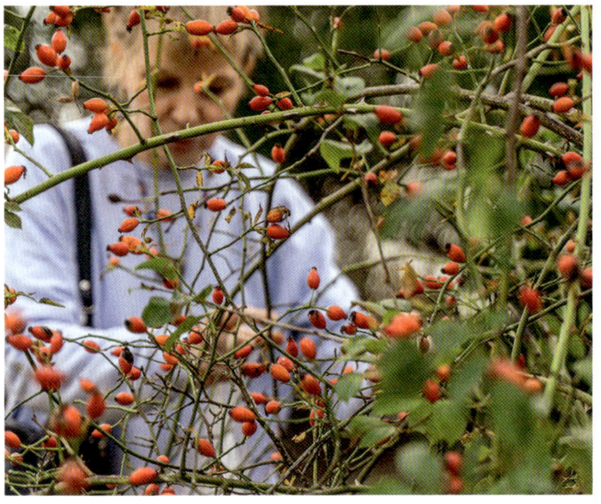

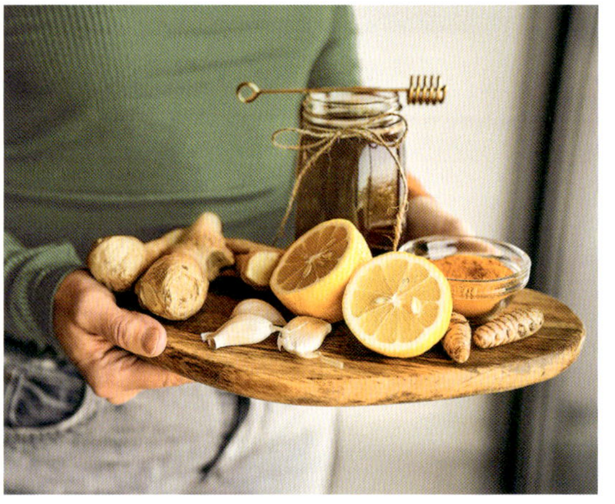

Beeren & Früchte

Vitaminreiche Wildfrüchte

Heilsame Gewürze

Wurzelkraft

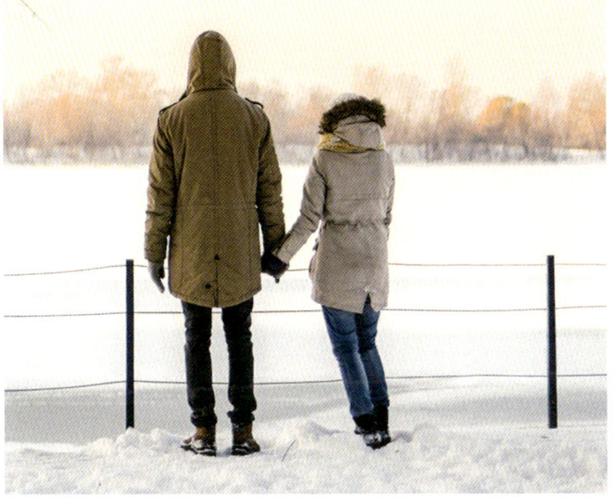

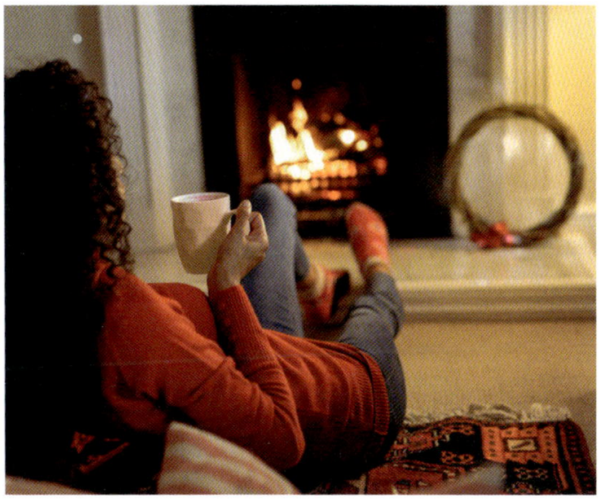

Gesund durch den Winter

Heiß & Gut

Wärme & Wohlbefinden

Allgemein

SAMMELN, TROCKNEN, LAGERN

Viele Heilpflanzen für die im Buch vorgestellten Rezepte lassen sich in der Natur oder im eigenen Garten sammeln. Dabei gilt es, einige Grundsätze zu beherzigen.

Die Natur hält zahlreiche Heilpflanzen für uns bereit. Wer sie achtsam und selektiv pflückt, bestimmt damit auch ihre Qualität.
Um hochwertige Pflanzen für unsere Rezepte zu ernten, ist der Standort entscheidend (siehe Infotext rechts). Doch auch andere Faktoren sind von Bedeutung.

DAS WETTER

Beim Sammeln sollte man das Wetter berücksichtigen: Hat es geregnet, sinkt die relative Menge der Wirkstoffe durch den hohen Wassergehalt in den Pflanzen – daher besser ein bis zwei trockene Tage abwarten. Ebenso ist es ungünstig, bei starker Trockenheit zu ernten, da Pflanzen auch bei Trockenstress weniger Wirkstoffe enthalten. Um Schimmelbildung oder Fermentation auf feuchtem Pflanzengut zu verhindern, sollte man erst sammeln, wenn der Morgentau verdunstet ist.

DER MONDSTAND

Der Mond reguliert nicht nur Ebbe und Flut, sondern auch den Flüssigkeitshaushalt in den Pflanzen. Deshalb ist es sinnvoll, oberirdische Pflanzenteile wie Blätter bei zunehmendem Mond zu sammeln. Man geht davon aus, dass Pflanzensäfte und Wirkstoffe in dieser Zeit in den oberirdischen Bereich fließen. Unterirdische Pflanzenteile wie Wurzeln sollten eher bei abnehmendem Mond bis zum Neumond gesammelt werden, da die Pflanzenwirkstoffe in diesem Zeitraum eher nach unten sinken. Bei Vollmond ist es günstig, Blüten zu sammeln.

BLÄTTER UND BLÜTEN TROCKNEN

Zum Trocknen werden die Pflanzen von Erde befreit und trocken gereinigt. An Blättern und Blüten darf keine Erde haften, um mikrobielle Verunreinigungen zu vermeiden. Dann werden die Pflanzen lose ausgelegt: auf mit Gaze bespannten Rahmen, Wäscheständern, einem Baumwolltuch oder auf Küchenpapier (nicht auf Zeitungspapier). Die Pflanzen hin und wieder umschichten. Sie sollten im Schatten – ohne direktes Sonnenlicht – bei höchstens 30 Grad trocknen. Die Blätter und Blüten sind trocken, wenn sie leicht knistern und sich zwischen den Fingern zerreiben lassen.

WURZELN UND NÜSSE

Wurzeln werden gewaschen, aber nicht zu stark abgerieben, um die Wurzelrinde intakt zu halten. Häufig sind darin die meisten Inhaltsstoffe gespeichert. Anschließend werden sie in Stücke geschnitten, zum Aufhängen aufgefädelt oder luftig ausgelegt. Wurzeln und Rinden können auch in der Sonne getrocknet werden, wenn es nicht zu heiß ist.
Nüsse müssen ebenfalls getrocknet werden. Nach dem Aufsammeln an einem luftigen, warmen Ort ausbreiten – das kann auch in der Sonne sein. Damit alles gleichmäßig trocknet, die Nüsse in einer Schicht nebeneinanderlegen.

BEEREN UND FRÜCHTE

In einem Dörrgerät werden Beeren und Früchte optimal getrocknet. Dafür ist eine gleichmäßige Temperatur von 35 Grad zu empfehlen. Sie lassen sich auch im Backofen trocknen, allerdings beginnt die Temperatur häufig erst bei 50 Grad und ist nicht immer präzise einstellbar. Klemmt man einen Holzlöffel in die Backofentür, belüftet das den Ofen und reduziert die Temperatur, zugleich kann feuchte Luft entweichen. Der Stromverbrauch ist allerdings höher als bei einem Dörrgerät.
Auf einem Trockengitter oder auf Gaze können die Beeren und Früchte in der Sonne getrocknet werden. Als Schutz vor Insekten sollte eine dünne Gaze mit einigen Zentimetern Abstand aufgelegt werden. Beim Trocknen in einem Raum (ohne

Sonneneinstrahlung) muss auf eine Temperatur von mindestens 25 Grad geachtet werden, sonst kann es zu Gärung oder Schimmel kommen.

SORGFÄLTIGE AUFBEWAHRUNG

Heilpflanzen werden lichtgeschützt, trocken und kühl, am besten bei 15 bis 18 Grad, aufbewahrt. Zum Lagern verwendet man Papiertüten, Schuhkartons, Glas- oder Holzgefäße. Die Pflanzen werden mit Namen, genauer Bezeichnung der Pflanzenteile (Blätter, Früchte, Wurzel usw.) und Erntedatum beschriftet. Wer die Pflanzen in Blechdosen aufbewahren möchte, gibt sie zunächst in eine Papiertüte. Ansonsten könnten chemische Reaktionen mit dem Weißblech stattfinden. Am besten lagern die Pflanzen einzeln und als „Ganzblattware" bzw. ganze Früchte. Werden sie erst kurz vor dem Gebrauch zerkleinert, bleiben die Wirkstoffe besser erhalten.

SELBST ANBAUEN ODER KAUFEN

Viele Heilpflanzen lassen sich im Garten oder auf dem Balkon selbst anbauen. Alternativ sind Heilpflanzen in Apotheken, Kräuterläden oder spezialisierten Internetshops erhältlich. Wichtig ist in allen Fällen, dass die Ware von hoher Qualität ist und nach Möglichkeit nicht lange gelagert wurde. Kräuter aus Bioanbau bieten kontrollierte Qualität und haben häufig einen höheren Wirkstoffgehalt.

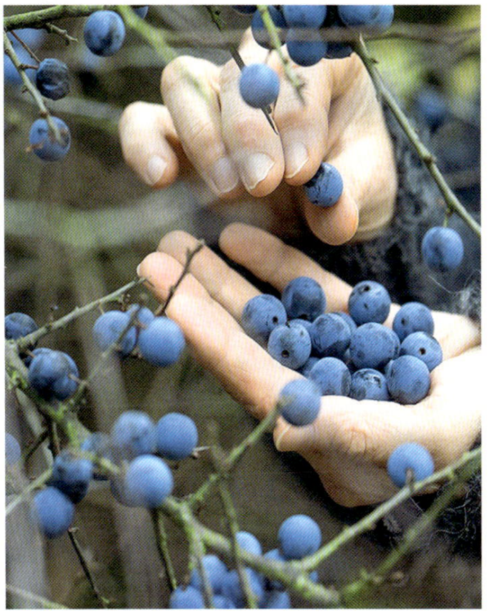

Achtsam sammeln

So sichert man die Qualität der gesammelten Pflanzen und pflegt einen respektvollen Umgang mit der Natur.

Wo sammeln?

- Nur dort pflücken, wo die Pflanzen in ausreichender Menge vorhanden sind, sodass die Vermehrung gesichert ist.
- Nicht in Naturschutz- und Landschaftsschutzgebieten sammeln.
- Nicht an Bahndämmen, Müllkippen, „Hundestrecken", Straßen (Abstand etwa 200 Meter), gedüngten Wiesen oder intensiv landwirtschaftlich genutzten Flächen sammeln.

Was pflücken?

- Nur Pflanzen sammeln, die nicht unter Naturschutz stehen.
- Nur Pflanzen pflücken, die man eindeutig bestimmen kann.
- Nur gesund aussehende Pflanzen ernten.

Weitere Hinweise

- Um die Bestände zu schonen, behutsam pflücken, schneiden oder graben.
- Nur die Pflanzenmenge für einen überschaubaren Zeitraum sammeln.
- Sammelgut in Körben, Stoff- oder Papiertaschen transportieren. In Plastiktüten „schwitzen" die Pflanzen.

VON TEE BIS SALBE

Heilpflanzen werden in verschiedener Form genutzt: als Tee, Tinktur, Öl oder Salbe.

TEE

Ein Tee aus frischen oder getrockneten Pflanzen ist die einfachste Art, Heilpflanzen zu nutzen. Die Pflanzen können dabei als Einzeltee zubereitet oder als Teemischung kombiniert werden. Bei getrockneten Heilkräutern sind die Zellen durch das Trocknen bereits „aufgerissen". Werden die Kräuter vor dem Aufbrühen gerebelt, lösen sich die wasserlöslichen Wirkstoffe gut im Wasser. Frische Pflanzen sollten gut zerkleinert werden, damit das Wasser die Inhaltsstoffe bestmöglich lösen kann.
Von Teemischungen aus getrockneten Pflanzen immer nur so viel herstellen, wie man in ein paar Wochen verbraucht.

ZUBEREITUNGSARTEN

Um Inhaltsstoffe optimal im Wasser zu lösen, gibt es verschiedene Zubereitungsarten.

Heißer Aufguss: Die am häufigsten genutzte Zubereitungsart ist ein Aufguss mit heißem Wasser, auch „Infus" genannt. Dafür siedendes Wasser verwenden: Nachdem das Wasser sprudelnd gekocht hat, lässt man es kurz abwallen. Man vermeidet auf diese Weise, dass durch die starke Hitze die ätherischen Öle beim Aufgießen verpuffen. Teekanne oder Tasse werden mit einem Deckel oder einem Tellerchen verschlossen. Dort kondensieren die ätherischen Öle. Nach Ende der Ziehzeit wird der Deckel schräg angehoben, damit das Kondenswasser seitlich – am besten neben dem Kräutersieb – in Kanne oder Tasse zurücktropfen kann.
So bleiben diese Wirkstoffe im Tee erhalten. Beim Aufbrühen mit siedendem Wasser werden etwa 90 Prozent der Keime abgetötet, z.B. Pilzsporen oder Bakterien, die sich eventuell auf den Pflanzen befunden oder während der Lagerung gebildet haben.

Kaltauszug: Bei diesem Verfahren werden die Heilkräuter in kaltem Wasser eingeweicht, dabei gehen ihre löslichen Wirkstoffe in das Wasser über. Die „Kalt-Mazeration" ist bei den Inhaltsstoffen sinnvoll, die durch Hitze zerstört oder reduziert werden können. Gleichzeitig soll das Lösen schädlicher oder wertmindernder Stoffe erschwert werden. Gesunde Bitterstoffe gehen intensiver in die Lösung über, wenn sie kalt ausgezogen werden.
Auch bei einigen Schleimstoffen, die mit Stärke kombiniert in der Pflanze vorliegen, empfiehlt sich ein Kaltauszug. Sie würden durch einen Heißaufguss verkleistern und ihr reizlindernder Nutzen gemindert. Dies ist vor allem bei der Eibischwurzel der Fall (siehe Rezept „Tee bei Reizhusten" S. 139): Nur wenn ihr Gewichtsanteil in der Teemischung unter 30 Prozent liegt, schadet ein Heißaufguss nicht.
Der Nachteil des Kaltansatzes liegt bei Schleimstoffen in der relativ schnellen Verkeimung. Deshalb setzt man möglichst kleine Teemengen an, die zügig verbraucht werden. Man mazeriert den Kaltansatz lediglich für drei bis fünf Stunden. Wird eine Tagesportion von drei Tassen angesetzt, stellt man sie kühl und erwärmt jeweils eine Tasse vor dem Trinken.

Mazerationsdekokt: In diesem Spezialfall werden die getrockneten Kräuter abends in kaltem Wasser angesetzt und über Nacht mazeriert. Am nächsten Tag kocht man den Ansatz einmal auf und lässt ihn 15 bis 20 Minuten köcheln. Danach weitere 15 Minuten ziehen lassen. Bei getrockneten Hagebutten werden die Inhaltsstoffe so am besten aufgeschlossen (siehe Rezept „Tee aus getrockneten Hagebutten" S. 23).

❖ UNSER TIPP ❖

Für Tee mit frischen Kräutern braucht man in der Regel die doppelte Menge: also 2 EL frische oder 1 EL getrocknete Kräuter.

Dekokt: Diese Zubereitungsart empfiehlt sich für harte Pflanzenteile wie Rinden oder einige Wurzelarten, um deren Zellwände aufzubrechen sowie für Pflanzen mit schwer löslichen Bestandteilen. Die Länge des Köchelns richtet

Aus vielen Heilpflanzen lassen sich Tees zubereiten. Wer unter Appetitlosigkeit oder Magen-Darm-Beschwerden leidet, kann es zum Beispiel mit einem Tee aus Wacholderbeeren versuchen.

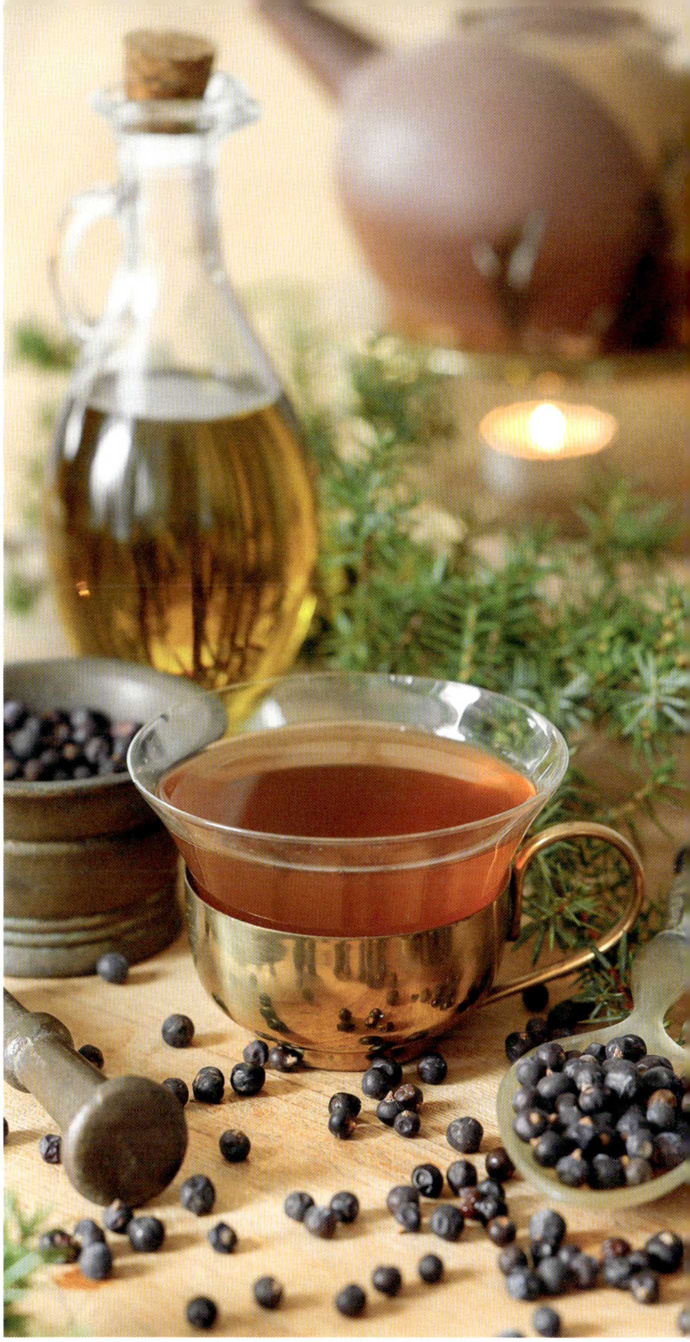

sich dabei nach den Inhaltsstoffen. In der westlichen Heilkräuterkunde werden die Kräuter kalt angesetzt und dann meist nur fünf Minuten aufgekocht, während in der chinesischen Medizin je nach Heilkraut bis zu einer Stunde zugedeckt geköchelt wird.

TINKTUR

Eine Tinktur ist ein wässrig-alkoholischer Auszug (Mazerat). Er enthält wasser- und fettlösliche Inhaltsstoffe der Heilpflanzen. Solche Extrakte können aus getrockneten oder frischen Pflanzen gewonnen werden. Getrocknete Pflanzen haben den Vorteil, dass der Wassergehalt im Verhältnis zum Alkohol sehr niedrig ist. Damit sinkt auch die Gefahr der Schimmelbildung während der Mazerationszeit. Allerdings sind eine schonende Trocknung und baldige Verwendung Voraussetzung. Werden dagegen frische Pflanzen verarbeitet, steuern sie noch mehr von ihrem ursprünglichen Charakter bei. Dies zeigt sich deutlich im intensiveren Geruch und Geschmack sowie der Farbe der Tinktur.
Für die Ernte der Pflanzen sollte man möglichst einige trockene Tage abwarten, dann ist der Wassergehalt in den Pflanzen reduziert. Frische Kräuter werden nach dem Sammeln verlesen, aber nicht gewaschen. Wurzeln bürstet man vorsichtig in Wasser ab, um die wirkstoffreiche Wurzelrinde zu schonen.

GRUNDREZEPT PFLANZEN-TINKTUR

1. Die frischen Kräuter oder Früchte klein schneiden. Vor dem Mörsern ein Schraubglas locker bis oben füllen, um die passende Menge zu ermitteln.
2. Die Kräuter mit etwas Alkohol mörsern, bis der Pflanzensaft austritt.
3. Zurück in das Glas geben, bis oben mit Alkohol aufgießen und das Glas zuschrauben.

Hinweis: Mit getrockneten Pflanzen verfährt man ebenso, benötigt aber nur die halbe Menge. Die Pflanzenzellen sind durch den Trocknungsvorgang zwar schon „aufgerissen", doch ein weiteres Zerkleinern erleichtert die Mazeration.

4. Der Alkoholansatz wird bei Zimmertemperatur dunkel gestellt. Alle paar Tage umrühren, um Schimmelbildung zu verhindern.
5. Nach drei bis vier Wochen kann das Mazerat filtriert werden. Dafür zunächst durch ein feines Tee- bzw. Küchensieb, anschließend durch einen Papier-Teefilter abseihen. So werden unerwünschte Schwebstoffe entfernt.
6. Die fertige Heilpflanzen-Tinktur wird in Braunglasflaschen abgefüllt oder in einem Schrank dunkel gestellt, damit die Qualität der Inhaltsstoffe erhalten bleibt. Eine Tinktur ist etwa zwei bis drei Jahre haltbar.

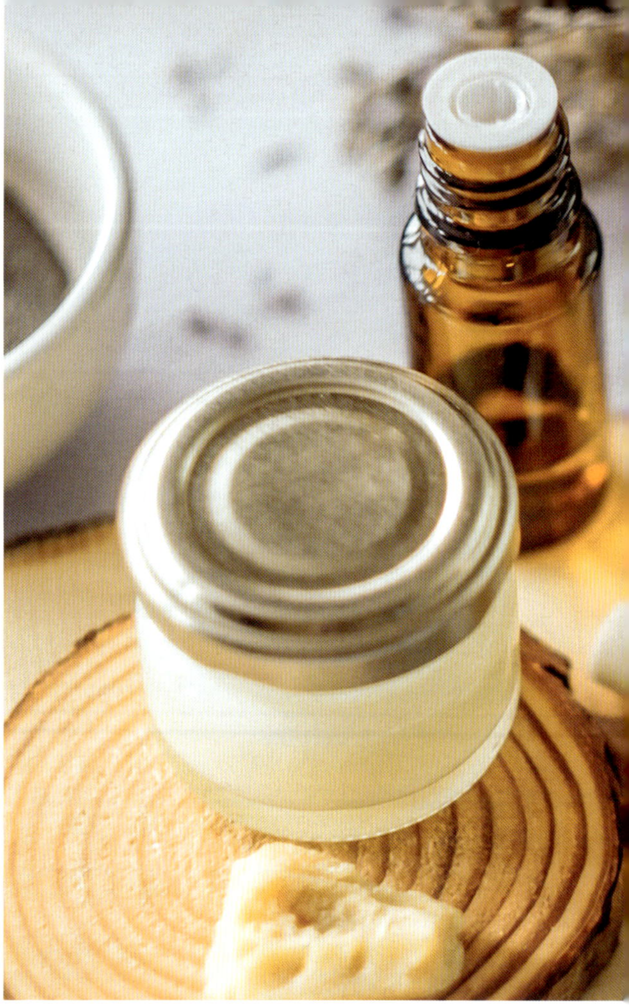

Bei selbst hergestellten Pflanzen-Tinkturen, Ölauszügen oder Salben hat man die Qualität selbst in der Hand. Dies ist gerade für Menschen mit allergischer Veranlagung bedeutsam: Sie können die Inhaltsstoffe an ihre Bedürfnisse angepasst wählen.

Für eine optimale Mazeration benötigen die verschiedenen Inhaltsstoffe unterschiedliche Alkoholkonzentrationen. Vereinfacht gilt:
• Pflanzen mit vielen Schleimstoffen brauchen einen Alkoholgehalt bis 30 Prozent.
• Pflanzen mit überwiegend ätherischen Ölen und Wurzeln benötigen einen Gehalt von 50 bis 70 Prozent Alkohol.
• Alle anderen Inhaltsstoffe lösen sich gut bei einem Alkoholgehalt von 30 bis 40 Prozent.
Tipp: Möchte man Alkohol vermeiden, sind Obstessig oder Glycerin gute Alternativen. Der Ansatz erfolgt genauso wie mit Alkohol.

ÖLAUSZUG

Fettlösliche Inhaltsstoffe lassen sich gut in Öl ausziehen. Solche Mazerate können unmittelbar für Einreibungen und Massagen oder als Ausgangsstoff zur Salbenherstellung verwendet werden.
Als preisgünstige Trägeröle eignen sich natives Olivenöl oder kalt gepresstes Sesamöl. Beide sind für Oxidationsprozesse wenig anfällig und transportieren die Pflanzenwirkstoffe effektiv unter die Haut. Edlere und teurere Öle wie reines Mandelöl in Lebensmittelqualität oder Aprikosenkernöl bieten die gleichen Vorzüge.
Werden Frischpflanzen für den Ölauszug verwendet, sollte deren Wassergehalt nicht zu hoch sein. Beim Pflücken ist darauf zu achten, dass einige trockene Tage vorausgegangen sind und kein Morgentau mehr auf den Kräutern liegt. Das Pflanzenmaterial eventuell einige Stunden oder über Nacht leicht „anwelken“ lassen.

GRUNDREZEPT ÖLAUSZUG

Bei Frischpflanzen werden kleine Blüten als Ganzes eingelegt. Größere Blüten werden klein gezupft, Blätter und Wurzeln geschnitten. Das Ansatzglas zur Hälfte mit dem Pflanzenmaterial füllen, bei gemörserten oder getrockneten Kräutern bis zu einem Drittel. Das Öl bis oben aufgießen, alle Pflanzenteile müssen mit Öl bedeckt sein. Anstelle eines Deckels wird eine luftdurchlässige Gaze als Schutz vor Fremdkörpern über die Öffnung gelegt und befestigt. So kann Kondenswasser entweichen. Den Ansatz alle zwei bis drei Tage mit einem sauberen Löffel umrühren, damit sich kein Schimmel bildet.
Der Ansatz sollte nicht in die Sonne gestellt werden, da UV-Strahlung und zu große Hitzeeinwirkung schädliche Oxidationsprozesse auslösen. Wärme bis höchstens 40 Grad, z.B. auf einem Heizkörper, beschleunigt dagegen den Mazerationsvorgang. Je nach Wärmeeinwirkung dauert es ein bis fünf Wochen, bis die Pflanzen ihre Wirkstoffe vollständig an das Öl abgegeben haben. Den Ansatz zunächst mit einem feinen Tee- oder Küchensieb abseihen. Anschließend zweimal filtrieren, um Schwebstoffe zu entfernen. Diese würden zu Verkeimung und kürzerer Haltbarkeit führen. Ein Papier-Teefilter leistet gute Dienste, beim Kaffeefilter dauert es etwas länger. Das fertige Öl kühl und lichtgeschützt aufbewahren. Es ist etwa ein Jahr haltbar.

SALBE

Eine Salbe ist eine halbfeste Arzneizubereitung aus einem Öl-Wachs-Gemisch (Wollwachs oder

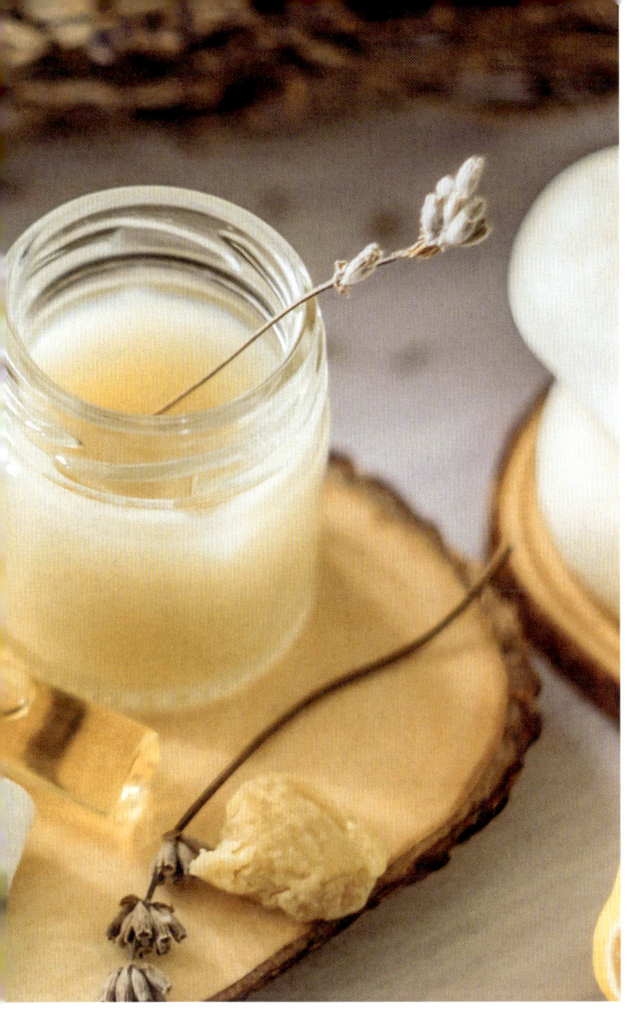

Sheabutter/Kakaobutter, Bienenwachs). Salbe enthält kein Wasser und ist deshalb nicht anfällig für Verkeimung. Wer sichergehen will, benutzt für die Entnahme einen sauberen Löffelstiel und nicht den Finger. Salben halten bei Lagerung im Kühlschrank etwa ein Jahr.

EINFACHES SALBEN-GRUNDREZEPT

Um 130 g Salbe herzustellen, braucht man folgende Zutaten: 250 ml Olivenöl für den Ansatz (davon 120 ml abgeseihtes Öl zur Weiterverarbeitung), 1 gehäufte Handvoll klein geschnittenes Pflanzenmaterial, 12 g reines Bienenwachs, 8 g reines Wollfett (alternativ 15 g Sheabutter), nach Bedarf einige Tropfen 100% reines ätherisches Öl.

Das Öl auf etwa 50 Grad erwärmen. Das Pflanzenmaterial unterrühren, am besten über Nacht abgedeckt durchziehen lassen. Am nächsten Tag erneut leicht erwärmen. Dann durch ein feines Sieb abseihen. Ein duftneutrales Papiertaschentuch aufreißen und eine der vier dünnen Lagen entnehmen. Damit das gereinigte Sieb auslegen und das Öl nochmals durchfiltern. 120 ml zur Weiterverarbeitung abmessen. Alternativ 120 ml eines fertigen Ölmazerates verwenden. Das Öl auf etwa 60 Grad erhitzen. Das Bienenwachs klein schneiden und in das Öl geben. Das Wollfett zufügen und rühren, bis alles geschmolzen ist. Mit einem Glasstab oder mit einem sauberen Löffel ein paar Tropfen entnehmen und auf einem kleinen Teller eine „Gelierprobe" machen. Nach dem Abkühlen per Fingerdruck prüfen, ob die gewünschte Salbenkonsistenz erreicht ist. Für eine festere Konsistenz weiteres Bienenwachs zugeben. Nach Bedarf einige Tropfen reines ätherisches Öl zugeben und nochmals durchrühren. Die noch flüssige Salbe in saubere Tiegel oder kleine Schraubgläser abfüllen. Den Deckel erst nach dem Abkühlen aufsetzen, sonst bildet sich Kondenswasser.

GUT ZU WISSEN

Wollfett verleiht der Salbe eine bessere Streichfähigkeit und hat hautpflegende Effekte. Sowohl beim Wollfett als auch beim Bienenwachs empfiehlt es sich, auf rückstandsgeprüfte Bio-Qualität zu achten. In der Apotheke nach pestizidfreiem Wollwachs Adeps lanae oder Lanolin anhydrid fragen. Eine vegane, allergiefreie Alternative ist Sheabutter, die im Rezept etwas höher als das Wollfett dosiert wird. Sheabutter verleiht der Salbe eine cremige Streichfähigkeit und pflegt die Haut.

Zubehör für die Verarbeitung

Um Produkte aus Heilpflanzen herzustellen, benötigt man wenig Zubehör, hauptsächlich herkömmliche Küchenutensilien wie:

- grammgenaue Küchenwaage
- feines Tee- und Küchensieb
- Glasstab oder Löffel zum Umrühren
- Holzbrett und Messer zum Schneiden
- Mörser
- als „Ansatzglas" saubere Schraubgläser (am besten mit schadstoffarmem blauem Innenrand)
- Braunglasflaschen (oder Schraubgläser) zum Abfüllen

HEILPFLANZEN – DAS STECKT DRIN

Heilpflanzen enthalten ein Gemisch verschiedener sekundärer Pflanzenstoffe, die gesundheitliche Wirkungen entfalten: Sie schützen, lindern und heilen.

Was Heilpflanzen für uns so wertvoll macht, ist ihr hoher Gehalt an sekundären Pflanzenstoffen. Den Pflanzen dienen sie unter anderem als Schutz vor UV-Strahlung, Fressfeinden, Viren, Pilzen und Bakterien. In der Naturheilkunde werden die gesundheitlichen Wirkungen dieser Inhaltsstoffe zu therapeutischen Zwecken genutzt.

ÄTHERISCHE ÖLE

Ihre Wirkung entfalten ätherische Öle über die Nase, zum Beispiel mithilfe einer Aromalampe oder durch Inhalation. Über die Haut nehmen wir sie auf als Einreibung, Bad oder Waschung und über Mund und Magen, zum Beispiel als Gewürz im Essen oder als Tee. Je nach Inhaltsstoffen zeigen sich verschiedene Wirkungen: antibakteriell, antiviral, fungizid, entzündungshemmend, beruhigend, auswurffördernd, harntreibend, blähungswidrig, krampflösend, menstruationsfördernd und milchbildend. Ätherische Öle sind gut fett- und alkohollöslich, aber nur teilweise wasserlöslich. Sie verdampfen schnell und sind leicht entflammbar.

BITTERSTOFFE

An den Geschmacksknospen am Zungengrund rufen Bitterstoffe die Geschmacksempfindung „bitter" hervor. Dies bewirkt eine Ausschüttung von Verdauungssäften in Mund, Magen, Gallenblase und Bauchspeicheldrüse. Damit verbessert sich die Verdaulichkeit von Nahrungsmitteln. Es wird für ein ausgeglichenes Darmmikrobiom gesorgt. Zudem regen Bitterstoffe den Leberstoffwechsel und Entgiftungsprozesse an, vermindern Süßhunger, reduzieren bauchbetontes Übergewicht, unterstützen das Immunsystem und wirken energiesteigernd. Man sollte sie 15 bis 30 Minuten vor den Mahlzeiten aufnehmen, damit sie eine optimale Wirkung entfalten. Viele Bitterstoffe stecken zum Beispiel in Löwenzahnwurzeln, Ingwer und Kurkuma.

FLAVONOIDE

Diese sekundären Pflanzenstoffe kommen in vielen Nahrungsmitteln vor und bilden die meisten Pflanzenfarbstoffe. Unter dem Überbegriff Polyphenole werden sie mit Proanthocyanidinen und Gerbstoffen zusammengefasst. Flavonoide besitzen eine große strukturelle Vielfalt und entsprechend unterschiedliche pharmakologische Wirkungen: Manche wirken gefäßabdichtend, ödemvorbeugend, harntreibend oder entzündungshemmend, andere leberstärkend, antiallergisch oder immunstärkend. Die meisten haben antioxidative, also zellschützende und -regenerierende Eigenschaften und senken damit das Risiko für Herz-Kreislauf-Erkrankungen und Krebs.

GERBSTOFFE

Diese Substanzen kommen vermehrt in Wurzeln und Rinde vor, aber auch in Blättern und Früchten. Stark gerbstoffhaltig sind Schlehe, Aronia oder Kornelkirsche. Für den menschlichen Körper besitzen Gerbstoffe zusammenziehende, gefäßabdichtende Eigenschaften in unterschiedlicher Stärke. Zudem wirken sie austrocknend, entzündungshemmend, wundheilungsfördernd, Juckreizstillend, antibakteriell, antiviral, pilzhemmend und blutstillend.

SAPONINE ODER SEIFENSTOFFE

Saponine produzieren einen seifenartigen Schaum, wenn man sie mit Wasser mischt. Diese seifenartige Eigenschaft verbessert die Löslichkeit von fettlöslichen Pflanzeninhaltsstoffen. Dies ist ein Grund, warum saponinhaltige Pflanzen wie die Süßholzwurzel häufig Bestandteil von Rezepturen sind. Saponine verbessern die Aufnahme sämtlicher Rezepturbestandteile im Körper. Manche Saponine wirken schleimlösend und auswurffördernd. Viele wirken zudem gegen Bakterien, Viren und Pilze.

Kräuter sollte man als Ganzes trocknen und aufbewahren. Blüten und Blätter werden kurz vor der Verwendung zerkleinert.

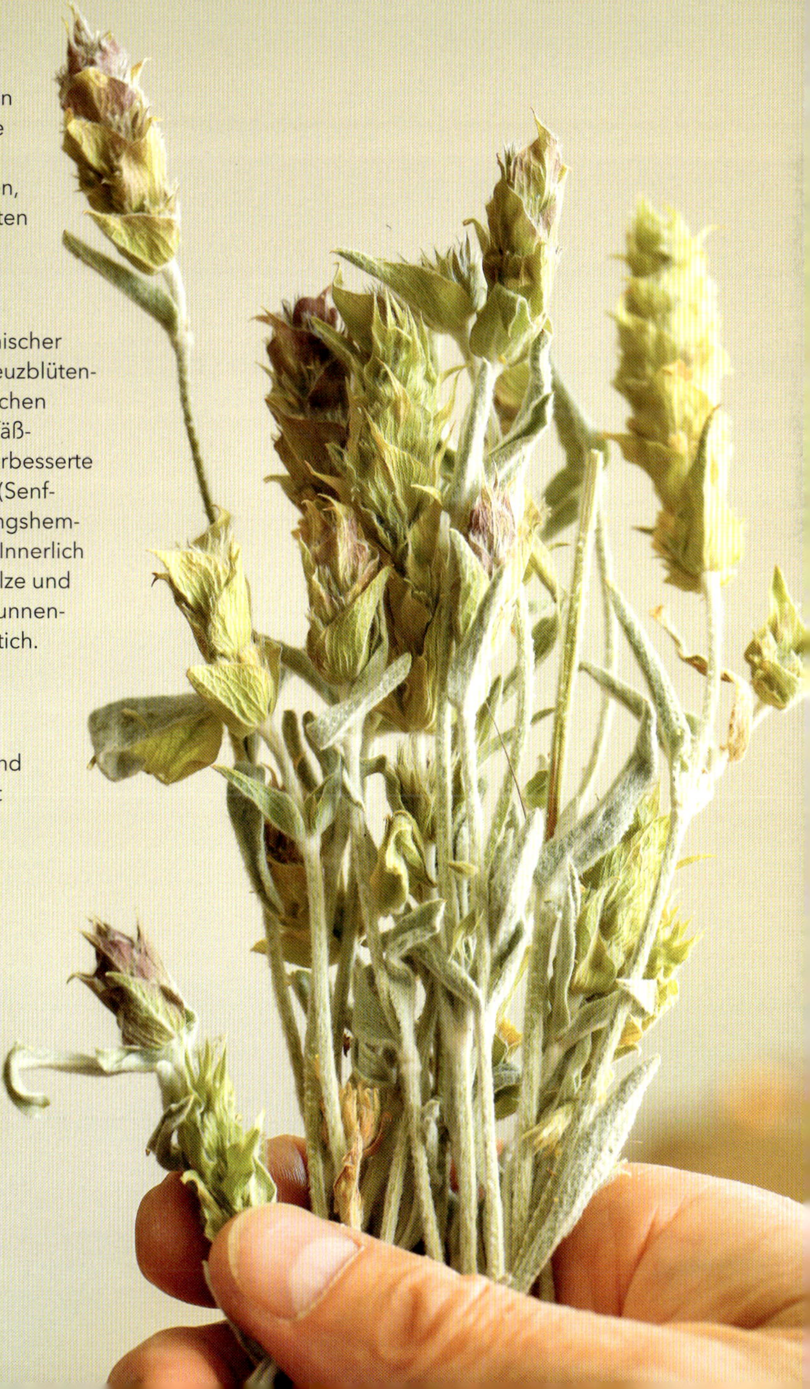

Sie hemmen Entzündungen und haben immunstimulierende Effekte. In höherer Dosierung können bei saponinhaltigen Pflanzen Nebenwirkungen wie Blutdrucksteigerung, allergische Reaktionen oder Übelkeit auftreten. Deshalb sollten die Dosierungen, beispielsweise bei Süßholzwurzel, genau eingehalten werden.

SCHARFSTOFFE ODER SENFÖLE

Senföle sind Verbindungen schwefelhaltiger organischer Säuren. Sie kommen vor allem in Gemüsen der Kreuzblütengewächse wie einigen Kohl- und Kressearten, Rettichen und Lauchgewächsen vor. Äußerlich wirken sie gefäßerweiternd und hautreizend. Sie sorgen für eine verbesserte Durchblutung, Entgiftung oder Funktionsstärkung (Senfmehl-, Meerrettichkompresse) bzw. sind entzündungshemmend und Bakterien-vermindernd (Kohlauflagen). Innerlich wirken sie antimikrobiell gegen Bakterien, Viren, Pilze und krebshemmend. Pflanzen mit viel Senfölen sind Brunnenkresse, Meerrettich, Kapuzinerkresse, Senf und Rettich.

SCHLEIMSTOFFE

Schleimstoffe sorgen für einen reizmildernden Schutzfilm und wirken dadurch schmerzlindernd und teilweise keimhemmend. Beispiele für Pflanzen mit vielen Schleimstoffen sind Beinwellwurzel, Eibisch (Wurzel, Blüten und Blätter), Huflattich (Blüten und Blätter), Malvenblüten, Taubnessel, Flohsamenschalen, Leinsamen, Lindenblüten, Kamillenblüten und Spitzwegerich.
Bei Schleimstoffen handelt es sich um Polysaccharide, also Vielfachzucker. Sie quellen in Wasser. Nur in Wasser oder Alkohol sind sie löslich, nicht in Öl.

Hinweis: Zwischen Inhaltsstoffen von einigen Arzneipflanzen und Medikamenten sind Wechselwirkungen bzw. eine Verstärkung oder Minderung der Wirkung möglich.

MIT DER KRAFT DER NATUR

Ellen Huber ist Heilpraktikerin und Biologin. Sie gibt ihr Wissen zur Naturheilkunde in ihrer Heilpflanzenschule, in Seminaren und Zeitschriften weiter.

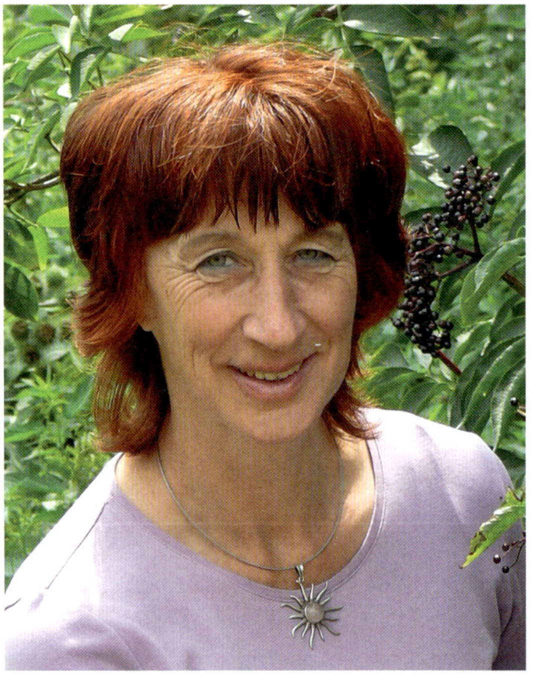

Ellen Huber steht der Landlust-Redaktion seit vielen Jahren für die Reihe „Rezept aus der Natur" als naturheilkundliche Fachexpertin zur Seite. Auch für diesen Sammelband hat sie uns beraten, lässt uns an ihrem Fachwissen und ihrer langjährigen Erfahrung teilhaben und gibt Tipps aus der Praxis.

Sie beschäftigen sich seit mehreren Jahrzehnten mit der Kräuterheilkunde. Was hat Ihre Faszination für dieses Thema geweckt?
Ich bin in einem naturheilkundlich orientierten Elternhaus aufgewachsen. Die Behandlung von unkomplizierten Erkrankungen mit Heilpflanzen und anderen Naturheilmitteln war in meiner gesamten Kindheit der Normalfall. Das hat mein Leben und auch meine Liebe zur Natur geprägt.

Die kalte Jahreszeit ist oft eine Herausforderung für das Immunsystem. Wie können wir uns gut vor Erkältungen und anderen Infekten schützen?
Zur Vorbeugung sind Säfte von Aronia, Holunder und Sanddorn empfehlenswert. Auch Tees, beispielsweise von Holunder- oder Lindenblüten, Ingwer und Thymian, helfen, die Abwehrkräfte zu stärken. Zusätzlich sollten jetzt in der Küche Weihnachtsgewürze wie Ceylon-Zimt, Gewürznelken und Kardamom reichlich verwendet werden. Aber auch Ingwer, Wacholderbeeren und Meerrettich erwärmen und wirken keimhemmend.

❖

Was ist Ihre persönliche Lieblingsheilpflanze für den Herbst und Winter?
Das ist der Holunder. Der Saft aus den Beeren wirkt durch mehrere Mechanismen antiviral. Die Einnahme kann sehr gut in den Alltag integriert werden.

❖

Im Winter finden sich in der Natur nur wenige Heilpflanzen. Was sollte ich im Laufe des Jahres mit Blick auf die kühle Jahreszeit ernten bzw. sammeln?
Ich empfehle, einen Vorrat von Holunder- und Lindenblüten, Thymian, Zistrosenkraut und Süßholzwurzel anzulegen. Bei Husten sind auch noch Dost, Eibischwurzel, Anis oder Fenchel hilfreiche Zutaten. Ergänzend kann man im Winter Fichtennadeln sammeln und sie in einer Teemischung verwenden.

❖

Lassen sich Heilpflanzen nur getrocknet aufbewahren oder kann man sie auch einfrieren?
Nur Küchengewürze wie Schnittlauch, Petersilie und Dill friere ich ein. Heilkräuter bevorzuge ich frisch oder getrocknet. Gefrorene Heilpflanzen werden sehr weich. Sie sind allenfalls für Smoothies interessant – teilweise bleiben allerdings nicht alle Wirkstoffe erhalten.

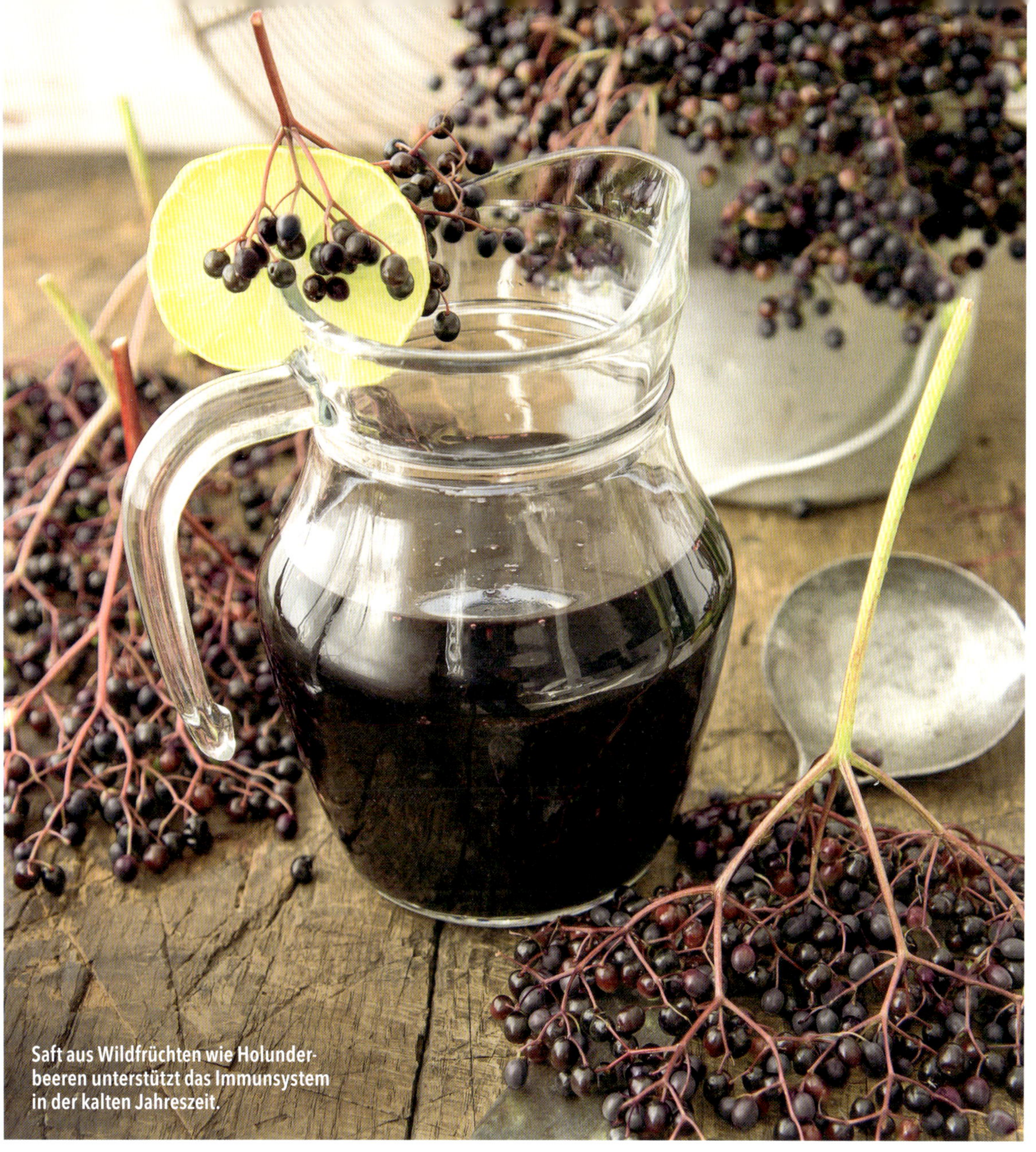

Saft aus Wildfrüchten wie Holunderbeeren unterstützt das Immunsystem in der kalten Jahreszeit.

Welche der im Buch vorgestellten Heilpflanzen lassen sich besonders einfach anwenden und sind somit gut für Einsteiger in das Thema geeignet?
Zwiebeln, Honig oder Lorbeerblätter sind in nahezu jeder Küche vorhanden. Sie sind Grundbestandteil einer pflanzlichen Hausapotheke. Ebenso lässt sich Saft aus Wildfrüchten bevorraten und bei Bedarf unkompliziert einsetzen. Auch Ingwer ist – frisch gerieben oder als Tee – einfach zu verwenden.

❖

Was sollte bei der Anwendung von Heilpflanzen beachtet werden?
Die Pflanzen und andere Zutaten sollten gute Qualität haben. Ausreichend Wissen über die richtigen Anwendungsgebiete, Zubereitungsarten und Dosierungen sind wichtig. Es gibt viele unproblematische Heilpflanzen, einige jedoch haben bei Überdosierung negative Effekte. Deshalb sind Kenntnisse zu ihrer Anwendung sehr wichtig.

❖

Sind die im Buch vorgestellten Rezepte auch für Kinder geeignet?
Das hängt vom Alter des Kindes ab. Kinder brauchen in der Regel weder Ingwer, Kurkuma, Meerrettich oder Weißdorn. Säfte von Holunder oder Aronia und Tees mit Fenchel und Wintergewürzen sind ab einem Alter von zwei bis drei Jahren geeignet. Sie sollten aber sehr niedrig dosiert werden, max. ein Viertel der Erwachsenendosis. Zwiebeln für äußere Anwendungen oder als Hustensirup sind ab etwa zwei Jahren zu verwenden. Ebenso sind Holunder- und Lindenblüten in altersgerechter Dosierung geeignet.

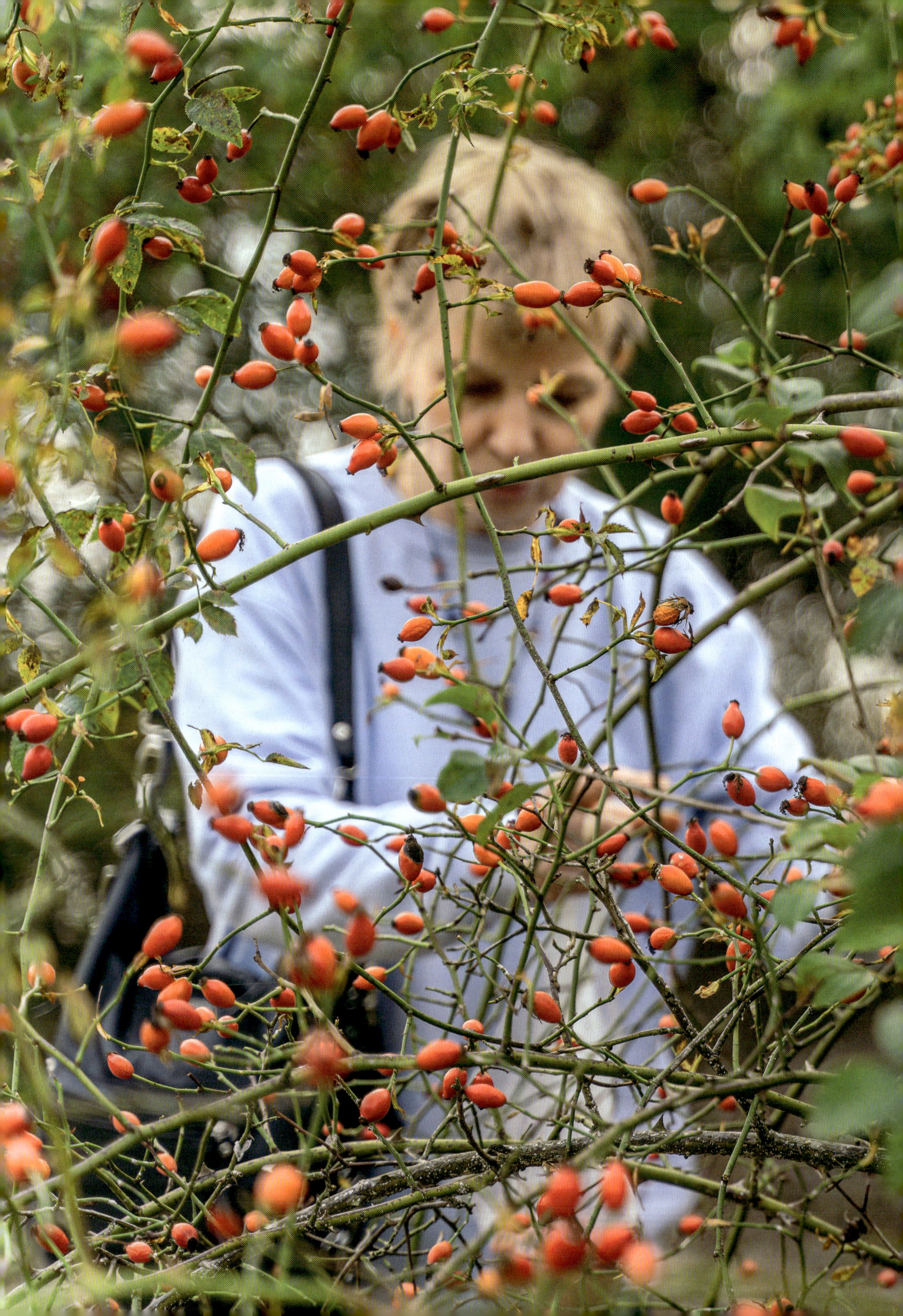

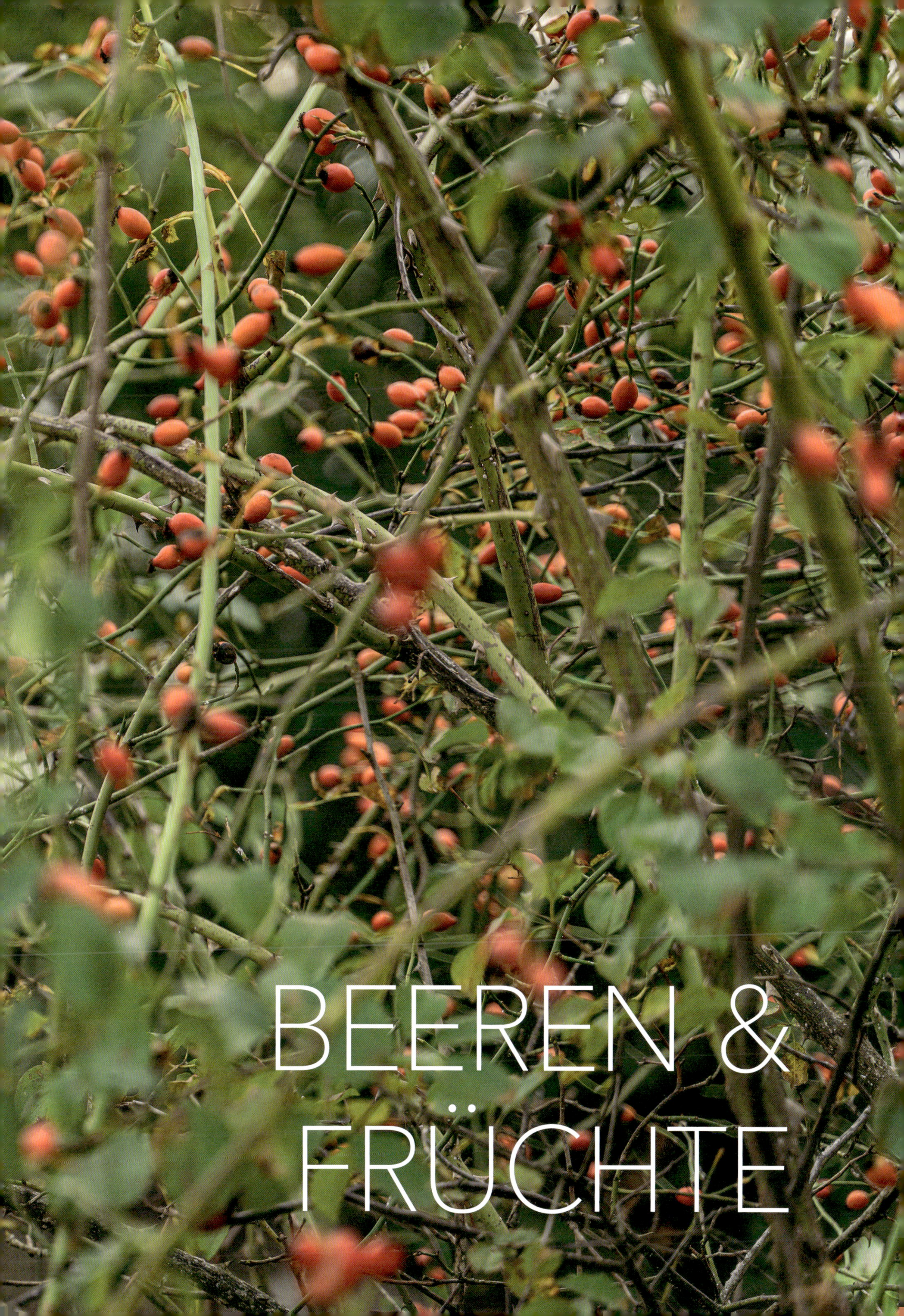

BEEREN & FRÜCHTE

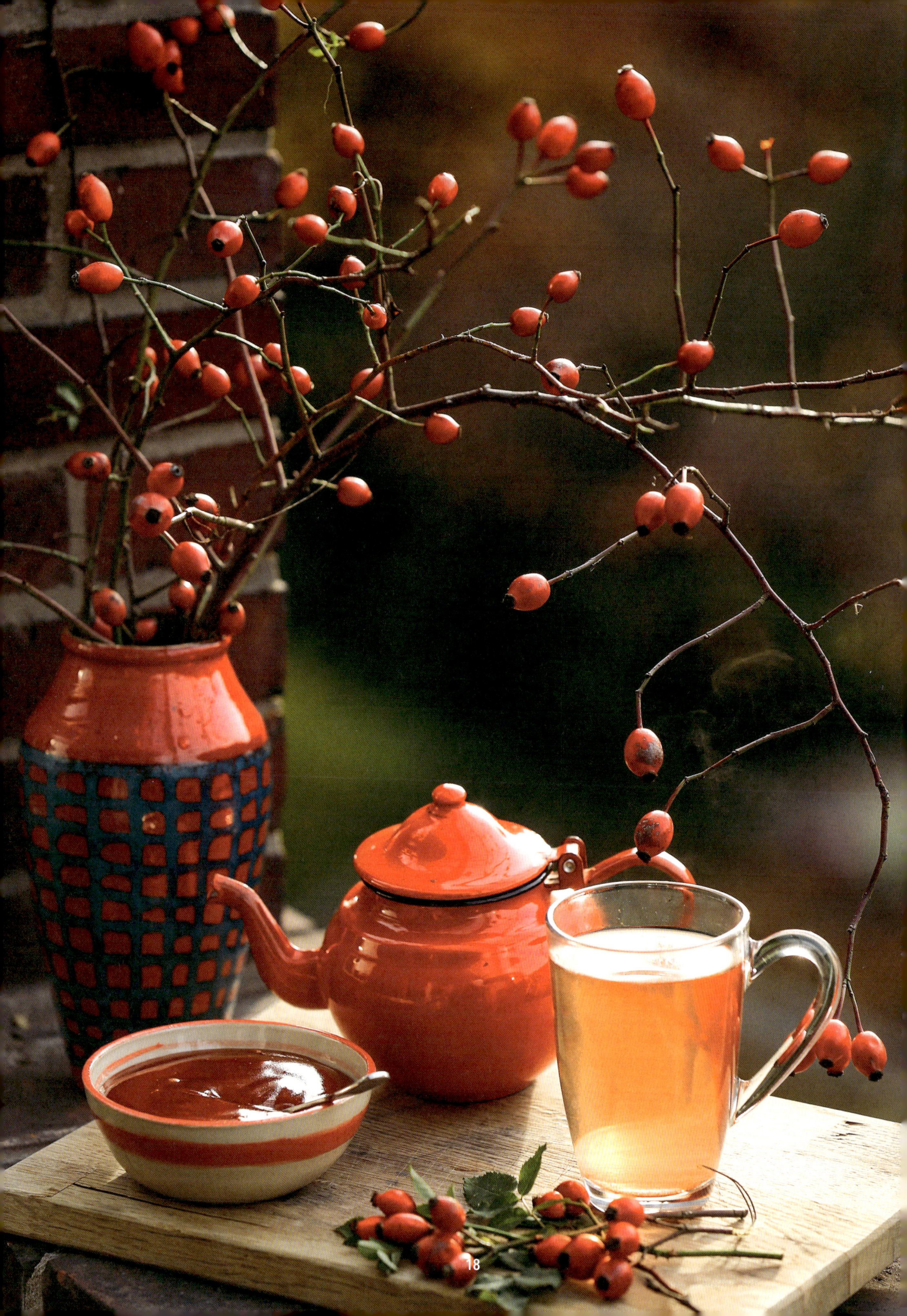

Vitaminreiche Wildfrüchte

Direkt vor der Haustür wachsen schmackhafte Wildfrüchte, deren wertvolle Inhaltsstoffe unsere Gesundheit unterstützen.

HAGEBUTTE

In den Früchten der Wildrosen steckt viel Vitamin C – und einiges mehr.

Wilde Rosen gefallen im Frühsommer durch ihre zarten, oft duftenden Blüten. Beim Herbstspaziergang ziehen die leuchtend roten Früchte an langen, malerisch überhängenden Zweigen die Blicke auf sich. Die Früchte der Wildrosen sind bei uns unter einem eigenen Namen bekannt – Hagebutte. Er weist auf ihren Standort und ihre Form hin: „Hag" nannte man früher eine Hecke oder einen Dornbusch, „Butte" war ein fassförmiges Gefäß.

HEILPFLANZE MIT TRADITION

Die Hecken- oder Hunds-Rose *Rosa canina* gehörte schon im Altertum zu den Arzneipflanzen und im Mittelalter in jeden Klostergarten. Der ebenso erfrischende wie gesundheitsfördernde Hagebuttentee ist heute jedermann als Hausmittel bekannt. Zum Schutz vor Infekten und zur Behandlung von Erkältungskrankheiten hatten Hagebutten mit ihrem hohen Vitamin-C-Gehalt früher große Bedeutung, vor allem im Winter. Sie stärken jedoch nicht nur die Abwehrkräfte, sondern können mit ihrer harntreibenden, entsäuernden Wirkung bei Blasen- und Nierenerkrankungen, Rheuma, Gicht und Hautproblemen hilfreich sein. Erst vor wenigen Jahren wurde in Hagebutten eine besondere Substanz entdeckt, die sie auch zum Schmerz- und Entzündungshemmer bei Gelenkerkrankungen macht.

ERNTEN UND VERARBEITEN

Hagebutten reifen ab Ende September. Direkt vom Strauch sollte man sie nicht essen, denn die mit Härchen besetzten Kerne müssen zuvor entfernt werden. Zur Ernte empfehlen sich wegen der Stacheln feste Handschuhe. Gut ausgefärbt, aber noch fest – dann ist der richtige Erntezeitpunkt. Jetzt ist der Vitamin-C-Gehalt der Früchte hoch, und sie lassen sich leichter entkernen. Aus den frischen Früchten lässt sich Tee zubereiten oder man verarbeitet das säuerliche Hagebuttenmark zu köstlichem Mus oder Sirup oder setzt Öl, Likör oder Essig an. Die Produkte sollten jeweils innerhalb eines Jahres verzehrt werden. Für die spätere Verwendung trocknet man die Früchte luftig ausgebreitet bei Zimmertemperatur, dies entweder als Ganzes oder zuvor halbiert und entkernt. Dann kühl, dunkel und trocken aufbewahren.

❖ UNSER TIPP ❖

Die Hagebutten aller Wildrosenarten sind essbar. Besonders schmackhaft sind die der Rosa Canina. Außerdem enthalten sie die meisten heilsamen Stoffe.

WERTVOLLE PFLANZENSTOFFE

Hagebutten enthalten reichlich Vitamine, vor allem C, Vitamine der B-Gruppe und Provitamin A, wichtige Mineralstoffe sowie Spurenelemente, verschiedene Fruchtsäuren, Gerbstoffe, Öle und Flavonoide. Außergewöhnlich hoch ist der Vitamin-C-Gehalt der Heckenfrucht: je nach Standort zwischen 400 und 3000 Milligramm pro 100 Gramm. Nur 50 Milligramm dagegen enthalten die als besonders Vitamin-C-reich geltenden Zitronen. Vitamin C stärkt die körpereigenen Abwehrkräfte und ist ein Radikalfänger. Anders als bei anderen Tees bleibt der Gehalt im Hagebuttentee über mehrere Stunden erhalten, da das Vitamin C in der Hagebutte durch Antioxidantien wie Vitamin A, Flavonoide und Fruchtsäuren geschützt wird. Auch durch Kochen, z. B. zu Mus, entstehen nur geringe Verluste. Das enthaltene Carotinoid Lycopin verleiht den Rosenfrüchten ihre orangerote Farbe und schützt vor Schäden durch freie Radikale und Sonnenlicht. Auch andere rote Früchte wie Tomaten bilden diesen Farbstoff. Auch im menschlichen Körper entfaltet Lycopin seine entzündungshemmende, zellschützende Wirkung.

BEI GELENKBESCHWERDEN

Ein besonderer Wirkstoff in Hagebutten ist der knorpelschützende Stoff Galaktolopid. Für therapeutische Zwecke wurde *Rosa canina* ssp. *Lito* mit besonders viel Galaktolopiden gezüchtet. Das Hagebuttenpulver lindert Arthrose, Arthritis und Rheuma. Studien zeigten die Reduktion von Entzündungen, Schmerzen und Morgensteifigkeit.

KLEINE KERNE ...

Die Kerne aus dem Inneren sollte man aufbewahren, denn sie sind ebenfalls von gesundheitlichem Nutzen. Vor der Verwendung müssen sie jedoch von den feinen Härchen befreit werden, die die Haut und Rachenschleimhaut reizen können. Dazu die Kerne im feinen Sieb unter laufendem Wasser abspülen. Auf einem Baumwolltuch über Nacht trocknen lassen. Dann im Tuch zwischen den Händen rebeln, um die restlichen Härchen zu lösen. Ausgebreitet weiter an der Luft trocknen lassen. Bei kühler Lagerung sind sie sechs Monate verwendbar. Hagebuttenkerne *Semen Cynosbati* sind auch in einigen Apotheken oder im Kräuterhandel erhältlich.

... MIT GROßER WIRKUNG

Der Tee aus Hagebuttenkernen, der sogenannte Kernlestee, ist ein altes, aber in Vergessenheit geratenes Hausmittel zur „Blutreinigung". Er entwässert und schwemmt dabei Harnsäure aus. Damit wird er bei Nieren- und Blasenerkrankungen eingesetzt, bei Steinleiden, Gicht und Rheuma. Der milde Kernlestee hat eine leichte Vanillenote. Zermahlen sind die Kerne essbar und schmecken als nussige Zutat, zum Beispiel im Müsli. Über längere Zeit regelmäßig verzehrt kann das Hagebuttenkern-Pulver bei Gelenkschmerzen und -verschleiß hilfreich sein.
Für äußerliche Anwendungen wird aus den Hagebuttenkernen maschinell ein sehr hochwertiges Öl mit essenziellen Fettsäuren wie der Alpha-Linolensäure gewonnen. Das Hagebuttenkernöl hat beruhigende, entzündungshemmende Eigenschaften, fördert die Regeneration und den Kollagenaufbau der Haut. Es pflegt trockene, schuppige Haut und hilft bei der Behandlung von Narben, Wunden und Verbrennungen.

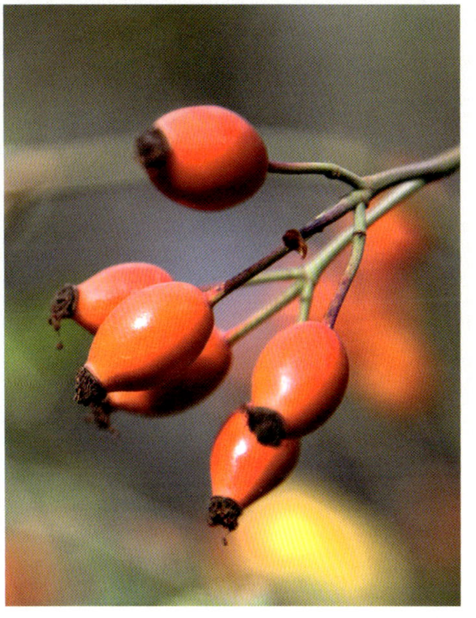

Wildrosenarten

Etwa 150 Wildrosenarten wachsen in der nördlichen gemäßigten Zone. Alle bilden aus ihren weißen bis rosafarbenen Blüten für Mensch und Tier essbare Früchte. Formen und Größen der Hagebutten variieren und die Farbpalette reicht von Gelborange bis Scharlachrot. Botanisch betrachtet ist die eiförmige bis kugelige Wildfrucht eine Scheinfrucht. Der Fruchtbecher enthält kleine kantige Samen – die eigentlichen Früchte, die von silbrigem Flaum umgeben sind.

Wertvolle Hecken-Rose

Die häufigste Wildrosenart ist bei uns die Hecken- oder Hunds-Rose *Rosa canina*. Sie wächst bis zu drei Meter locker aufrecht mit langen, bogig überhängenden Zweigen, die mit sichelförmigen Stacheln dicht besetzt sind. Ihre schmackhaften ovalen Früchte haben eine glatte, leuchtend rote Schale. Hagebutten der *Rosa canina* enthalten die meisten heilsamen Inhaltsstoffe, sind am aromatischsten und haben den höchsten Vitamin-C-Gehalt. Aus ihnen werden Produkte für den Handel wie Hagebuttentee oder -mus hergestellt. Getrocknet sind sie oft Hauptbestandteil von Früchte-Teemischungen. Die tiefrote Farbe des Tees entsteht durch den Zusatz von Hibiskusblüten.

Die Rezepte

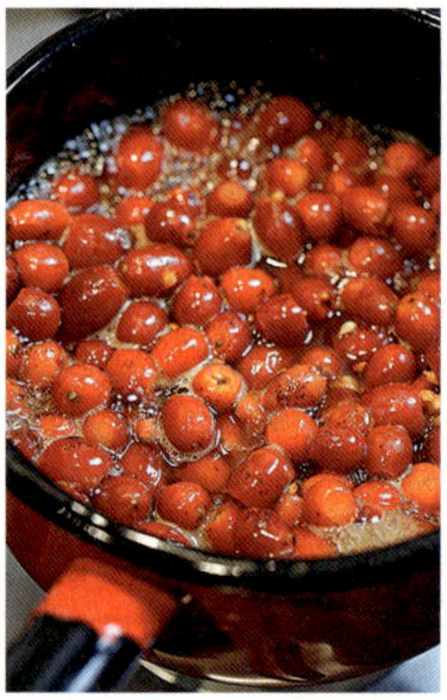

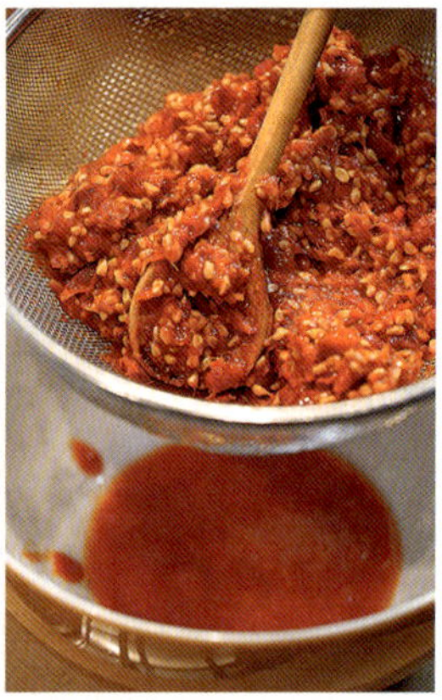

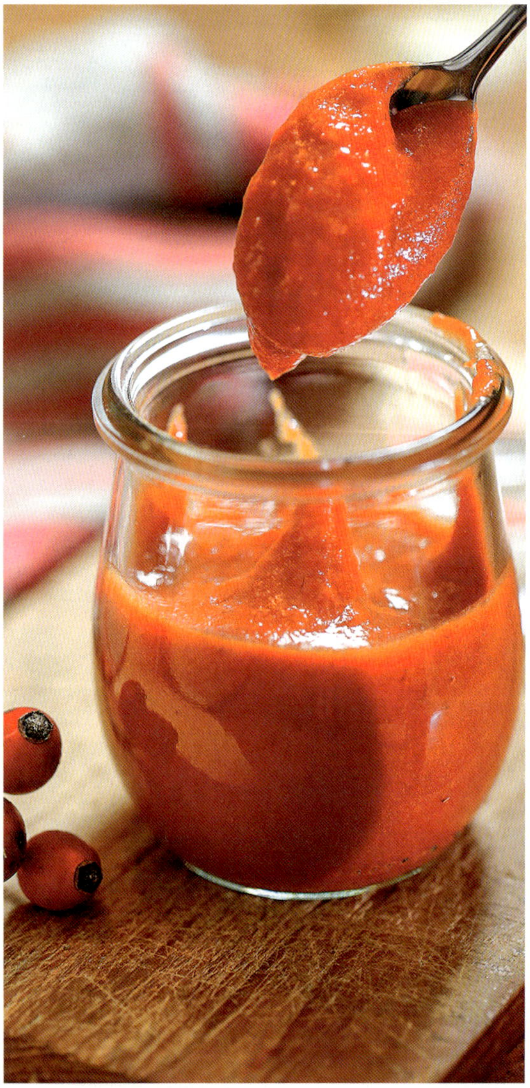

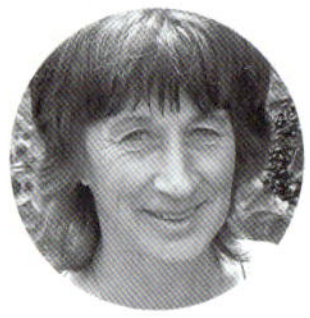

„Sind die Hagebutten gut ausgefärbt, aber noch fest – dann ist der richtige Zeitpunkt zum Ernten."

Ellen Huber

Hagebuttenmus

Wertvoller Vitamin-C-Lieferant, tut der Haut gut

Herstellung
Die Früchte waschen, Blüten- und Stielansätze entfernen, eventuell halbieren. In einem Topf knapp mit Wasser bedeckt etwa 15 Minuten köcheln lassen, bis sie weich sind. Immer wieder umrühren. Dann mit einem Kartoffelstampfer zerdrücken und durch ein feines Sieb streichen. Oder das Fruchtmus nach dem Kochen mit einer Passiermühle (Flotten Lotte) herauspassieren. Das süß-herbe Mus in heiß ausgespülte Gläser füllen und diese verschließen. Ohne Zuckerzusatz ist es etwa 2 Wochen im Kühlschrank haltbar. Es lässt sich auch gut einfrieren.

Tipps: Die Pressrückstände (Trester) kann man als Hagebuttenessig, -likör oder -sirup ansetzen. Das Mus lässt sich zudem gut zum Abschmecken von Saucen oder als Gebäckfüllung verwenden

Anwendung
Innerlich: Zur Stärkung des Immunsystems täglich 1 bis 2 TL verzehren.

Äußerlich: Als Schönheitsmaske das Mus auf Gesicht und Hals auftragen, 20 Minuten einwirken lassen, mit lauwarmem Wasser abspülen. Glättet Fältchen und klärt den Teint.

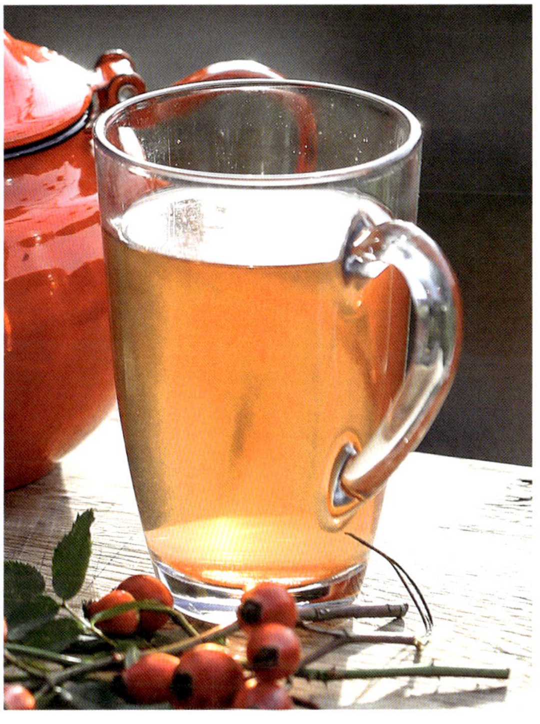

Tee aus frischen Hagebutten

Eine Extraportion Vitamin C für starke Abwehrkräfte

Herstellung
Die frischen Früchte waschen, Blüten- und Stielansätze entfernen, halbieren und entkernen. Das Entkernen gelingt gut mit dem spitzen Stiel eines Teelöffels. Wer empfindlich ist, kann dabei Einmal-Handschuhe tragen. Dann noch mal waschen. Einfacher ist es, die Hagebutten grob zu schneiden und im Papier-Teefilter aufzubrühen. Auch so geraten keine Härchen in den Tee.
1 gehäuften EL Hagebutten mit 250 ml Wasser kurz aufkochen. 5 bis 10 Minuten köcheln und weitere 15 Minuten ziehen lassen. Abseihen.

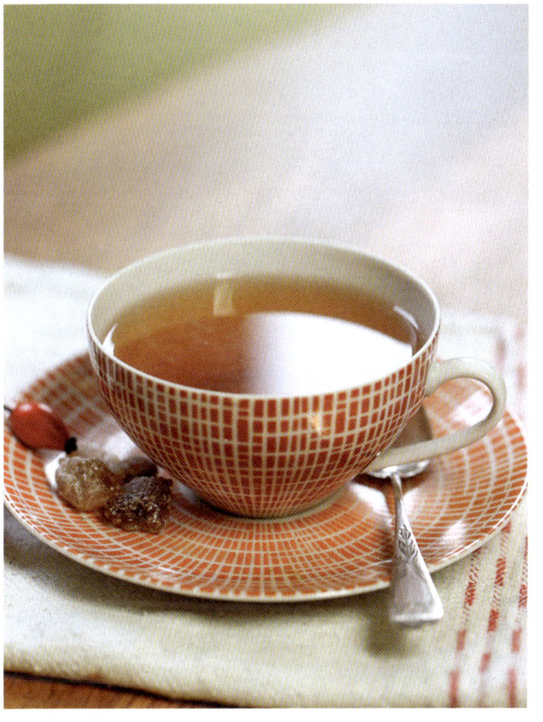

Tee aus getrockneten Hagebutten

Hilft unter anderem bei Erkältungskrankheiten

Herstellung
Bei diesem Verfahren, dem Kaltauszug (Mazerationsdekokt), werden die gesunden Inhaltsstoffe sehr gut aufgeschlossen: Die Trockenfrüchte werden erst eingeweicht (mazeriert), dann gekocht. Der Tee ist weniger sauer als der Tee aus frischen Früchten.
Für 2 bis 3 Tassen Tee 5 gehäufte TL getrocknete Schalen in einem Topf in etwa 600 ml kaltem Wasser über Nacht einweichen. Am nächsten Tag 15 bis 20 Minuten köcheln und noch mal 15 Minuten ziehen lassen. Abseihen.

Anwendung

3-mal täglich eine Tasse bei Beschwerden bzw. kurmäßig über 3 bis 4 Wochen trinken. Hagebuttentee trägt zur Stärkung des Immunsystems bei. Außerdem ist er als Erkältungstee hilfreich, ebenso wie bei Magenschmerzen oder zur Anregung des Appetits. Seine harntreibende Wirkung leistet gute Dienste bei Nieren- und Blasenleiden.

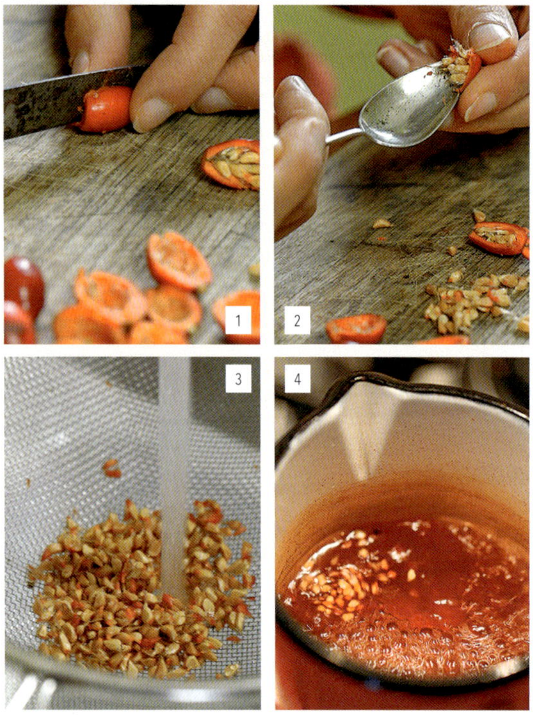

Kernlestee

Der Tee aus Hagebuttenkernen ist hilfreich bei Nierenleiden.

Herstellung
Hagebutten halbieren und entkernen (Bild 1+2). Um die Härchen zu entfernen, die Kerne unter laufendem Wasser abspülen (Bild 3). Trocknen lassen. Dann im Baumwolltuch zwischen den Händen rebeln, um die restlichen Härchen zu lösen.
3 TL Kerne (ganz oder besser grob geschrotet) in 500 ml Wasser über Nacht einweichen (Bild 4).
30 Minuten kochen, dann abseihen.

Anwendung
3-mal täglich eine Tasse über 3 bis 4 Wochen trinken. Kernlestee wirkt bei den gleichen Beschwerden wie Hagebuttentee. Jedoch steht die harntreibende, durchspülende Wirkung im Vordergrund: Nierensteinen kann vorgebeugt, schon vorhandener Nierengrieß ausgespült werden. Auch bei Rheuma und Gicht kommt diese ausschwemmende Wirkung zum Tragen: Unerwünschte Stoffwechselprodukte werden verstärkt Richtung Niere transportiert.

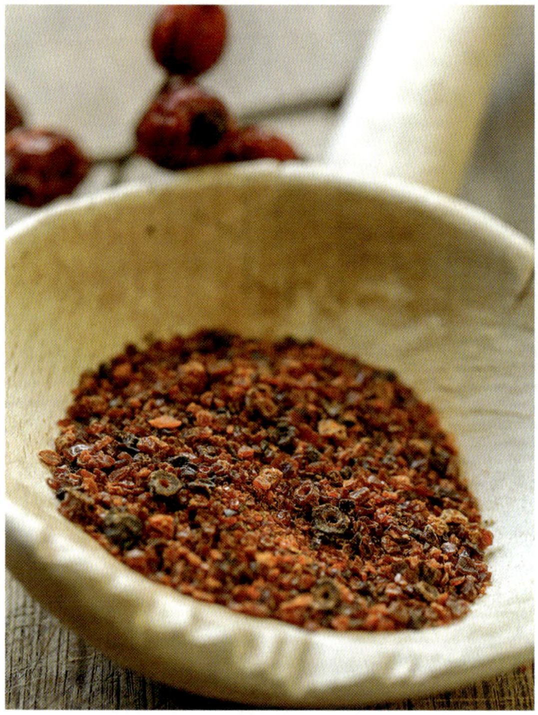

Hagebuttenpulver

Unterstützt die Behandlung von Gelenkbeschwerden

Herstellung
Getrocknete Früchte lassen sich, ganz oder entkernt, grob schroten oder in einer Kaffeemühle zu Pulver mahlen. Zur Linderung von Gelenkbeschwerden sollten die enthaarten, trockenen Kerne mit vermahlen werden.

Anwendung
Das leicht säuerlich schmeckende Pulver kann man dem Müsli untermischen oder Gerichten überstreuen. Stärkt mit viel Vitamin C das Immunsystem. Bei Gelenkbeschwerden die ersten 6 Wochen 1 gehäuften TL morgens und abends, danach 1 TL täglich über 3 Monate einnehmen.

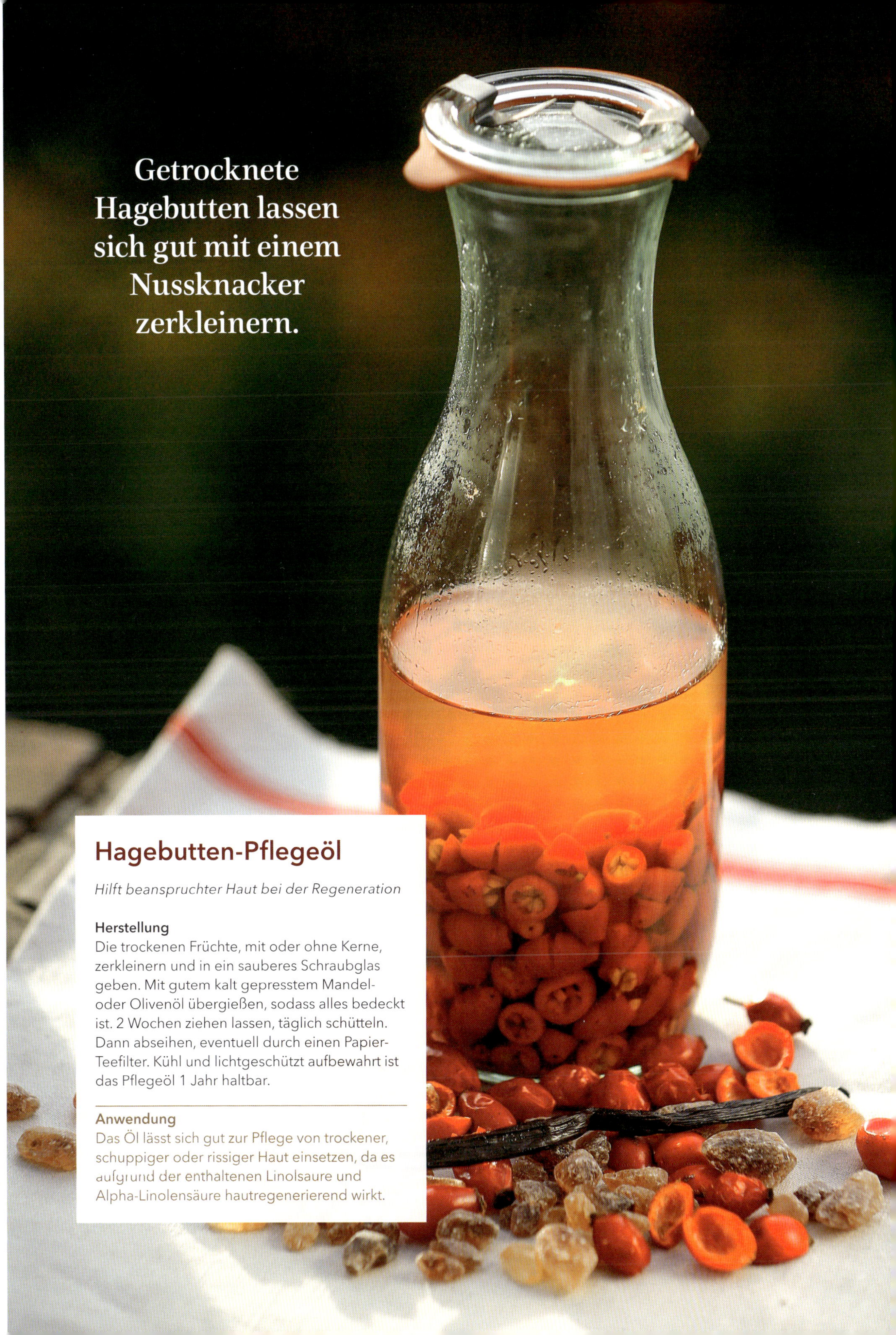

Getrocknete Hagebutten lassen sich gut mit einem Nussknacker zerkleinern.

Hagebutten-Pflegeöl

Hilft beanspruchter Haut bei der Regeneration

Herstellung
Die trockenen Früchte, mit oder ohne Kerne, zerkleinern und in ein sauberes Schraubglas geben. Mit gutem kalt gepresstem Mandel- oder Olivenöl übergießen, sodass alles bedeckt ist. 2 Wochen ziehen lassen, täglich schütteln. Dann abseihen, eventuell durch einen Papier-Teefilter. Kühl und lichtgeschützt aufbewahrt ist das Pflegeöl 1 Jahr haltbar.

Anwendung
Das Öl lässt sich gut zur Pflege von trockener, schuppiger oder rissiger Haut einsetzen, da es aufgrund der enthaltenen Linolsäure und Alpha-Linolensäure hautregenerierend wirkt.

ARONIABEERE

Die Schwarze Apfelbeere ist ein kleines Kraftpaket.

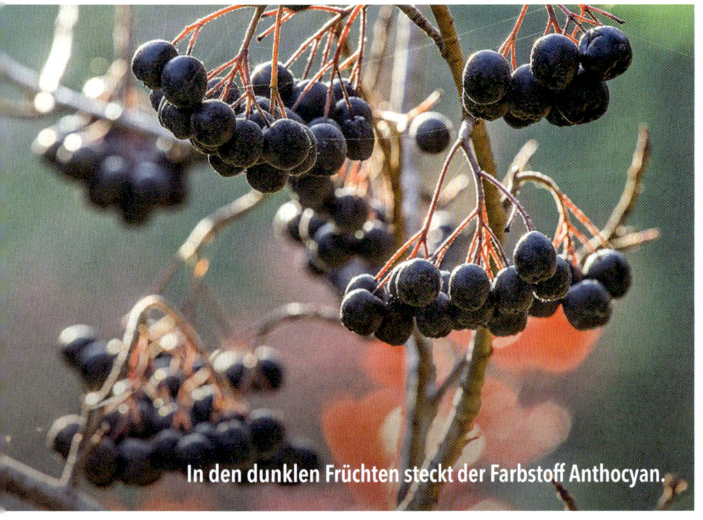

In den dunklen Früchten steckt der Farbstoff Anthocyan.

Von Ende August bis Anfang Oktober werden Aroniabeeren geerntet, wobei nicht alle Früchte am Strauch gleichzeitig reif sind. Frisch verzehrt sind die Früchte kaum genießbar: Sie haben einen hohen Tanningehalt, dem aus Rotwein bekannten Gerbstoff. Die winzigen Kerne der Aronia enthalten außerdem blausäurehaltige Verbindungen. Diese in größeren Mengen unbekömmlichen Stoffe werden durch Kochen unschädlich gemacht.

LOHNENDE SAFTAUSBEUTE

Die Beeren werden zu Saft, Sirup oder Tee weiterverarbeitet. Besonders das Entsaften ist lohnend: Die gesunden Inhaltsstoffe bleiben weitgehend erhalten, und die Ausbeute an Saft ist mit 80 Prozent ungewöhnlich hoch. Der herbe Geschmack lässt sich durch eine Mischung mit anderen Beeren oder dem Saft von Äpfeln oder Quitten mildern. Eine schöne rote Farbe zeichnet alles aus, was aus Aronia gemacht wird. Schon lange wird der Saft deshalb von der Lebensmittelindustrie als Farbstoff genutzt.

SCHWARZER ZELLSCHUTZ

Besonders der Farbstoff Anthocyan, der in den äußeren Zellschichten unter der Haut aller schwarzen Früchte steckt, fördert die Gesundheit. Anthocyan ist ein sogenannter sekundärer Pflanzenstoff, der die Sträucher weitgehend unempfindlich gegen Krankheiten und Schädlinge macht. Im menschlichen Organismus wirken diese Pflanzenstoffe Entzündungen entgegen und stärken Gefäße und Zellen. Die Naturmedizin schätzt die Schwarze oder Kahle Apfelbeere *Aronia melanocarpa* besonders wegen ihrer gefäßschützenden und blutdrucksenkenden Wirkung. Ihre Inhaltsstoffe sorgen dafür, dass die Gefäßwände elastisch bleiben; Fettablagerungen sollen vermindert werden.

STÄRKT DIE ABWEHRKRÄFTE

Die Beeren enthalten viele Mineralstoffe: besonders Kalium, aber auch Magnesium und Calcium, zudem eine Reihe von B-Vitaminen, die als „Nervenvitamine" gelten. Der Gehalt an Vitamin C stellt selbst Zitrusfrüchte in den Schatten. Zusammen mit den entzündungshemmenden Anthocyanen schützt es vor Erkältungskrankheiten und stärkt die Abwehrkräfte. Für eine Kur sollten mindestens vier Wochen lang 150 Milliliter Saft täglich getrunken werden. Reformhäuser, Drogeriemärkte und Bioläden bieten verschiedene Aroniaprodukte an. Frische Früchte sind mancherorts auch auf Wochenmärkten zu finden.

Aroniabeeren enthalten dreimal so viel Anthocyane wie Heidelbeeren. Der tiefblaue Farbstoff macht die Aronia so gesund.

Die Rezepte

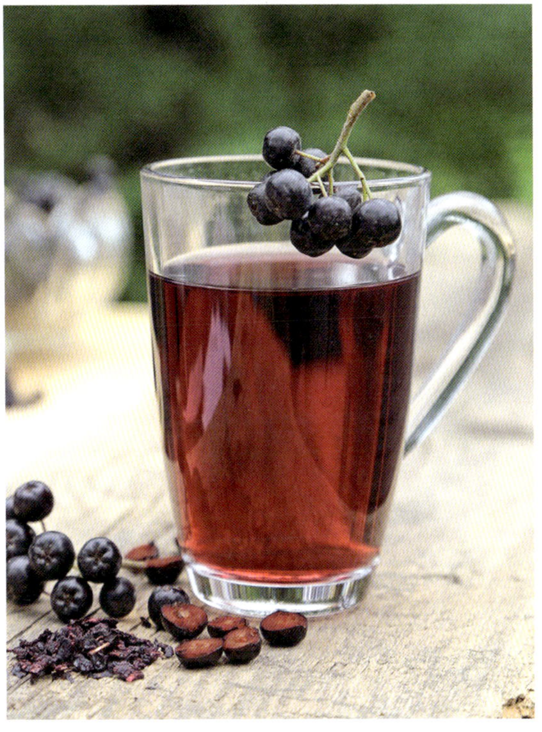

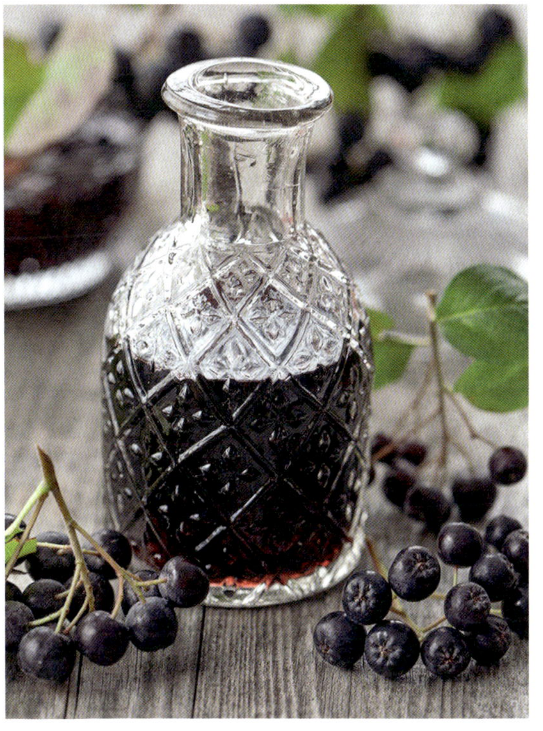

Aroniatee

Hilfreich bei Erkältungen, stärkt die Abwehrkräfte

Herstellung
2 bis 3 TL gepresste, getrocknete Aroniabeeren (aus dem Handel) mit 250 ml heißem Wasser übergießen, 10 Minuten ziehen lassen und abseihen. Nach Geschmack süßen.

Anwendung
Täglich 2 bis 3 Tassen trinken.

Aroniasaft

Der hohe Gehalt an Antioxidantien schützt die Zellen vor freien Radikalen.

Herstellung
1 kg frische Aroniabeeren waschen und verlesen, mit Wasser bedecken und aufkochen. Bei geringer Hitze unter Rühren köcheln lassen, bis sie weich sind, eventuell mit dem Kartoffelstampfer zerkleinern. Die noch heißen Früchte durch ein feines Sieb oder ein Tuch passieren, gut abtropfen lassen oder ausdrücken. Den Saft in heiß ausgespülte Flaschen mit Schraubverschluss füllen. Bis zur Flaschenöffnung 2 cm Luft lassen. Die geschlossenen Flaschen bei 80–85 Grad im vorgeheizten Backofen 20 Minuten erhitzen. Der Saft ist ungeöffnet etwa ein Jahr haltbar.
Tipp: Der Trester kann für Marmelade gemischt mit anderen Früchten verwendet werden. Oder man nutzt ihn getrocknet und pulverisiert, z.B. fürs Müsli.

Anwendung
Über mehrere Wochen täglich 50 bis 100 ml trinken, um die Abwehrkräfte zu stärken.

HOLUNDERBEERE

Holunder ist ein traditionelles Hausmittel bei Erkältungen.

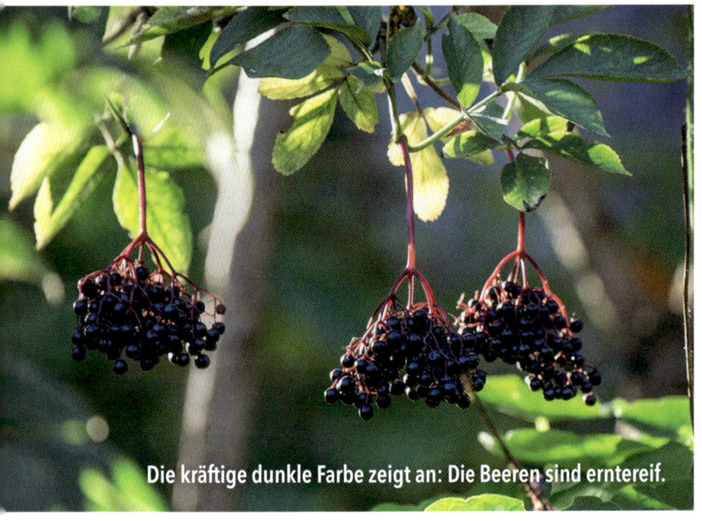

Die kräftige dunkle Farbe zeigt an: Die Beeren sind erntereif.

Die Beeren des Holunders färben sich nach und nach über Braunrot zu Violettschwarz. Die „Steinfrüchte", so heißen die kugeligen Beeren botanisch, reifen unregelmäßig aus. Erst wenn alle Beeren einer Doldenrispe schwarz gefärbt sind, schneidet man die ganzen überhängenden Fruchtstände, am besten an einem sonnigen Standort. Genießbar sind die Beeren nur reif und gekocht. Holunder wird traditionell zur Stärkung der Abwehrkräfte und bei Erkältungskrankheiten eingesetzt.

NATÜRLICHE „HAUSAPOTHEKE"

Alte Volksweisheiten lobten den Holunder als Allheilmittel, man glaubte, „Rinde, Beere, Blatt und Blüte, jeder Teil ist Kraft und Güte ..." Von der Blüte bis zur Wurzel nutzte man jahrhundertelang die „Hausapotheke" direkt vor der Tür. Heute verwendet man heilkundlich nur noch die zarten cremeweißen Blüten zu Beginn des Sommers und im Herbst die reifen Beeren. Man weiß inzwischen: Der Schwarze Holunder *Sambucus nigra* enthält in allen Teilen das Pflanzengift Sambunigrin. Unreife Beeren sind giftig und auch reife Beeren sind roh unverträglich. Durch Kochen wird der Stoff vollständig abgebaut und die Heilkräfte entfalten sich. Holunderbeeren stecken voller gesundheitsfördernder Substanzen. Der entzündungshemmende und zellschützende Pflanzenfarbstoff (Anthocyan) mit dem Namen Sambucyanin ist von besonderer Bedeutung. Anthocyane geben Früchten ihre blauviolette Färbung; reichlich vorhanden sind sie in der Haut. Holunder enthält zudem viele Mineralstoffe: Eisen, Zink, Kalium, Kalzium und Magnesium sowie ätherisches Öl und Vitamine. Der Vitamin-C-Gehalt des Saftes ist ungewöhnlich hoch – sogar noch nach dem notwendigen Kochen.

DAS IMMUNSYSTEM STÄRKEN

Die unterstützende Wirkung des Wildobstes auf die Abwehrkräfte kann man sich vor allem in der kalten Jahreszeit zunutze machen. Um Erkältungskrankheiten vorzubeugen, trinkt man im Herbst vier bis sechs Wochen täglich zwei oder drei Tassen Tee oder mindestens 100 Milliliter Saft. Bei einem akuten Infekt erwärmt man Saft mit Wasser (s. Anwendung rechts). Honig, Zitrone oder Zimt als Zusatz wirken ebenfalls erkältungswidrig. Saft und Tee helfen bei Halsschmerzen, Husten und Fieber. Die Naturheilkunde setzt die Beeren zur Linderung von Gicht, Rheuma und Ischias ein und aufgrund der harntreibenden Wirkung bei Blasen- und Nierenbeschwerden. Auch bei Hautkrankheiten können die ausleitenden und entzündungshemmenden Effekte genutzt werden. Der Saft regt die Verdauung an, getrocknete Beeren hingegen kaut man bei Durchfall.

Holunderbeeren ernten und verarbeiten

- Einige Stunden nach der Ernte sollten die Beeren verarbeitet sein.
- Die frischen Beeren kann man einfrieren oder trocknen. Zum Trocknen hängt man die ganzen Fruchtstände dunkel, kühl und luftig auf.
- Zum Säubern die ganzen Fruchtstände ins Wasserbad tauchen.
- Die Beeren mit einer Gabel von den Rispen streifen. Leichter gelingt dies bei zuvor kurz eingefrorenen Früchten.
- Die Beeren färben stark: Beim Verarbeiten Einweghandschuhe tragen und keine Küchenutensilien aus Holz verwenden.

Die Rezepte

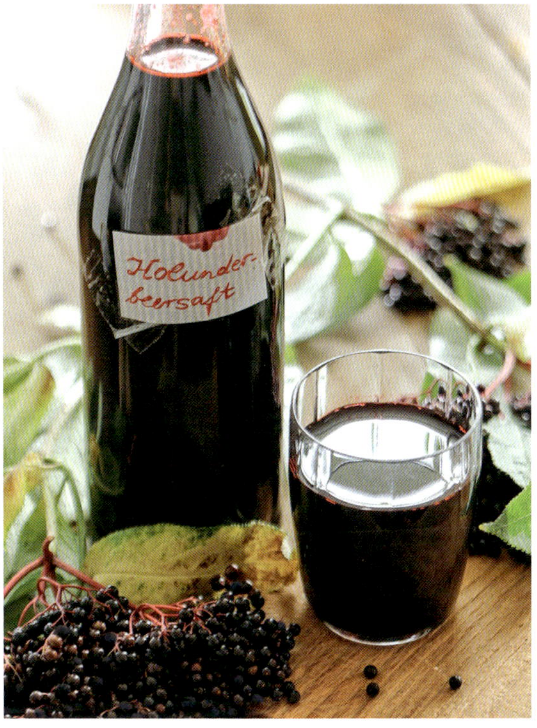

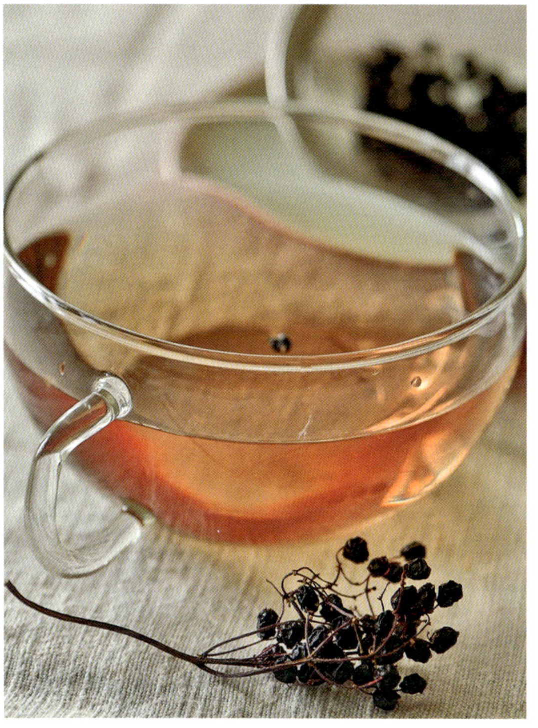

Holunderbeersaft

Stärkt die Immunabwehr zur Erkältungszeit

Herstellung
1 kg schwarze, reife Beeren mit etwa 250 ml Wasser in einen Topf geben. Aufkochen und 20 Minuten köcheln lassen. Ein großes Edelstahlsieb mit einem Mulltuch auslegen. Die Fruchtmasse darin abtropfen lassen, den Saft im Topf auffangen. Schließlich das Tuch auswringen, dabei bleiben die Kerne zurück. Den Saft noch mal kurz aufkochen. Heiß in saubere Flaschen füllen und gut verschließen.
Man trinkt den Saft pur oder gemischt und süßt ihn nach Geschmack mit Honig oder Zucker. Er hält sich kühl gelagert mehrere Monate.

Holunderbeertee

Zum „Ausschwitzen" von Infekten

Herstellung
4 TL frische oder 2 TL getrocknete Beeren in 250 ml kaltes Wasser geben und erhitzen. 10 Minuten köcheln lassen. Abseihen.

Anwendung

Saft oder Tee lindern Halsschmerzen, Husten und Fieber. Um Erkältungskrankheiten vorzubeugen, trinkt man im Herbst über 4 bis 6 Wochen täglich 2 bis 3 Tassen Tee oder mindestens 100 ml Saft, nach Belieben warm oder kalt. Eventuell wiederholt man die Kur nach einigen Monaten. Bei einem akuten Infekt erwärmt man 250 ml kalten Saft mit 250 ml Wasser und trinkt ihn verteilt über den Tag.

KORNELKIRSCHE

Die roten Wildfrüchte sind hervorragende Vitaminlieferanten.

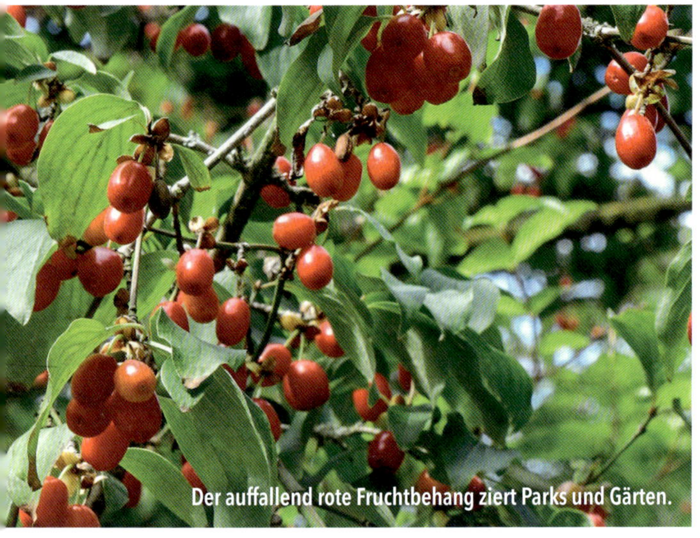

Der auffallend rote Fruchtbehang ziert Parks und Gärten.

Kirschrot und glänzend hängen die Früchte im grünen Blattwerk. Beim Naschen lassen sich Kirschnoten herausschmecken. Aber anders als der Name es vermuten lässt, handelt es sich bei Kornelkirschen nicht um eine besondere Kirschenart, sondern um die Früchte des Gelben Hartriegels *Cornus mas*. Das süß-säuerliche Obst kann man frisch verzehren oder verarbeiten.

ERNTEN UND VERARBEITEN

Wenn die Früchte dunkelrot sind, sich etwas zusammendrücken lassen und fast von selbst vom Zweig lösen, ist Erntezeit. Beim Pflücken empfiehlt es sich, Handschuhe zu tragen, denn die etwas haarigen Blätter können zu Hautreizungen führen. Im eigenen Garten lassen sie sich leicht ernten, indem man unter dem Strauch ein Tuch auslegt und die vollreifen Früchte herunterschüttelt. Das wiederholt man alle drei Tage, denn Kornelkirschen reifen nach und nach über mehrere Wochen. Die Früchte kann man einfrieren, entsaften, einkochen oder einlegen. Das Entsteinen ist mühsam und nicht zu empfehlen. Vor dem Einlegen in Alkohol oder Essig sollten die Früchte mit einer Gabel angepikst oder mit einem Kartoffelstampfer angedrückt werden. Zum Trocknen breitet man sie locker auf einem Baumwolltuch aus.

GESUNDE INHALTSSTOFFE

Ausgereifte Früchte schmecken süß, sie enthalten dann ähnlich wie Süßkirschen bis zu 15 Prozent Zucker. In frühen Reifestadien macht sich der hohe Gerbstoffgehalt als herb und zusammenziehend bemerkbar. In Kornelkirschen stecken Mineralstoffe, wie Magnesium, Kalium und Kalzium, und Vitamine: viel Vitamin C (bis 125 Milligramm pro 100 Gramm), zudem Vitamin A und B. Roh verzehrt profitiert man am meisten von den gesunden Inhaltsstoffen. Durch ihre Flavonoide, unter anderem Rutin und Anthocyane, wirken Kornelkirschen antioxidativ, antimikrobiell und antientzündlich. Die Flavonoide und die Gerbstoffe begründen den Einsatz bei Magen-Darm-Erkrankungen.

HEILENDE WIRKUNGEN

Im Mittelalter empfahl die Naturheilkundlerin Hildegard von Bingen bei Gicht regelmäßig Bäder aus Rinde, Blättern und Holz. Die Früchte dagegen „reinigen und festigen den Verdauungstrakt“, wusste sie. Für Magen und Darm hatte sie bereits der berühmte Arzt der griechischen Antike Dioskurides (40–90 n. Chr.) entdeckt. Auch heute schätzen Naturheilkundler vor allem die leicht zusammenziehende Wirkung auf die Schleimhäute. Die Frucht hilft damit bei gereizter Magenschleimhaut, Durchfall und entzündlichen Darmerkrankungen.
Die stark entzündungshemmenden, antioxidativen Fähigkeiten kommen auch dem Leberschutz zugute: In der Leber wird die Ansammlung von Fett reduziert. In aktuellen Studien wurde bei längerfristiger Anwendung von Früchten oder Saft eine antisklerotische Wirkung nachgewiesen, also weniger Ablagerungen an den Gefäßen. Das ist vor allem auf die Senkung der Blutfettwerte und die Entzündungshemmung zurückzuführen.

Kornelkirschen stärken das Immunsystem und helfen bei Magen-Darm-Beschwerden.

Die Rezepte

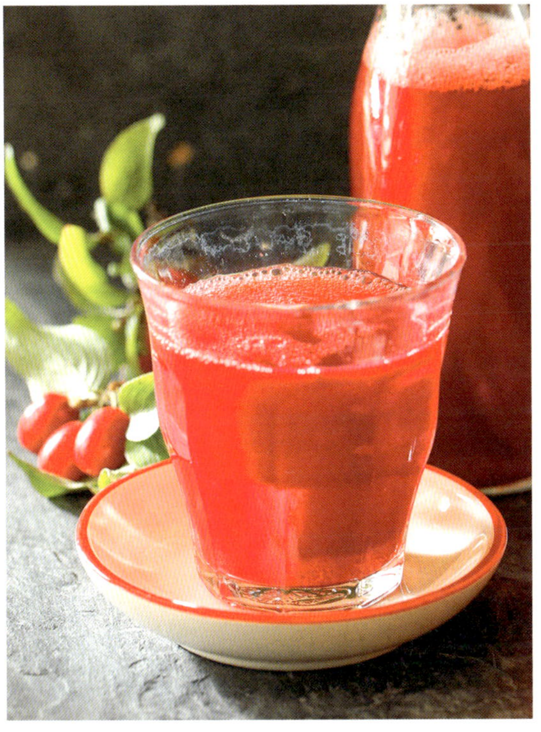

Kornelkirschen-Saft

Stabilisierend für Magen und Darm

Herstellung
1 kg reife, dunkelrote Kornelkirschen in einem Topf knapp mit Wasser bedeckt etwa 15 Minuten kochen, bis die Früchte aufplatzen. Gegen Ende der Kochzeit die Früchte mit einem Kartoffelstampfer quetschen, um die Saftausbeute weiter zu erhöhen. Durch ein feines Sieb gießen. 80 g Zucker zugeben. Eine saubere Flasche mit kochendem Wasser ausspülen. Den Saft sofort einfüllen. Mit Thermohandschuhen kann man die heiße Flasche gut halten. Den Rand eventuell mit Küchenpapier säubern und die Flasche sofort verschließen. Ungeöffnet etwa ein Jahr haltbar.
Tipp: Im Dampfentsafter können die Kornelkirschen zusammen mit dem Zucker in 60 bis 90 Minuten zu Saft verarbeitet werden.

Anwendung
3-mal täglich etwa 30 ml Saft trinken. Der Saft beruhigt eine gereizte Magenschleimhaut und hilft unterstützend bei Durchfall. Zudem wirkt er immunstärkend, antioxidativ und leicht fiebersenkend.

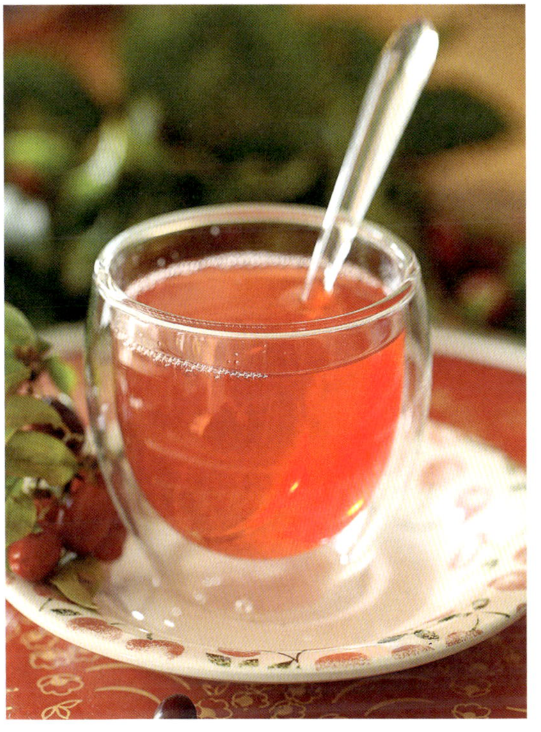

Kornelkirschen-Tee

Hilfreich bei Magenschleimhautentzündung

Herstellung
Tee aus frischen Früchten: Für 1 Tasse Tee 3 EL frische Früchte waschen. Mit einem Kartoffelstampfer anquetschen. 10 bis 15 Minuten in 250 ml Wasser köcheln. Weitere 15 Minuten ziehen lassen. Abseihen.
Tee aus getrockneten Früchten: Für 4 Tassen Tee 1 Handvoll getrocknete Früchte in einem Topf über Nacht in 1 Liter kaltem Wasser einweichen. Aufkochen und 15 Minuten köcheln. Weitere 15 Minuten ziehen lassen. Abseihen.

Anwendung
Bei Magenschleimhautentzündung kann der Tee unterstützend helfen, dafür 3-mal täglich eine Tasse zu sich nehmen. Man kann den fruchtig-säuerlichen Kornelkirschentee auch als Genusstee trinken.

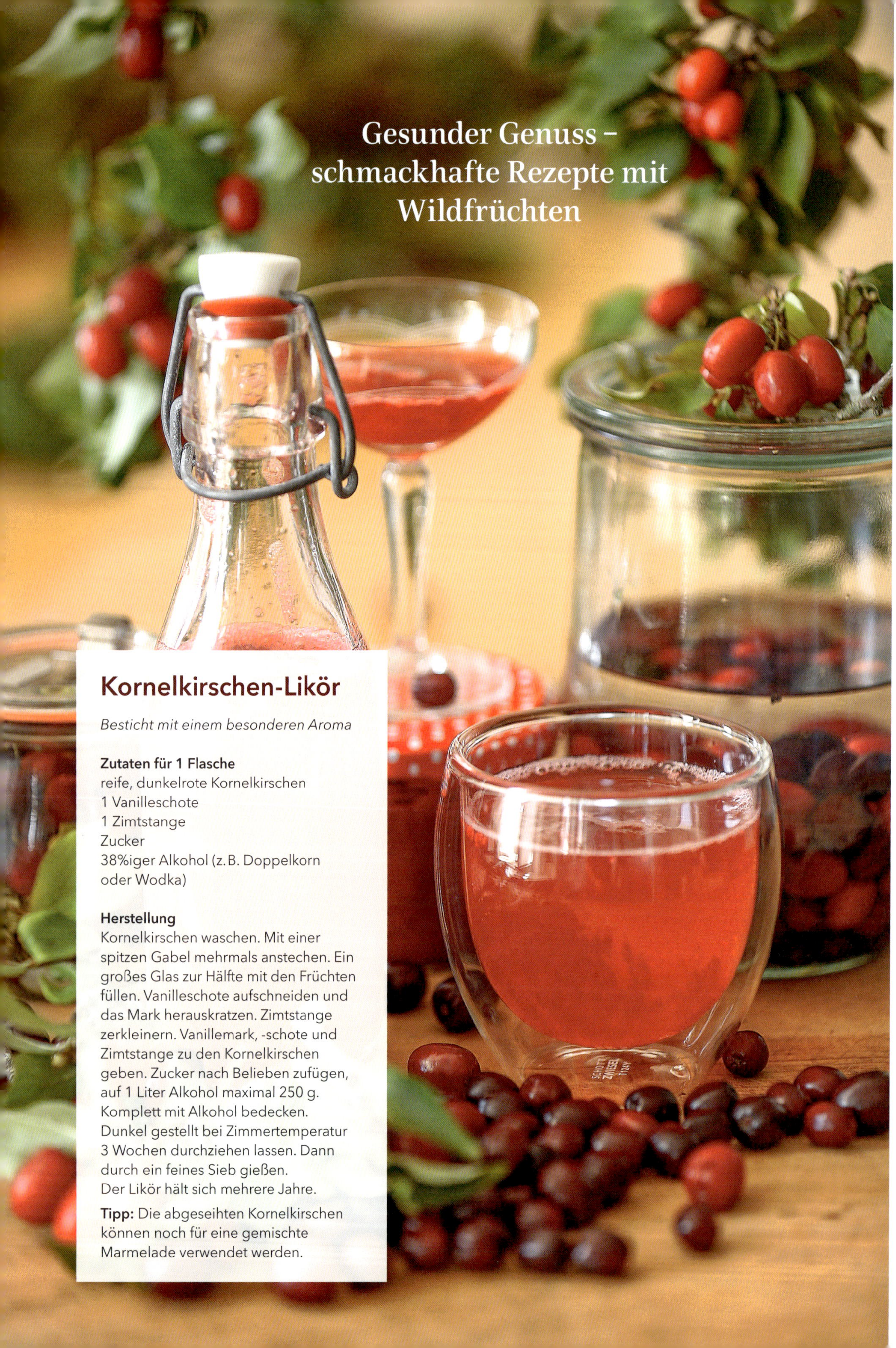

Gesunder Genuss – schmackhafte Rezepte mit Wildfrüchten

Kornelkirschen-Likör

Besticht mit einem besonderen Aroma

Zutaten für 1 Flasche
reife, dunkelrote Kornelkirschen
1 Vanilleschote
1 Zimtstange
Zucker
38%iger Alkohol (z.B. Doppelkorn oder Wodka)

Herstellung
Kornelkirschen waschen. Mit einer spitzen Gabel mehrmals anstechen. Ein großes Glas zur Hälfte mit den Früchten füllen. Vanilleschote aufschneiden und das Mark herauskratzen. Zimtstange zerkleinern. Vanillemark, -schote und Zimtstange zu den Kornelkirschen geben. Zucker nach Belieben zufügen, auf 1 Liter Alkohol maximal 250 g. Komplett mit Alkohol bedecken. Dunkel gestellt bei Zimmertemperatur 3 Wochen durchziehen lassen. Dann durch ein feines Sieb gießen.
Der Likör hält sich mehrere Jahre.

Tipp: Die abgeseihten Kornelkirschen können noch für eine gemischte Marmelade verwendet werden.

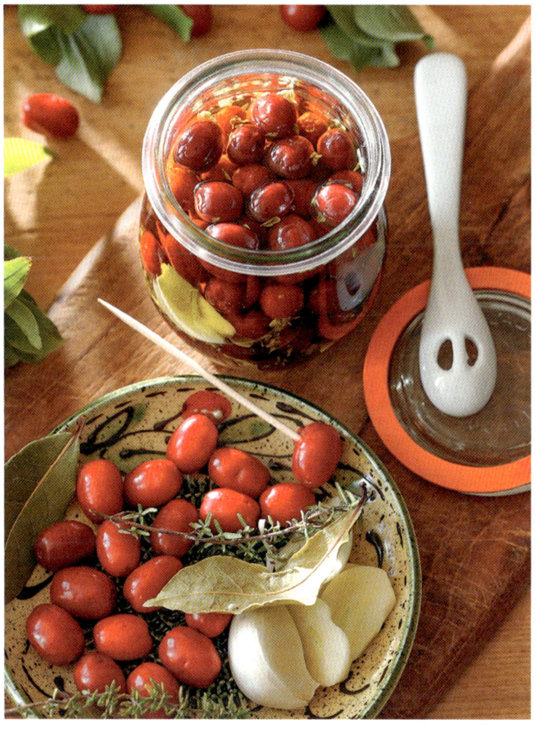

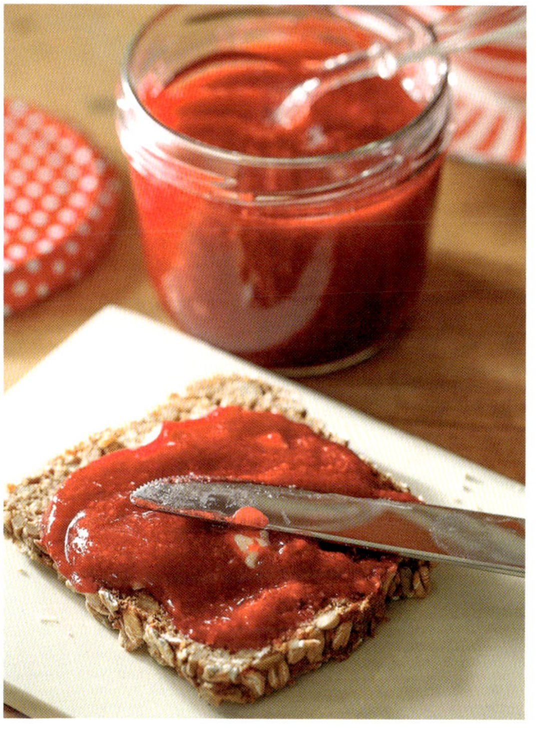

Kornelkirschen-Oliven

Würzige „Oliven" aus heimischem Obst

Zutaten für 2 Gläser (je ca. 300 ml)
350 g hellrote, feste Kornelkirschen
90 g Salz
1 - 2 Knoblauchzehen in Scheiben
1 - 2 Lorbeerblätter
1 TL getr. Thymian
je ½ TL getr. Oregano, Basilikum und Rosmarin
200 - 250 ml Olivenöl

Herstellung
Für eine Salzlake 500 ml Wasser mit dem Salz in ein großes Schraubglas oder einen Topf geben. Die Kirschen waschen und eine Woche darin einlegen. Dann durch ein Sieb abseihen, mit Wasser durchspülen, abtropfen und trocknen lassen. Kornelkirschen und Gewürze abwechselnd in die Gläser füllen. Mit einer Lage Kornelkirschen abschließen, damit die Gewürze nicht obenauf schwimmen. Mit Öl bis oben auffüllen. 3 bis 4 Wochen durchziehen lassen.
Die Oliven halten sich in der kühlen Speisekammer oder im Kühlschrank etwa 1 Jahr.

Kornelkirschen-Konfitüre

Intensiv-fruchtiges Mus aus wilden Früchten

Zutaten für 3 bis 4 Gläser
1 kg reife, dunkelrote, weiche Kornelkirschen
370 ml Wasser (alternativ Trauben- oder Apfelsaft)
(Gelier-)Zucker

Herstellung
Die Kornelkirschen mit Wasser bzw. Saft 4 Minuten köcheln. Dann zum Entsteinen durch eine Flotte Lotte oder einen gelochten Dämpf-Einsatz treiben. Das Fruchtmark abwiegen, ein Drittel des Gewichts an (Gelier-)Zucker zufügen und noch mal kurz aufkochen, damit das Mark geliert. Auf 200 g Fruchtmark nimmt man also 70 g Gelierzucker 3 : 1.

SCHLEHE

Der dornenreiche Strauch schenkt heilsame Früchte.

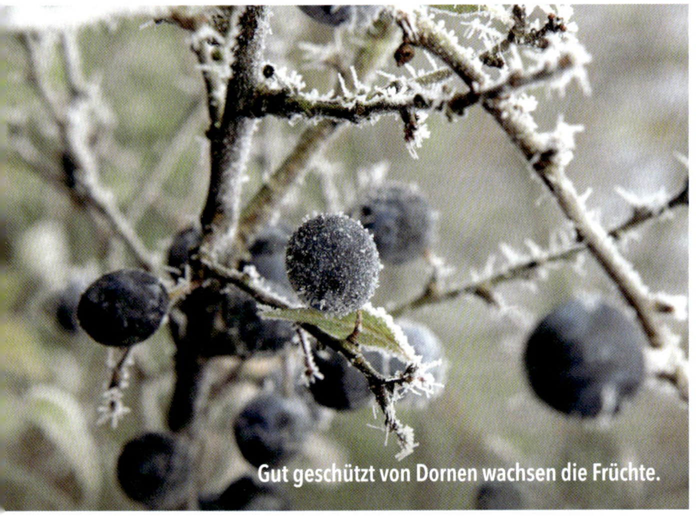

Gut geschützt von Dornen wachsen die Früchte.

Zweimal in jedem Jahr zeigt der Schlehdorn *Prunus spinosa* sein markantes Gesicht: Sehr früh im Jahr ziehen große schneeweiße Büsche am Feldrand die Blicke auf sich. Die dornigen Zweige der Schlehe sind im März noch blattlos, aber dicht übersät mit zarten weißen Blüten. Im Herbst reihen sich blauschwarze kugelige Früchte aneinander. Nach den ersten frostigen Nächten kann das vitaminreiche Wildobst geerntet werden.

VON DORNIGEN ZWEIGEN

Schon im August kann man in den stark verzweigten Büschen die ersten schwarzen Früchte entdecken. Spätestens im Oktober ist die Schale der vollreifen Früchte bis zum Stielansatz kräftig blauschwarz gefärbt, und die Schlehen lassen sich leicht einzeln von den Zweigen lösen. Dabei sind die spitzen Dornen weniger störend als erwartet. Die Ernte sollte in luftigen Körben gesammelt und zu Hause möglichst bald verarbeitet werden. Schlehen können auch locker ausgebreitet getrocknet und später für Tees verwendet werden. Im rohen Zustand sind sie nicht genießbar.

SÜßE DURCH FROST

Die Früchte brauchen Frost, um den typischen herbsüßen Schlehengeschmack zu entwickeln. Sie verbleiben bis in den Winter am Strauch. Um das Warten auf Minustemperaturen abzukürzen, kann man reife Schlehen pflücken und mindestens einige Tage einfrieren. Frost macht die Zellwände durchlässiger, was einen Enzymprozess in Gang setzt, bei dem die reichlich vorhandenen Gerbsäuren sich verändern und die Früchte aromatischer werden. Sie verlieren einen Teil ihrer zusammenziehenden Wirkung und die Süße kommt mehr hervor. Der natürliche Zuckergehalt von Schlehen ist relativ hoch, die Süße wird jedoch von Gerbstoffen überlagert.

VIELE GESUNDE STOFFE

Schlehen unterstützen das Immunsystem und werden traditionell zur Vorsorge und als Stärkungsmittel bei Erkältung oder Erschöpfung eingesetzt. Gesunde Stoffe stecken vor allem in der blauen Haut der Früchte: Pflanzenfarbstoffe (Anthocyane), reichlich Vitamin C und B-Vitamine. Schlehen schmecken herbsauer, aber gerade die Fruchtsäuren, Gerb- und Bitterstoffe machen Schlehen gesundheitlich so wertvoll. Sie wirken entzündungshemmend und adstringierend, ziehen also die Kapillargefäße zusammen. Das ist bei kleinen Wunden ebenso nützlich wie bei Durchfall, Nieren- und Blasenleiden. Die Früchte werden dafür entsaftet oder zu einem konzentrierten Fruchtmus eingekocht.

DICKICHT AM WEGESRAND

Die Schlehe ist als heimisches Gehölz bei uns weit verbreitet. Sie steht oft an sonnigen Wegen. Viele Vogelarten leben sicher im dichten Dornenwerk. Schlehen bieten ihnen Schutz beim Nisten und im Herbst eine gut gefüllte Speisekammer.

Das vitaminreiche Wildobst kann nach den ersten Frösten geerntet werden.

Die Rezepte

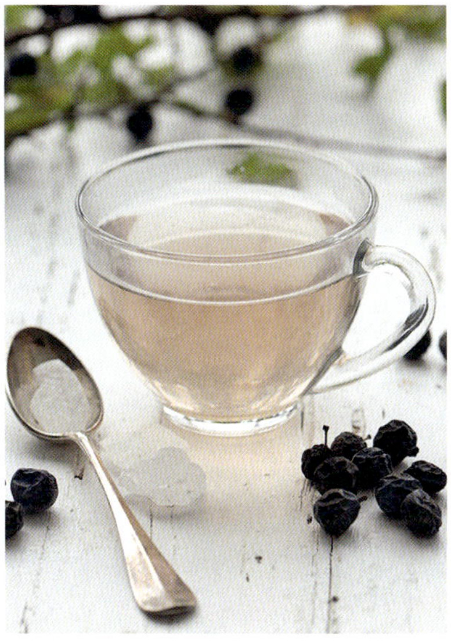

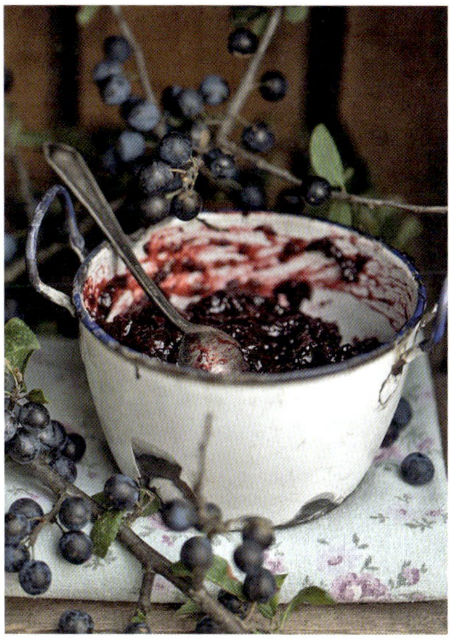

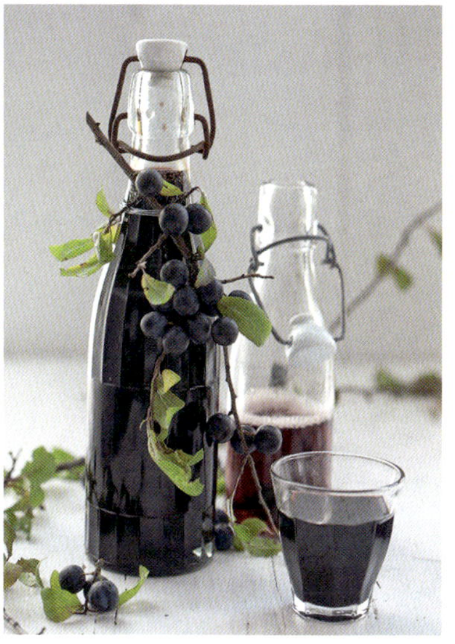

Schlehentee

Innerlich und äußerlich zu nutzen

Herstellung
2 TL frische oder getrocknete Schlehen mit 250 ml kochendem Wasser übergießen. Frische Früchte anquetschen. 10 bis 15 Minuten ziehen lassen. Abseihen.

Anwendung
Innerlich: Als milde Hilfe bei Verdauungsproblemen 2 Tassen Tee täglich. Hilft bei „nervösem" oder empfindlichem Magen, aber auch bei rheumatischen Beschwerden oder um Nierengrieß vorzubeugen.

Äußerlich: Auflagen können kleine Wunden und Blutergüsse lindern. Als Gurgellösung bei Schleimhautentzündungen in Mund und Rachen. Als „Gesichtswasser" bei Hautunreinheiten. Waschungen können Wundliegen bei Bettlägerigkeit vorbeugen.

Tipp: Für die äußerlichen Anwendungen kann auch verdünnter Saft verwendet werden: etwa 1 EL Saft auf 250 ml Wasser.

Schlehenmus

Herber Genuss

Herstellung
Für zwei kleine Gläser etwa 500 g Schlehen verlesen und waschen. In einem Topf mit etwa 125 ml Wasser zum Kochen bringen. 1 bis 2 Stunden bei geringer Hitze offen einköcheln lassen. Dabei löst sich das Fruchtfleisch von den Steinen. Die Masse in eine Passiermühle geben oder durch ein feines Sieb streichen, sodass die Steine zurückbleiben. In saubere, heiß ausgespülte Schraubgläser abfüllen und sofort verschließen.

Schlehensaft

Mild und voller Vitamine

Herstellung
Für 6 Flaschen à ca. 250 ml etwa 1 kg Schlehen verlesen und waschen. In einem großen Topf mit 1½ Liter kochendem Wasser übergießen. 24 Stunden ziehen lassen. Abseihen, den Sud auffangen, aufkochen und die Früchte damit übergießen. 24 Stunden ziehen lassen. Den Vorgang ein- bis zweimal wiederholen. Mit jedem Tag wird der Saft dunkler, süßer und aromatischer. Dann durch ein feines Sieb abgießen. Kurz aufkochen. In heiß ausgespülte Flaschen füllen.
Kühl und dunkel gelagert hält sich der Saft bis 6 Monate, nach Anbruch nur einige Tage im Kühlschrank.

Anwendung
Man isst täglich 1 bis 2 EL Mus oder trinkt ein kleines Glas Saft (10–15 ml) – kurmäßig über 3 bis 4 Wochen, um die Abwehrkräfte zu stärken und Erkältungen vorzubeugen.
Außerdem regen Saft oder Mus den Stoffwechsel an, unterstützen die „Entschlackung" und helfen bei Blasen- oder Harnwegserkrankungen. Bei Appetitlosigkeit regen sie vor dem Frühstück die Magensäfte an.

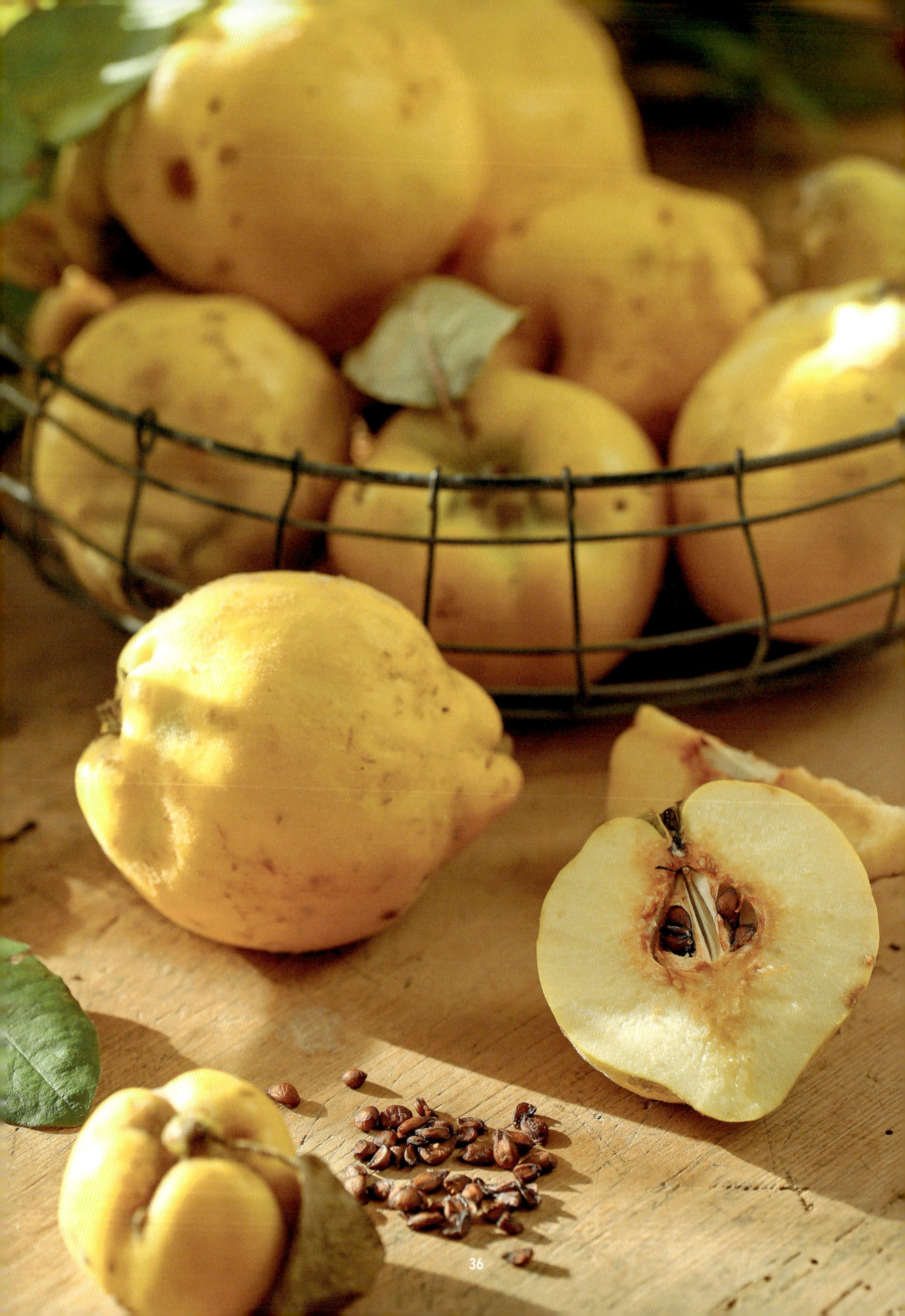

Quitte

Quitten sind kerngesund – von der Schale bis zu den Samen. Ihre Inhaltsstoffe helfen bei Halsschmerzen und dienen der Hautpflege.

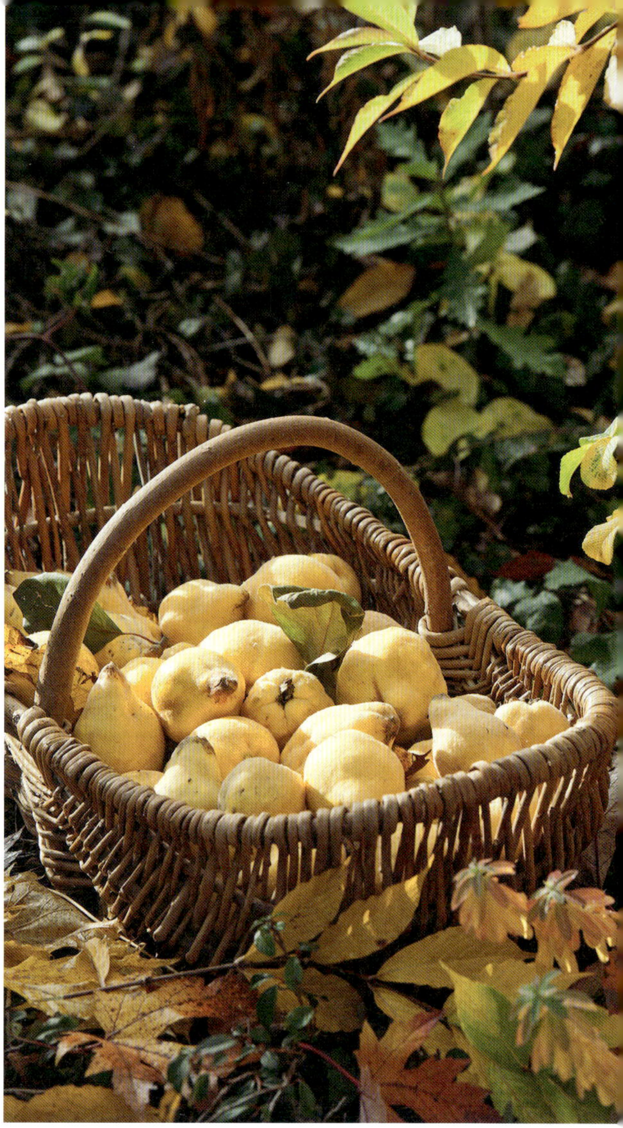

Im Oktober und November erntet man die apfel- oder birnenförmigen Früchte.

Früher gehörten Quitten in jeden Bauerngarten und auf jede Streuobstwiese. Seit der Antike nutzte man die ganze Pflanze: von der Blüte bis zur Wurzel, von der Fruchtschale bis zum Samen. Hippokrates galt die Quitte als die „für Heilzwecke nützlichste Frucht". Man kochte Quittenmus mit Honig zum sogenannten „Milemela" ein, das Kranken als Kraftspender und Reisenden als Proviant diente. Im 9. Jahrhundert brachten Mönche den Baum über die Alpen zu uns. Karl der Große ordnete in seiner „Landgüterverordnung" die Pflanzung von Quitten an; fortan zählten sie viele Jahrhunderte zu den wichtigsten Heil- und Nutzpflanzen. Heute hingegen haftet den leuchtend gelben Früchten etwas Altmodisches an; sowohl in der Küche als auch in der Heilkunde spielen sie keine große Rolle mehr.

FRÜCHTE UND SCHALEN

Das Fruchtfleisch liefert viele Vitamine, Mineralstoffe und Spurenelemente. Einige Sorten enthalten dreimal so viel Vitamin C wie Äpfel.
Das enthaltene Kalium (185 Milligramm pro 100 Gramm) ist für die Funktion von Nerven und Muskeln, für den Blutdruck und den Wasserhaushalt wichtig.
Der regelmäßige Verzehr von Quitten kann die Darmtätigkeit regulieren und den Cholesterinspiegel senken. Dafür ist der hohe Pektingehalt verantwortlich. Der Ballaststoff Pektin bindet durch seine Quellfähigkeit im Magen-Darm-Trakt viele Stoffe wie Gallensäuren, Fette, Bakterien und Cholesterin, die dann mit ausgeschieden werden. Mit den Pektinen und vielen zusammenziehend wirkenden Gerbstoffen ist Quittenkompott deshalb auch bei Magen-Darm-Beschwerden und Durchfall hilfreich.
Pektin wirkt antientzündlich und zellschützend, ebenso der gelbe Farbstoff Quercetin, der sich insbesondere in der Schale befindet (18 Milligramm pro 100 Gramm). Die mit schützendem Wachs überzogene Schale enthält daneben Gerb- und Duftstoffe sowie ätherische Öle.

Quitten kommen in verschiedenen Kosmetikprodukten zum Einsatz, denn das Wachs und die ätherischen Öle wirken auch für die menschliche Haut als Schutzhülle. Polyphenole helfen mit antioxidativen Effekten zusätzlich bei der Hautregeneration. Wir haben aus den Schalen ein fruchtig duftendes Hautöl hergestellt. Als Tee aufgebrüht können die Schalen, frisch oder getrocknet, außerdem Halsschmerzen lindern. Zum Trocknen legt man die dünn abgezogenen Schalen auf einem Baumwolltuch aus. Die getrockneten Stücke luftdicht aufbewahren und zur Verwendung als Tee fein schneiden.

HEILSAMES AUS QUITTENSAMEN

Als besonders wertvoll haben sich die Samen entpuppt: Sie lassen sich in Wasser aufquellen, der entstehende „Quittenschleim" war lange ein vielseitiges, weit verbreitetes Hausmittel. „Mercks' Warenlexikon" von 1884 listete die Samen als „Artikel des Drogenhandels" auf:

„Quittenschleim Mucilago cydoniae dient in Apotheken zu Augenmitteln, sonst auch zu kosmetischen Zwecken."
Quittensamen enthalten bis zu 20 Prozent Schleimstoffe. Um diese zu lösen, legt man sie in etwas Wasser ein oder kocht sie darin auf. Der sehr dichte Schleim hat eine gelartige Konsistenz, ähnlich wie ein Aloe-vera-Gel. Je nach Beschwerden lässt er sich äußerlich oder innerlich anwenden. Durch entzündungshemmende, reizlindernde Eigenschaften wirkt er äußerlich aufgetragen bei verschiedenen Hautproblemen und Sonnenbrand. Innerlich eingenommen legt sich der Schleim lindernd als Schutzfilm über die Schleimhäute, wohltuend zum Beispiel bei Husten, Halsschmerzen, Darmentzündung und Magenschleimhautreizung. Bei diesen Anwendungsgebieten lassen sich die Samen auch lutschen, wobei sich ebenfalls der heilsame Schleim absondert.

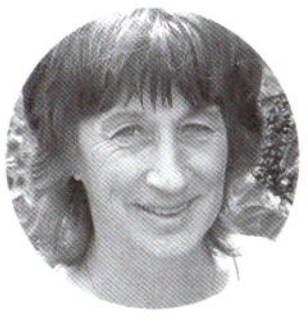

„Bei Halsschmerzen und Magenschleimhautreizung hilft es, Quittenkerne zu lutschen."

Ellen Huber

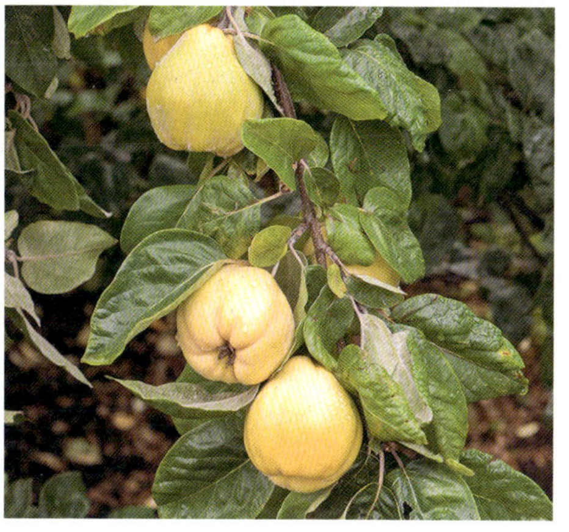

Eine besondere Verwandte

Die Quitte *Cydonia oblonga* ist eng verwandt mit Äpfeln und Birnen und gehört wie diese zu den Rosengewächsen. Es gibt etwa 200 Arten. Nach der äußeren Form unterscheidet man die aromatischeren Apfelquitten und die Birnenquitten mit etwas weicherem Fruchtfleisch.

Quitten-Ernte ab Oktober

Von Mai bis Juni zeigt der Baum seine reinweißen bis rosa Blüten. Ab Oktober reifen die „Sammelbalgfrüchte". Das Kernobst kann einige Monate kühl gelagert werden.
Besonderes Kennzeichen vieler Quittensorten ist neben ihrem lieblichen Duft der haarige Belag auf der Schale, der als Fraßschutz dient. Vor dem Verarbeiten reibt man den Flaum mit einem Tuch gründlich ab, da er Bitterstoffe enthält.
Auch dann ist die Quitte noch keine Frucht zum Reinbeißen, sie muss geschält und gekocht werden – vielleicht ist das der Grund, dass sie heute selten genutzt wird. Erst gekocht und gesüßt entfaltet das feste Fruchtfleisch seinen ganz eigenen, aromatisch-herben Geschmack.

Die Rezepte

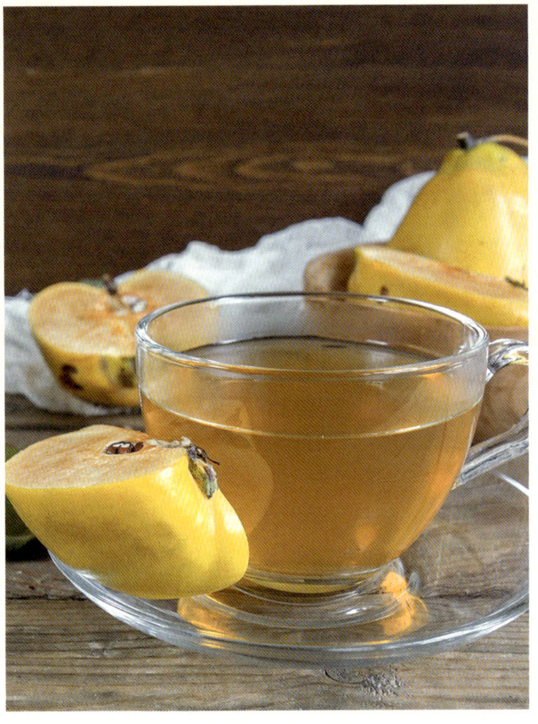

Quittentee

Wirkt bei Halsschmerzen reizlindernd, entzündungshemmend und mild antimikrobiell

Herstellung
1 gehäuften EL frische, fein geschnittene (oder 1 TL getrocknete) Schalen in 250 ml Wasser bei geschlossenem Deckel kurz aufkochen und 5 Minuten ziehen lassen. Abseihen.

Anwendung
Bei Heiserkeit, Husten und Halsschmerzen 3- bis 4-mal täglich eine Tasse trinken.

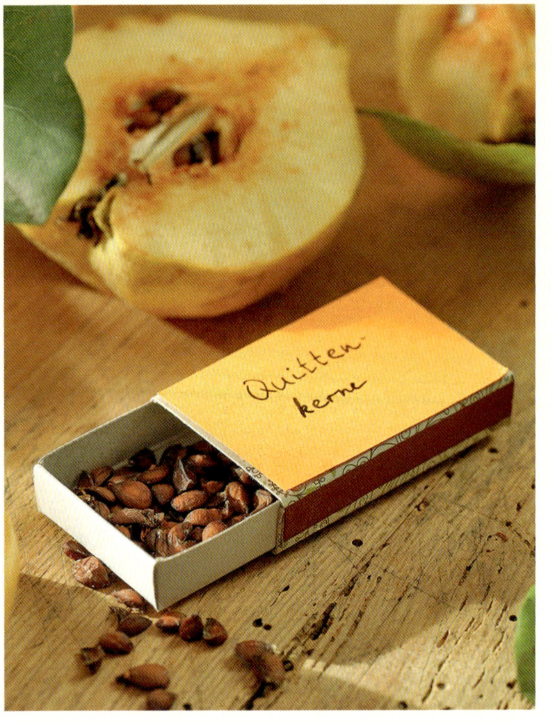

Quittensamen-Hustenpastillen

Die von den Samen abgesonderten Schleimstoffe lindern unter anderem Halsschmerzen.

Herstellung
Quitten vierteln, die Samen aus dem Gehäuse entfernen. Die Samen waschen, um Fruchtfleischreste zu entfernen, und ausgebreitet trocknen lassen. Ein lange haltbarer Vorrat für die Erkältungssaison.

Anwendung
Die Samen wie ein Bonbon lutschen, dabei entsteht eine schleimige Substanz. Diese ist wohltuend bei Heiserkeit, Husten und Halsschmerzen. Begleitend können die Samen bei einer Magenschleimhautreizung gelutscht werden.

Hinweis: Man kann auch frische Samen lutschen. Nicht zerkauen! Die – wie in vielen Obstkernen – enthaltene Blausäure schmeckt nicht nur bitter, sondern ist in größeren Mengen schädlich.

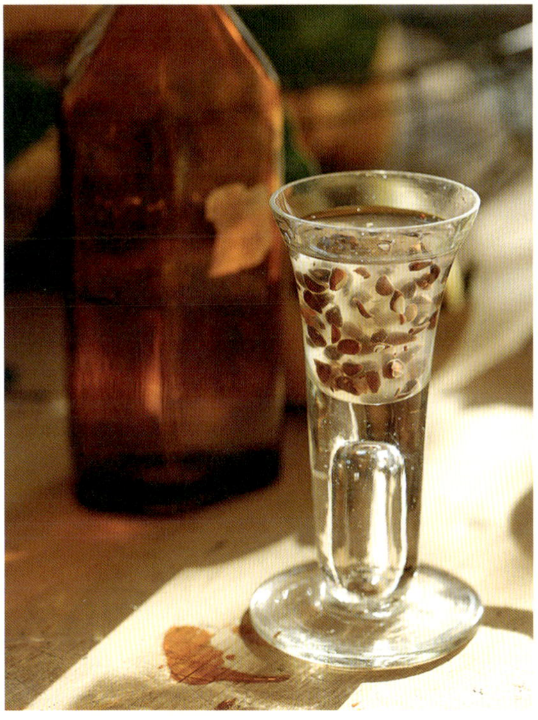

Quittensamen-Gel

Ein heilsames Gel bei vielen Beschwerden

Herstellung
1 Teil Samen (1 TL) mit 8 Teilen Wasser (8 TL) über Nacht stehen lassen. Oder im Topf etwa 5 Minuten köcheln lassen, dann etwa 2 Stunden stehen lassen. Das Gel wird etwas fester. Im Kühlschrank ist es 1 bis 2 Tage haltbar. Es lässt sich in Kleinportionen einfrieren (z. B. Eiswürfelbehälter).

Anwendung
Innerlich: Gel mit der doppelten Menge lauwarmem Wasser verdünnen. Täglich 1- bis 3-mal 50–100 ml einnehmen. Wirkt reizlindernd bei Husten, Halsschmerzen und Bronchitis. Außerdem hilft es bei Magenschleimhautreizung. Bei Verstopfung wirkt es mild abführend (viel Flüssigkeit dazu trinken).

Hinweis: Medikamente 2 Stunden versetzt einnehmen, die Schleimstoffe können Wirkstoffe absorbieren.

Äußerlich: Bei gereizter, trockener Haut, Sonnenbrand, begleitend bei Schuppenflechte und Neurodermitis. Zur Lippenpflege und Wundheilung.

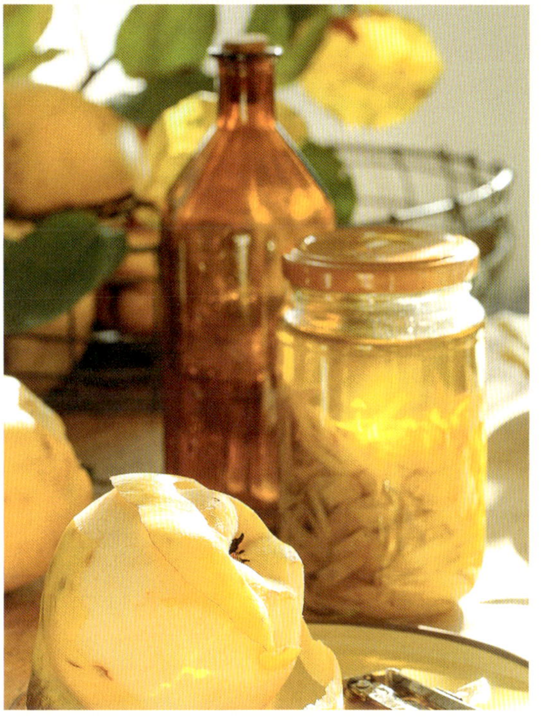

Quitten-Pflegeöl

Schützt die Haut vor Feuchtigkeitsverlust

Herstellung
Die Quitten waschen und den Flaum mit einem Tuch abreiben. Mit einem Sparschäler die Schalen dünn abziehen, dann fein schneiden. Die Schalen in einem Schraubglas mit Oliven-, Weizenkeim- oder Mandelöl übergießen, sodass sie komplett bedeckt sind. 8 bis 14 Tage bei Zimmertemperatur, ohne Sonne, stehen lassen, dabei öfter umrühren. Das enthaltene Wachs und die ätherischen Öle gehen während dieser Zeit ins Öl über. Das Öl durch ein feines Sieb abfiltern. Am besten im Kühlschrank aufbewahren.

Anwendung
Das Öl ist für alle Hauttypen geeignet, besonders aber für trockene und gereizte Haut. Nach dem Duschen auf die noch feuchte Haut auftragen. Auch als Narbenpflege leistet es gute Dienste. Wer zu Schuppen neigt, kann es zur Kopfhautpflege nutzen.

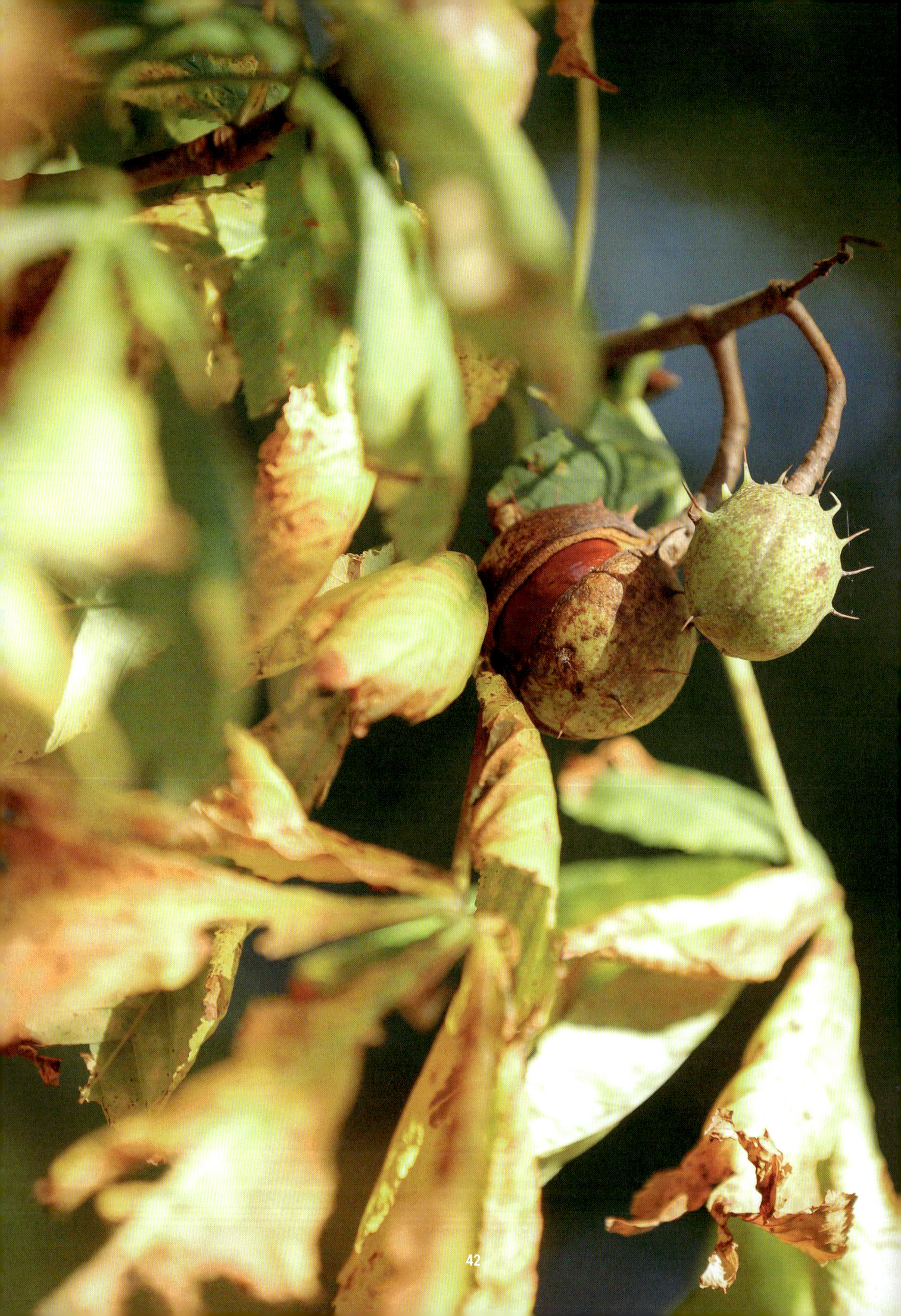

Rosskastanie

Herbstfrucht mit Heilkraft: Bei Venenleiden hilft die Rosskastanie mit ihren vielen wertvollen Inhaltsstoffen.

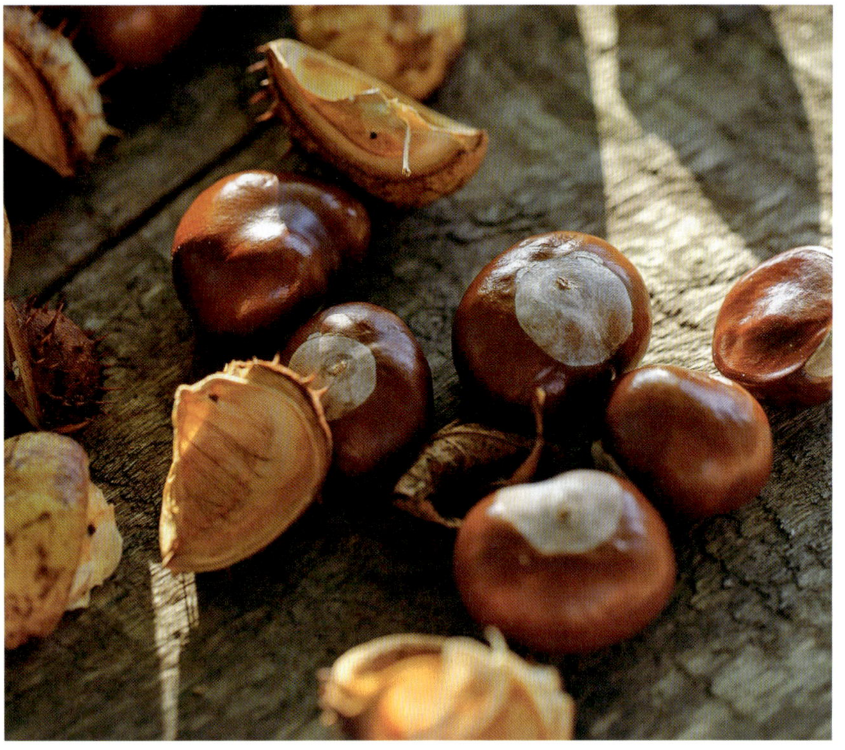

Kastanien zum Mitnehmen: In Hülle und Fülle liegen im Herbst die glänzenden Samen unter den Bäumen.

Platzen die stacheligen Fruchtkapseln der Kastanien auf, geben sie ihre großen braunen Samen frei. Glatt und glänzend wie frisch poliertes Mahagoniholz liegen sie im bunten Herbstlaub. Zu Boden gefallen bleiben Kastanien meistens nicht lange liegen. Kinder spielen und basteln gern mit den Früchten, aber auch manch ein Erwachsener bückt sich unwillkürlich nach ihnen. Einige stecken alljährlich die erste Kastanie, die sie finden, in die Manteltasche und tragen sie den Winter über mit sich. Mit ihrer Form und Größe sowie der glatten Oberfläche ist sie ein natürlicher Handschmeichler. Nach altem Volksglauben sollen Kastanien in den Hosentaschen vor Rheuma und Gicht schützen. Und tatsächlich helfen Kastanien unter anderem bei Gelenkschmerzen, zum Beispiel in Badezusätzen oder Salben.

STÄRKT DIE VENENKRAFT

Nach langem Sitzen oder Stehen spürt man am Abend die Beine, sie fühlen sich schwer an, sind geschwollen oder schmerzen. Hier ist das Haupteinsatzgebiet der Rosskastanie: Sie stärkt das Venen- und Gefäßsystem. Zu Heilzwecken verwendet werden die Samen der Rosskastanie *Aesculus hippocastanum,* seltener auch die Rinde. Medizinisch anerkannt sind Kastaniensamen zur Behandlung von Venenerkrankungen, Krampfadern, Blutergüssen, nächtlichen Wadenkrämpfen und Beinschwellungen. Ihre wirksamen Inhaltsstoffe sind Saponine (Seifenstoffe, 3 bis 10 Prozent, darunter Aescin), Kampferöl, Flavonoide und Gerbstoffe (diese nur in der Samenschale). Sie kräftigen die Venen und erhöhen deren Elastizität. Kastanien entwässern bei Wassereinlagerungen (Ödemen) in den Beinen, wirken entzündungshemmend und durchblutungsfördernd.

SAMMELN UND VERARBEITEN

Kastanien findet man in der Natur, in Parks oder auch im Biergarten. Sie sollten frisch vom Baum gefallen sein, das ist am seidenmatten Glanz der Samen erkennbar. Frisch lassen sie sich überraschend leicht mit einem scharfen Messer schneiden. Einige Tage alt sind sie deutlich härter. Für die Rezepte werden die ungeschälten Samen grob zerkleinert. Nur für die Herstellung der Venencreme werden sie geschält. Die Kastanien vorher kurz abbrausen und trocknen lassen.

❖ UNSER TIPP ❖

Die in den Rosskastanien enthaltenen Substanzen unterstützen das venöse System und wirken entzündungshemmend.

KASTANIE – MARKANTER BAUM

Die Rosskastanie *Aesculus hippocastanum* hat verschiedene Namen: Weiße, Gewöhnliche, Gemeine oder Balkan-Rosskastanie. Allgemein heißt sie nur kurz Kastanie, wobei hier der Baum oder sein kugeliger Same gemeint sein kann. Im Artnamen *hippocastanon* - zusammengesetzt aus den griechischen Wörtern *hippos* für Pferd und *kastanon* für Kastanie - taucht die Verbindung zum Pferd ebenfalls auf. Im 16. Jahrhundert sollen türkische Soldaten bei ihren Feldzügen Kastanien nach Mitteleuropa gebracht haben; sie gaben sie gemahlen ihren Pferde als Futter und als Heilmittel gegen Husten oder Schnupfen.

Imposante Größe

1576 wurde der erste Kastanienbaum im Wiener Hofgarten gepflanzt. Wegen seiner imposanten Größe und schönen Blüten war der Baum an den europäischen Höfen beliebt und verbreitete sich rasch. Heute ist er in Mitteleuropa eingebürgert. Man sieht ihn häufig in Parks, als Alleenbaum oder wegen der dicht verzweigten Blätterkrone als Schattenspender in Biergärten und auf Bauernhöfen. Den Kastanienbaum kennt jedes Kind. Kennzeichnend sind neben den Früchten die etwa 3 Zentimeter großen klebrigen Winterknospen und die Blattform mit fünf bis sieben großen „Fingern", wobei die mittleren auffällig lang sind. Der schnell wachsende Baum kann eine Höhe von 30 Metern erreichen, ein Alter von 250 Jahren und sein Stamm einen Durchmesser von über einem Meter.

Rote oder weiße Blütenstände

Im April oder Mai zieren zahlreiche prächtige Blütenstände in Weiß oder Rot die Kastanienbäume. Die Rote Rosskastanie *Aesculus x carnea* ist eine Kreuzung aus der vom Balkan stammenden Weißen Rosskastanie und der nordamerikanischen Art *Aesculus pavia*. Die kegelförmigen, etwa 20 Zentimeter langen Blütenstände zeigen kerzengerade nach oben. Bei näherer Betrachtung entdeckt man am Grund der Einzelblüten einen hellgelben Fleck, ein „Saftmal", das Bienen und Hummeln anzieht. Wenn die Blüte keinen Nektar mehr bereithält, färbt es sich orange- bis tiefrot.

In bestachelten Kapseln reift im Sommer ein Kastaniensamen heran, selten beherbergen sie zwei oder drei rundlich-abgeflachte Samen. Diese weisen einen großen grauweißlichen Fleck auf, den „Nabel". Das Hilum war die Verbindungsstelle zur versorgenden Fruchthülle. Kastanien sind für Menschen ungenießbar, sie dienen Wildschweinen und Rotwild als Winterfutter. Nicht verwandt ist die Rosskastanie mit der Ess- oder Edel-Kastanie, deren Samen geröstet als Maroni schmecken.

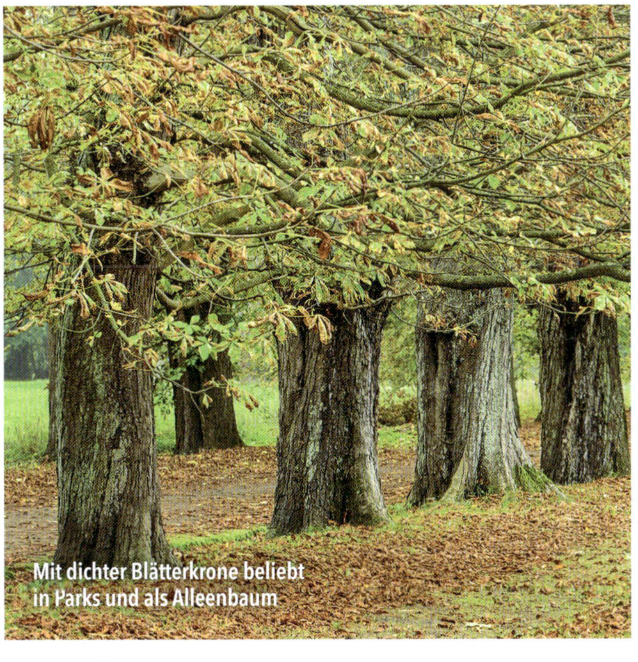

Mit dichter Blätterkrone beliebt in Parks und als Alleenbaum

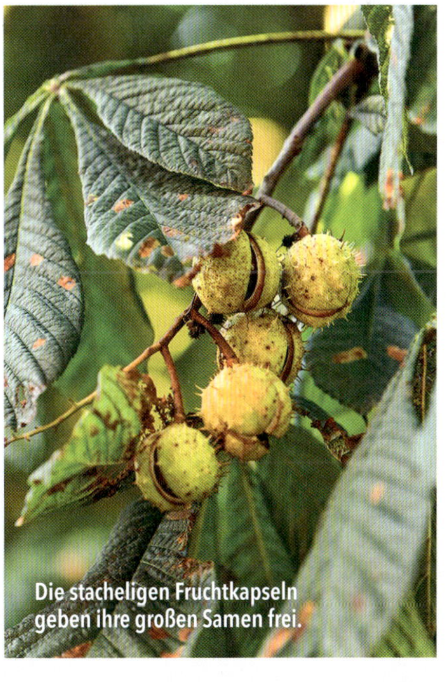

Die stacheligen Fruchtkapseln geben ihre großen Samen frei.

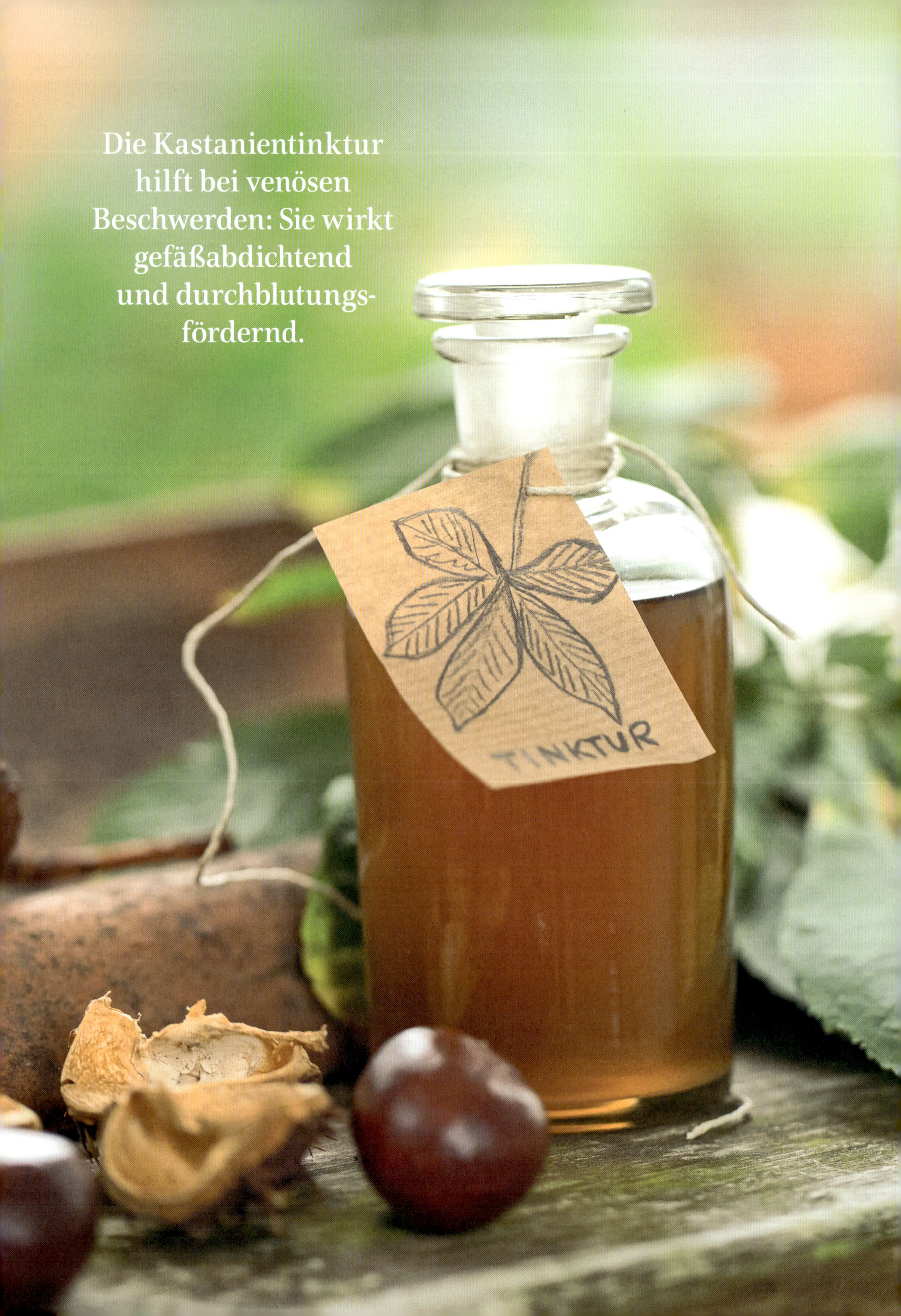

Die Kastanientinktur hilft bei venösen Beschwerden: Sie wirkt gefäßabdichtend und durchblutungsfördernd.

Die Rezepte

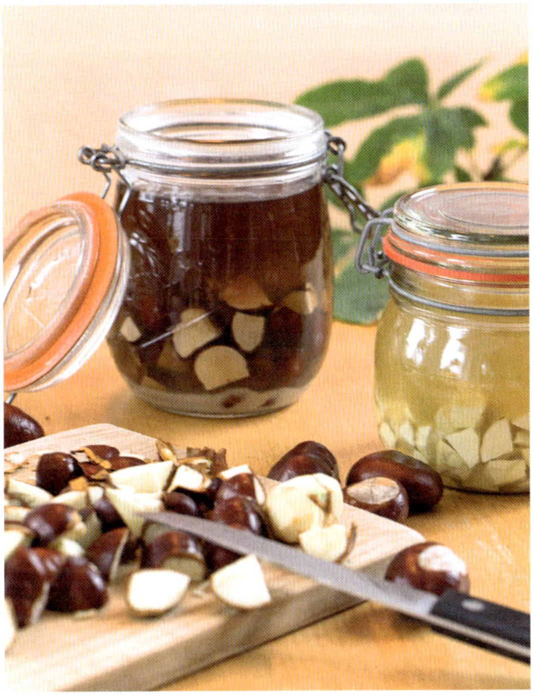

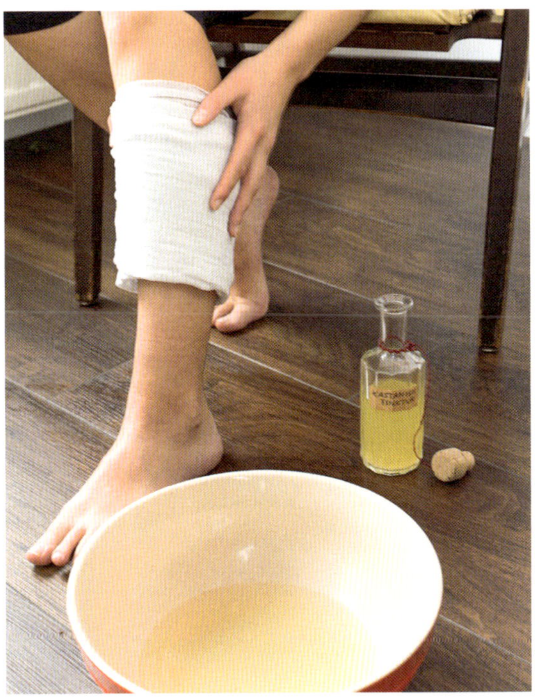

Kastanientinktur

Die Kastanientinktur wird für äußerliche Anwendungen eingesetzt. Sie ist auch Bestandteil des Venenbalsams (siehe S. 48).

Herstellung

In einem 1-Liter-Glas zwei Handvoll geschnittene Kastanienstücke mit etwa 500 ml Korn oder Doppelkorn übergießen, sodass sie gut bedeckt sind. Hell und warm stellen und täglich schütteln. Im Laufe der Zeit setzt sich die enthaltene Stärke als Bodensatz ab. Nach 3 bis 4 Wochen die Kastanien abseihen. Ein feines Sieb mit einem Baumwolltuch auslegen und die Tinktur noch mal abseihen. Die Tinktur ist 1 Jahr haltbar.

Anwendung

Als **Einreibemittel** kann man den Auszug direkt verwenden, zur Unterstützung bei leichten Venenproblemen wie Krampfadern und Wassereinlagerungen. Die Beine zweimal täglich einreiben. Da Alkohol die Haut austrocknet, eventuell einige Tropfen Öl hinzufügen.

Für einen **Venenwickel** wird die Tinktur 1:5 mit Wasser verdünnt: 50 ml Tinktur in eine kleine Schüssel geben, dazu 250 ml warmes Wasser. Ein kleines Baumwolltuch (z.B. Stoffwindel) mit dem heilsamen Sud tränken und auswringen. Auf die schmerzende Stelle legen oder diese umwickeln. Als Zwischenlage ein größeres Baumwolltuch auflegen, dann mit einem Wollschal umwickeln. 15 bis 20 Minuten wirken lassen. 5 Tage 2-mal täglich durchführen, dann 5 Tage pausieren.

Hinweis: Für die Tinktur kann man die Kastanien geschält oder ungeschält verwenden. Aus geschälten Kastanien erhält man eine gelbliche Tinktur, ungeschälte färben sie braun.
Wer den Venenbalsam herstellen möchte, sollte sich die Mühe machen, die weiche Außenschale abzuziehen. Die helle Creme ist optisch ansprechender und auch hautfreundlicher.

Venenbalsam

Hilft bei schweren, müden Beinen, stärkt die Venen und verbessert den Blutfluss

Zutaten für etwa 250 ml Balsam
100 ml helle Kastanientinktur
14 g Bienenwachs (Apotheke)
50 g wasserfreies Lanolin (Wollwachs, Apotheke)
100 ml Olivenöl
nach Belieben ca. 25 Tropfen ätherisches Rosmarin- oder Wacholderbeeröl

Außerdem: 2 hitzebeständige Weckgläser (oder Bechergläser), Handrührgerät mit Knethaken, saubere Salbendöschen (Apotheke) oder Schraubgläschen

Herstellung
Ein Balsam bzw. eine Creme entsteht immer aus zwei Komponenten: der Wasser- und der Fettphase. Für den Venenbalsam die Kastanientinktur als Wasserphase in ein Weckglas geben. Die Fettphase entsteht im zweiten Glas aus Wachs, Öl und Lanolin (Bild 1+2). Wasser in zwei kleinen Töpfen oder in einem Bräter erhitzen. Die Gläser ins warme Wasserbad stellen. Die Fettphase vorsichtig schmelzen lassen, das passiert bei 60 bis 70 Grad. Dabei umrühren, um die Zutaten gut zu verbinden (3). Die Töpfe vom Herd nehmen. Knethaken im heißen Wasser desinfizieren. Nun die handwarme Tinktur esslöffelweise in die Fettphase geben und mit dem Handrührer auf niedriger Stufe rühren (4). Immer gut mischen, bevor die nächste Portion hinzukommt. Wenn alles eingerührt ist, noch 5 bis 10 Minuten weiterrühren. Die Creme soll handwarm und noch fließfähig sein. Das Glas eventuell noch mal ins Wasserbad stellen. Jetzt können durchblutungsfördernde ätherische Öle eingerührt werden. Dann die Creme in kleinen Portionen in saubere Döschen oder Gläser abfüllen (5). Diese bis zum völligen Erkalten mit Küchenpapier abdecken. Zuschrauben und beschriften. Im Kühlschrank hält sich die Creme etwa 6 bis 9 Monate.

Anwendung
Bei Beschwerden die Beine 2-mal täglich sanft und gleichmäßig von den Füßen zum Körper hin mit dem Balsam einreiben, anschließend am besten die Beine hochlegen.

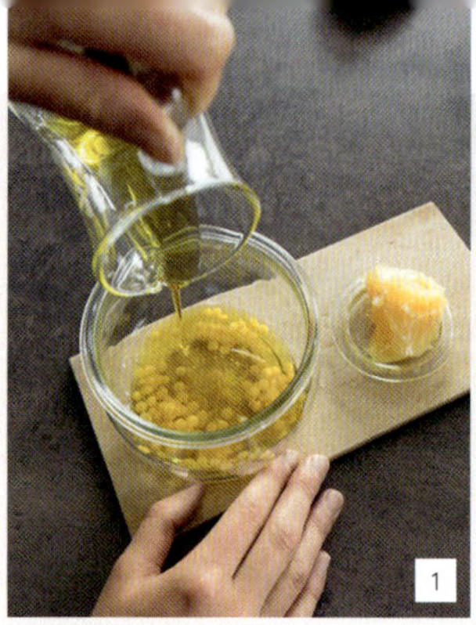

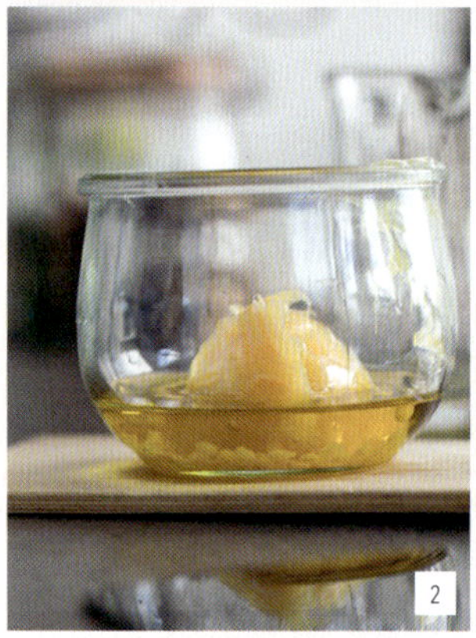

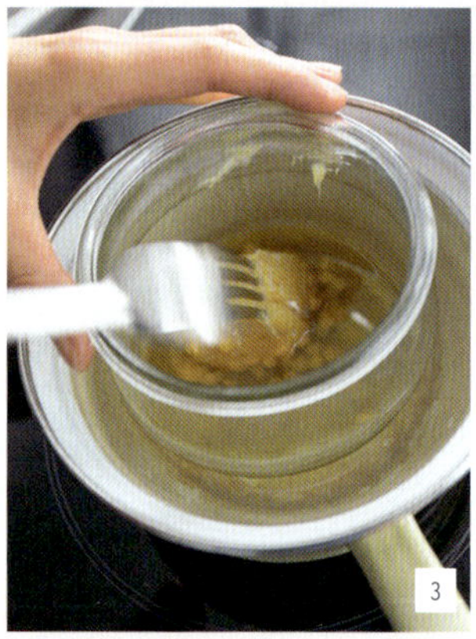

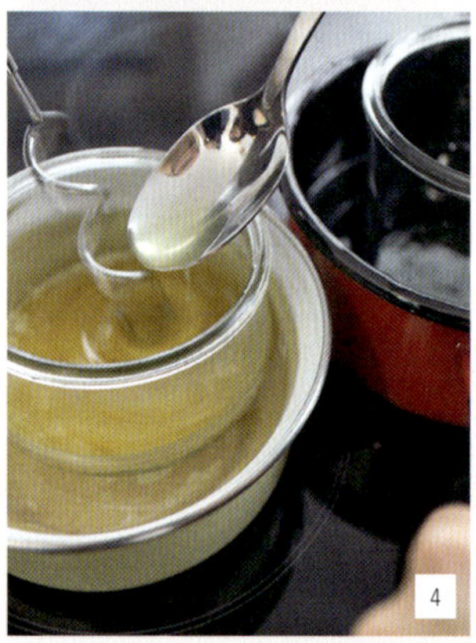

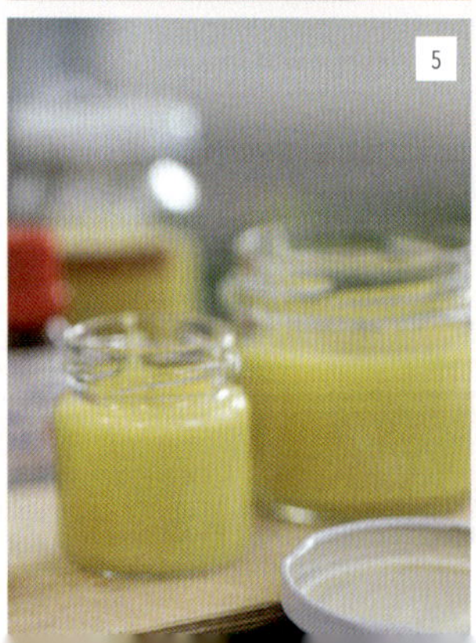

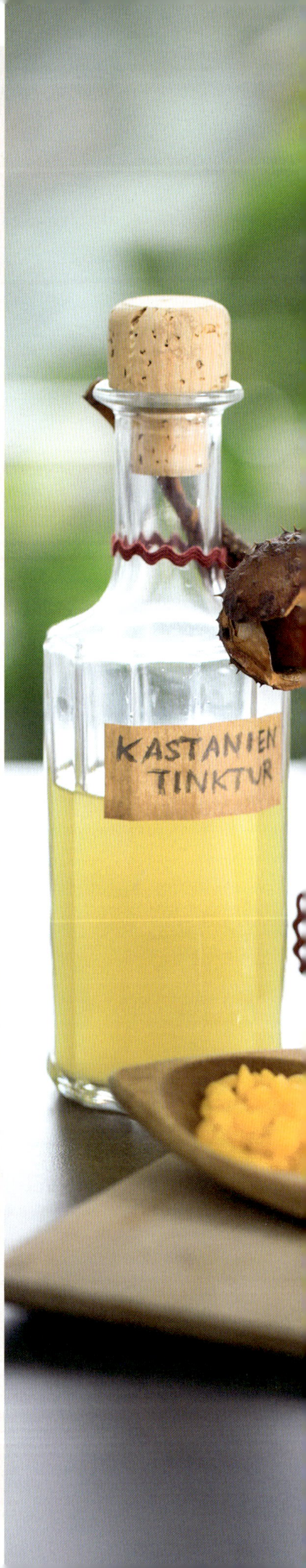

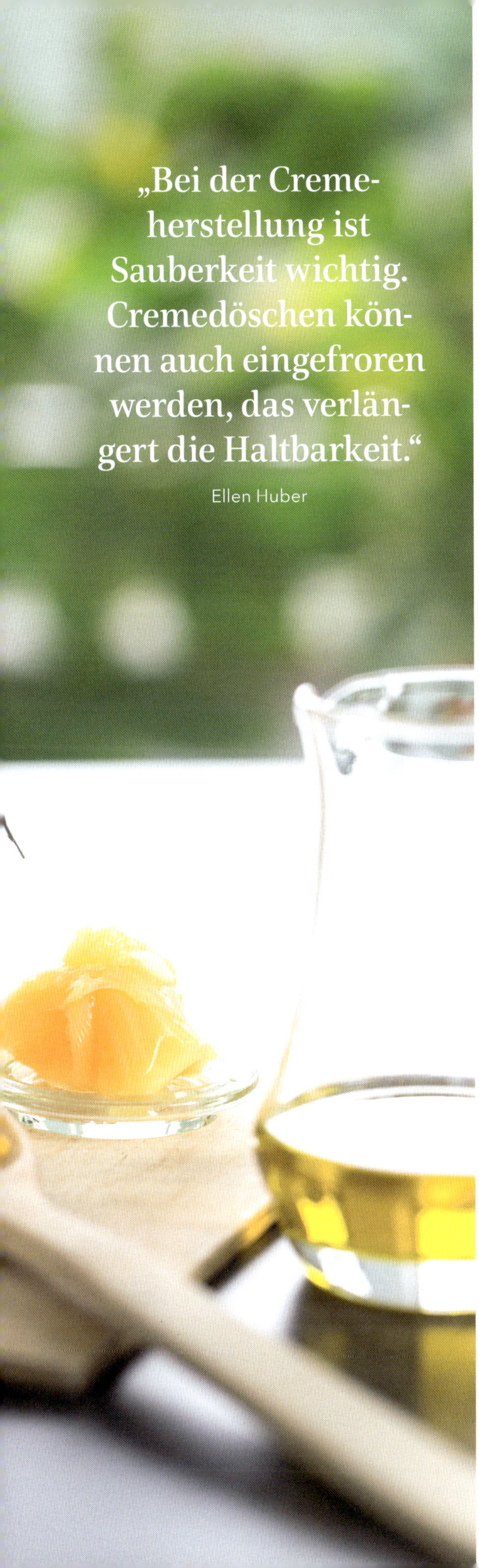

„Bei der Cremeherstellung ist Sauberkeit wichtig. Cremedöschen können auch eingefroren werden, das verlängert die Haltbarkeit."

Ellen Huber

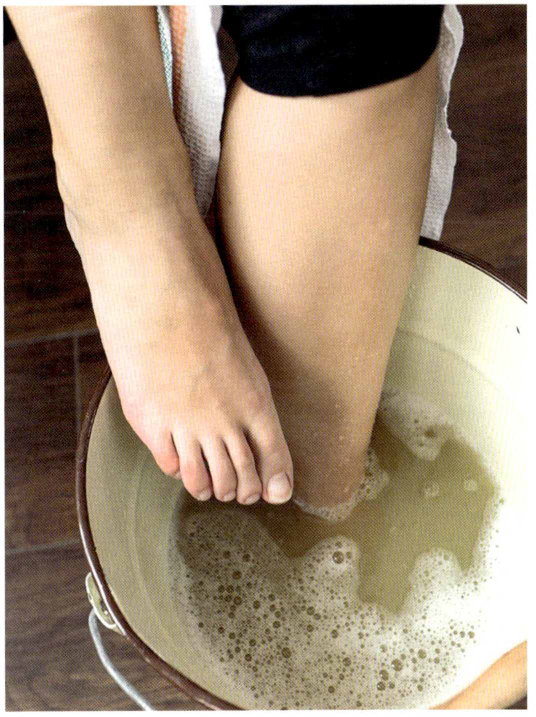

Fuß- oder Wannenbad

Bei Venenschwäche, schweren Beinen und geschwollenem Gewebe eine Wohltat

Herstellung

Etwa 1 kg ungeschälte, zerkleinerte Kastanien in einem Topf mit kaltem Wasser bedecken. Über Nacht einweichen. Kurz aufkochen und etwa 20 Minuten köcheln lassen. Abseihen.

Anwendung

Für ein **Vollbad** den ganzen Sud dem bis zu 38 Grad warmen Badewasser zugeben.

Für ein **Fußbad** oder **Unterschenkelbad** die Hälfte des heißen Suds mit kühlem Wasser verdünnen. Jeweils 15 bis 20 Minuten baden. Nach den Badeanwendungen sollte man 30 Minuten ruhen und die Beine hoch lagern. Die in den Kastaniensamen enthaltenen Seifenstoffe (Saponine) haben eine abschwellende und gewebeentwässernde Wirkung.

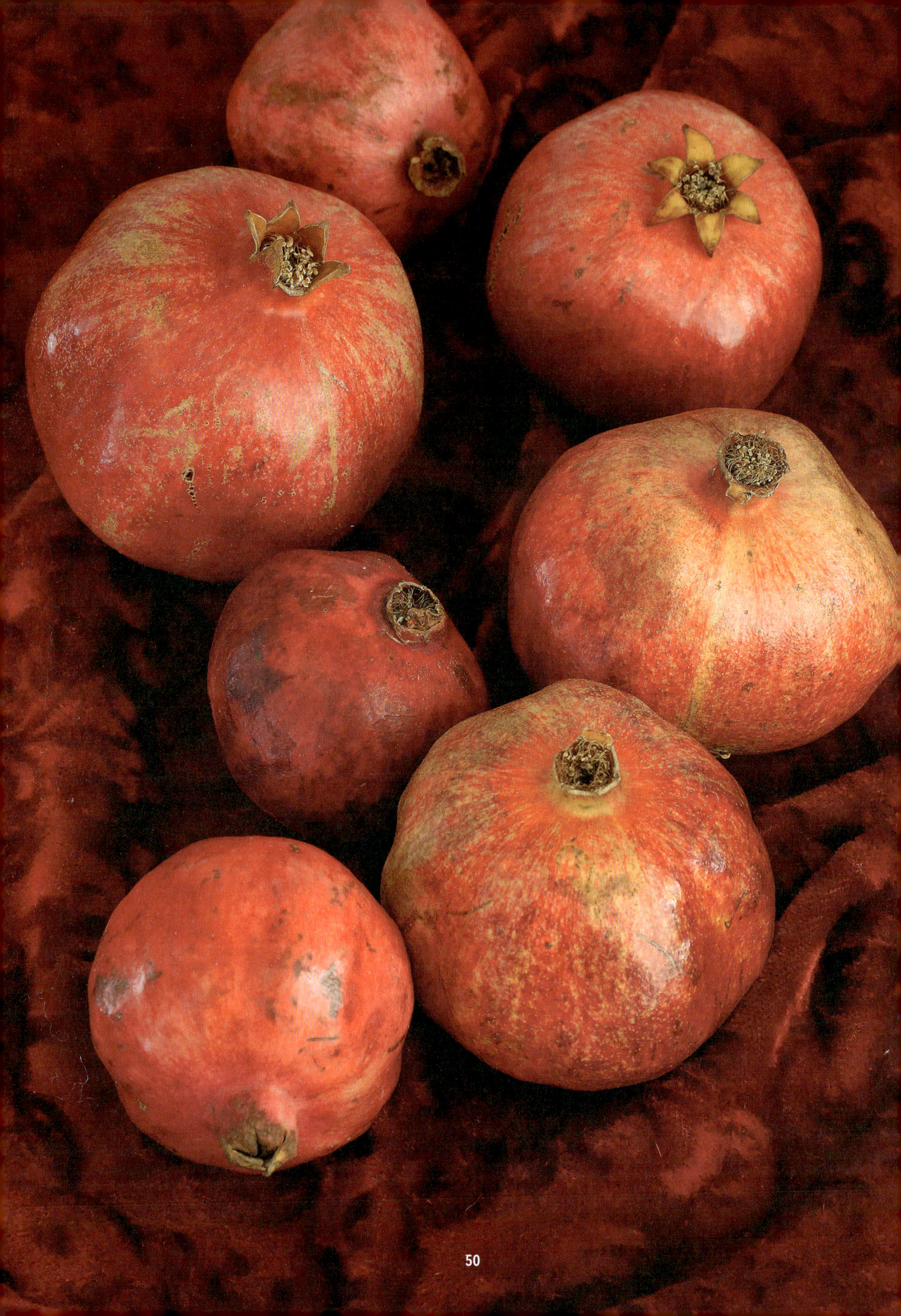

Granatapfel

Bereits seit der Antike gilt der Granatapfel als Sinnbild für Schönheit, Leben und Fruchtbarkeit.

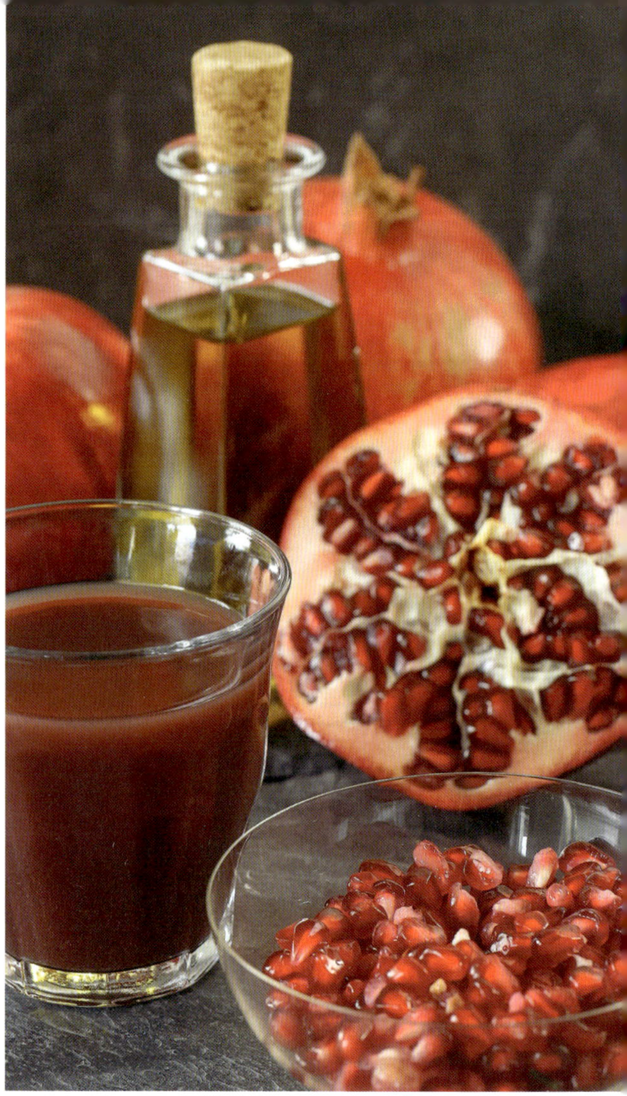

Der Granatapfel überrascht mit einem reichen Innenleben. Saft und Kerne wirken schützend, belebend und regenerierend.

Seit einigen Jahren findet man den Granatapfel bei uns regelmäßig in den Wintermonaten im Obstregal. In der Küche verfeinern seine roten Samen süße und herzhafte Speisen. Saft und Kerne wirken mit wertvollen Inhaltsstoffen wie Polyphenolen zellschützend. Das Öl aus seinen Kernen dient auch der Hautpflege.

DER APFEL DER APHRODITE

Der Granatapfel gilt als „Götterfrucht". Um ihn ranken sich Mythen und Legenden. Bereits in der griechischen Mythologie soll Paris, ein Sohn des Königs von Troja, der Göttin Aphrodite einen Granatapfel überreicht haben. So entschied er, wer die Schönste der drei Göttinnen Aphrodite, Athene und Hera sei.
Als „Paradiesapfel" symbolisiert der Granatapfel Leben, Fruchtbarkeit und Schönheit. Vermutlich handelte es sich beim „Baum der Erkenntnis" in der Schöpfungsgeschichte um einen Granatapfel. In der Bibel und auf christlichen Gemälden taucht er immer wieder als Sinnbild für die Gemeinschaft der Kirche und die Fruchtbarkeit Marias auf.

NAMHAFTE GESCHICHTE

Der wissenschaftliche Name *Punica granatum* leitet sich von den Puniern ab. Als Punier bezeichneten die Römer vor 2000 Jahren die Phönizier Nordafrikas, bei denen sie die Frucht kennenlernten. Das lateinische *granatus* für kernreich bezieht sich auf die zahlreichen Samen.
Der Edelstein Granat erhielt seinen Namen, da er ebenso dunkelrot funkelt wie die Granatapfelsamen. Die Frucht ist auch im Wappen der spanischen Stadt Granada zu sehen, da in der Region schon seit Langem Granatäpfel angebaut werden.

SCHMACKHAFTES OBST

Mit dem Apfel ist der Granatapfel botanisch nicht verwandt. Auch seine zahlreichen saftigen Samen unterscheiden ihn von unseren heimischen Früchten. Weltweit gibt es über 100 Granatapfelsorten, bei uns im Handel wird die Sorte jedoch nicht ausgewiesen. Verzehrt werden die Samen oder der daraus gepresste Saft. Eine mittelgroße Frucht ergibt etwa eine Tasse Samen oder eine halbe Tasse Saft.
Die säuerlichen Samen können in der Küche vielseitig verwendet werden: Um Rotkohl, Reis, Wild, Geflügel oder Lamm eine exotische Note zu verleihen, fügt man die Samen kurz vor Ende der Garzeit zu. Fruchtsalat oder Müsli können sie geschmacklich abrunden.

SIRUP UND ÖL

Der aus Granatapfelsaft und Zucker gekochte Sirup wird als Grenadine bezeichnet. Er färbt und aromatisiert Cocktails wie den Tequila Sunrise oder den Mai Tai. Das aus den Kernen kalt gepresste Granatapfelkernöl wird in der Küche als nussig schmeckendes Salatöl verwendet. In der Kosmetik wird Granatapfelkernöl zur Hautpflege eingesetzt. Beim Öl sollte man auf reine, hochwertige Produkte achten.

REICH AN POLYPHENOLEN

Die gesamte Frucht steckt voll gesunder Inhaltsstoffe: Schale und Samen zeichnen sich durch einen hohen Gehalt an verschiedenen Polyphenolen aus. Die Samen sind vor allem reich an Ellagsäure und wasserlöslichen Ellagitanninen wie Punicalagin, die zu den Polyphenolen gehören. Sie wirken antioxidativ, können also Zellen und Gewebe vor Schäden durch freie Radikale schützen. Solche Schäden fördern Krankheiten wie Arteriosklerose, Bluthochdruck, Fettstoffwechselstörungen und Diabetes. Granatapfelsamen weisen mehr antioxidative Polyphenole auf als die für reichlich Tannine bekannten dunklen Trauben. Die Schalen und die hellen Trennhäute enthalten 25 bis 28 Prozent Polyphenole, hauptsächlich die Gerbstoffe Ellagitannine. Gerbstoffe geben einen bitteren Geschmack und wirken auf Haut und Schleimhäute „zusammenziehend“: Sie verfestigen die oberen Gewebsschichten und können Entzündungen der Mund- oder Rachenschleimhaut, Halsschmerzen und leichten Durchfall lindern. Der Saft erhält seine dunkelrote Farbe durch Anthocyane wie Chrysanthemin und Myrtillin. Sein Vitamin-C-Gehalt ist jedoch geringer als oft angenommen: Er beträgt nur etwa ein Zehntel des Gehalts von Orangen oder Zitronen. Rund 1,5 Liter Granatapfelsaft wären nötig, um den empfohlenen Tagesbedarf zu decken.

HAUTPFLEGENDES KERNÖL

Granatapfelkerne bestehen zu 12 bis 20 Prozent aus fettem Öl. Dessen vorherrschende Fettsäure ist die Punicinsäure, eine seltene Omega-5-Fettsäure, die hautregenerierend wirkt. Granatapfelkernöl eignet sich als Pflegeöl für reife Haut, da es die Neubildung von Zellen fördert, Falten reduziert sowie die Haut straffen und ihre Elastizität bewahren kann. Um 500 Milliliter Öl zu gewinnen, benötigt man Kerne von etwa 100 Kilogramm Granatäpfeln.

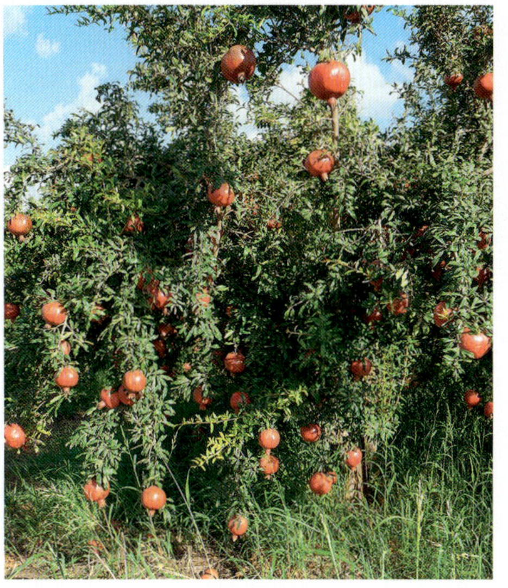

Kleiner Baum

Der Granatapfel *Punica granatum* ist ein kleiner Baum oder Strauch von 1,5 bis 5 Meter Höhe. Er gehört zur Familie der Weiderichgewächse *Lythraceae*. Ursprünglich stammt er aus Asien. Als Obstgehölz wird er heute dort und im Mittelmeerraum, im Nahen Osten, in Südafrika, den USA und Südamerika kultiviert.

Stolzes Alter

Der Baum kann etwa 200 Jahre alt werden. An seinen zuweilen bedornten Ästen trägt er sommergrüne Blätter. Die zarten Kronblätter der Blüten sind meistens rot, bei manchen Sorten auch weiß oder zweifarbig. Auf der Nordhalbkugel werden Granatäpfel von September bis Februar geerntet, auf der Südhalbkugel von März bis Mai. Die Früchte reifen nach der Ernte nicht nach und sollten kühl aufbewahrt werden.

Trockenbeere

Der Granatapfel ist eine sogenannte Trockenbeere. Im Unterschied zu echten Beeren wie Johannisbeeren trocknet die gesamte Fruchtwand bei der Reifung ein. So entsteht die feste, lederartige, aber nicht verholzende Schale, je nach Sorte grüngelb bis tiefrot oder rotbraun gefärbt. Die Frucht ist von Kelchzipfeln und Staubblätterresten gekrönt. Innen sieht man helle Fruchtwände mit mehreren Kammern, darin 200 bis 400 Samen. Diese haben ein saftiges Fleisch und einen harten Kern. Wenn die Früchte reif sind, platzen sie am Baum auf und setzen die Samen frei.

Die Rezepte

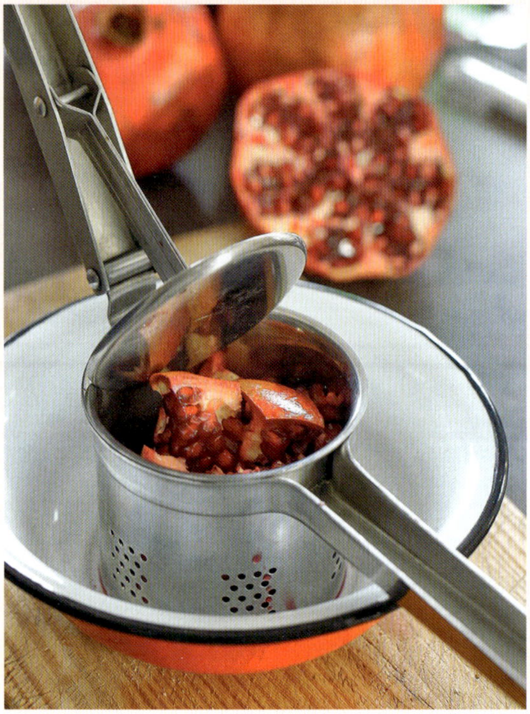

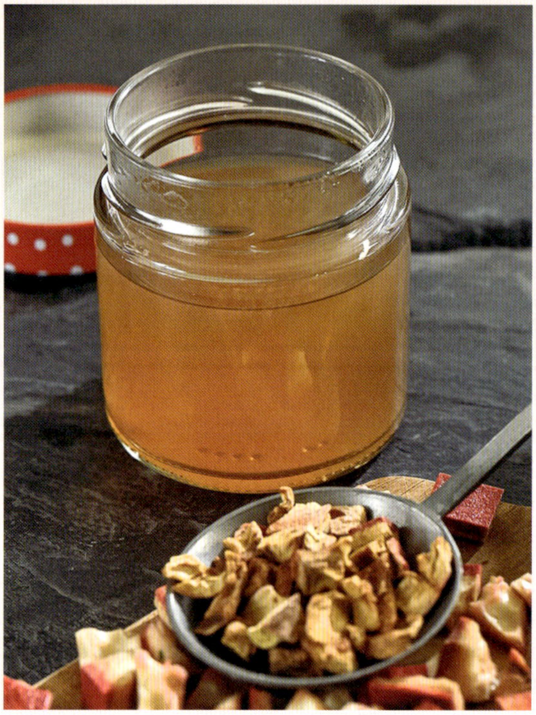

Granatapfeltrunk

Schon jahrhundertelang wird Granatapfel bei Durchfall eingesetzt.

Herstellung
Einen Granatapfel heiß abwaschen, die „Krone" abschneiden. Die ganze, ungeschälte Frucht in Stücke schneiden. Mit einer Saft- oder Kartoffelpresse auspressen. Die Fruchtstücke können auch in einen Gefrierbeutel gefüllt und durch Kneten ausgepresst werden. Eine Ecke der Tüte abschneiden und den Saft auffangen. Durch die Gerbstoffe aus der Schale schmeckt der Trunk etwas herber als der Saft.

Anwendung
Bei leichtem Durchfall oder Halsschmerzen 2-mal täglich frisch herstellen und sofort trinken.

Abkochung der Schalen

Der Aufguss aus den Schalen hilft bei Aphten und Rachenentzündungen.

Herstellung
Einen Granatapfel heiß abwaschen, die „Krone" abschneiden. Entkernen. 2 EL zerkleinerte frische (oder 1 EL getrocknete) Schalen in einen Topf mit etwa 200 ml Wasser geben. 10 Minuten zugedeckt köcheln lassen. Abseihen und abkühlen lassen. In einem Schraubglas im Kühlschrank 2 bis 3 Tage haltbar.

Anwendung
Bei Aphthen oder Entzündungen im Mundraum 3- bis 5-mal täglich mit 1 bis 3 EL spülen. Bei Halsschmerzen 3-mal täglich gurgeln. Die Flüssigkeit jeweils nicht schlucken.

Wer Saft, Trunk oder Abkochung verwenden möchte, sollte dies mit seinem Arzt besprechen. Mit einigen Medikamenten, z. B. Blutgerinnungshemmern, gibt es Wechselwirkungen. Gerbstoffe können die Aufnahme von Medikamenten stören, deshalb den Trunk 2 bis 3 Stunden versetzt einnehmen. Manche Menschen reagieren auf Gerbstoffe mit Magenbeschwerden.

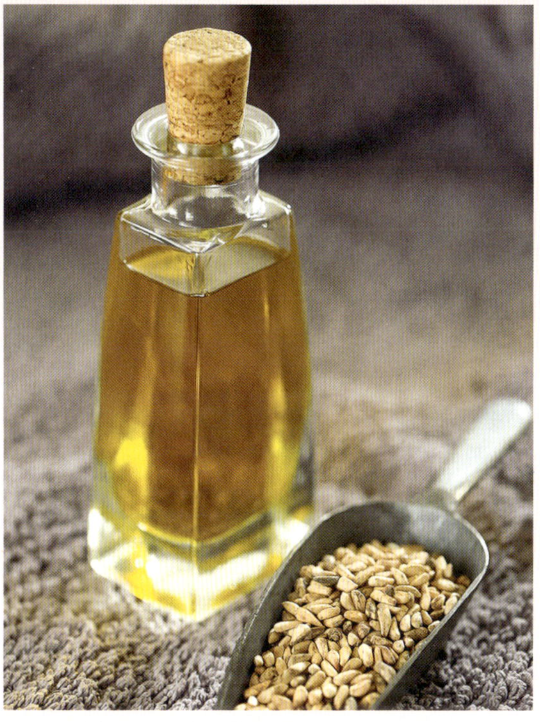

Granatapfelkern-Pflegeöl

Fördert die Zellregeneration der Haut und wirkt sich positiv auf die Elastizität aus

Herstellung
Getrocknete Kerne in einer Kaffeemühle mahlen oder im Mörser zerstoßen. Abwiegen. 1 Teil Kernmasse mit 5 Teilen Öl, z.B. Jojoba-, Mandel-, Oliven- oder Traubenkernöl - für reifere Haut auch Arganöl - in ein Schraubglas geben. 2 bis 4 Wochen bei Raumtemperatur dunkel gestellt ziehen lassen. Gelegentlich schütteln. Erst durch ein Teesieb, dann durch einen Papier-Teefilter abfiltern. Das Öl gut verschlossen, kühl und dunkel aufbewahren, eventuell in kleineren Portionen im Kühlschrank.

Anwendung
Das Öl zur Hautpflege verwenden, vor allem bei trockener, alternder oder stark beanspruchter Haut. In der Schwangerschaft hilft es dabei, Dehnungsstreifen vorzubeugen. Bei leichten Verbrennungen oder Sonnenbrand auf die betroffenen Stellen aufgetragen verschafft es Linderung.

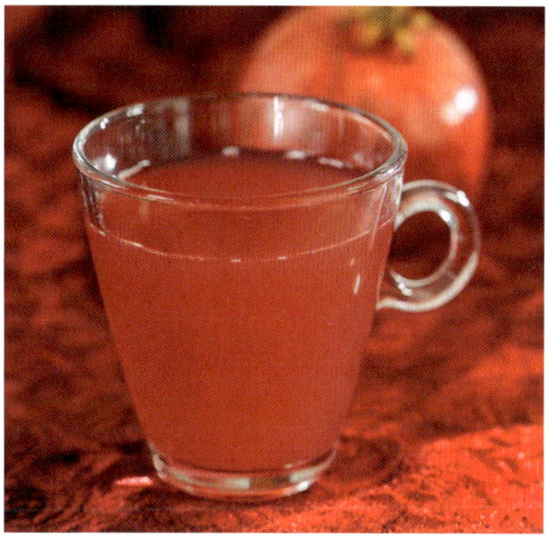

Granatapfelsaft

Die Frucht quer halbieren und mit einer Saftpresse auspressen. Alternativ kann man die Samen mit einem Löffel in einem Gefäß zerdrücken. Den Saft durch ein feines Sieb abseihen. So hergestellt schmeckt er milder. Im Verhältnis 1:1 mit Zucker gekocht entsteht Grenadine.

Die Früchte verarbeiten

Kerne: Die beim Saftpressen zurückbleibenden Kerne in einem feinem Sieb unter fließendem Wasser waschen. Dabei kräftig bewegen, um die Häutchen zu lösen. Anschließend im Geschirrtuch abreiben. An der Heizung oder im Backofen bei maximal 50 Grad und leicht geöffneter Backofentür trocknen. Die Kerne für das Hautöl verwenden.

Samen: Den Granatapfel mit der Hand rollen, um die Samen zu lockern. Beim Durchschneiden werden viele Samen zerteilt und Saft tritt aus. Deshalb ritzt man stattdessen die dünne Schale rundherum leicht ein. Bei vorsichtigem Gegeneinanderverdrehen erhält man zwei Hälften mit intakten Samen. Die Samen lassen sich herausschütteln. Hilfreich ist es, kräftig mit einem Löffel auf die Schale zu klopfen. Um Spritzen zu verhindern, kann man die Frucht auch in einer mit Wasser gefüllten Schüssel zerteilen. Die Samen sinken ab und die weißen Trennhäute lassen sich abfischen.

Schale: Die Schale in Stücke schneiden und an der Heizung oder im Backofen trocknen.

Vorsicht, vor allem bei hellen Textilien: Granatapfelsaft färbt!

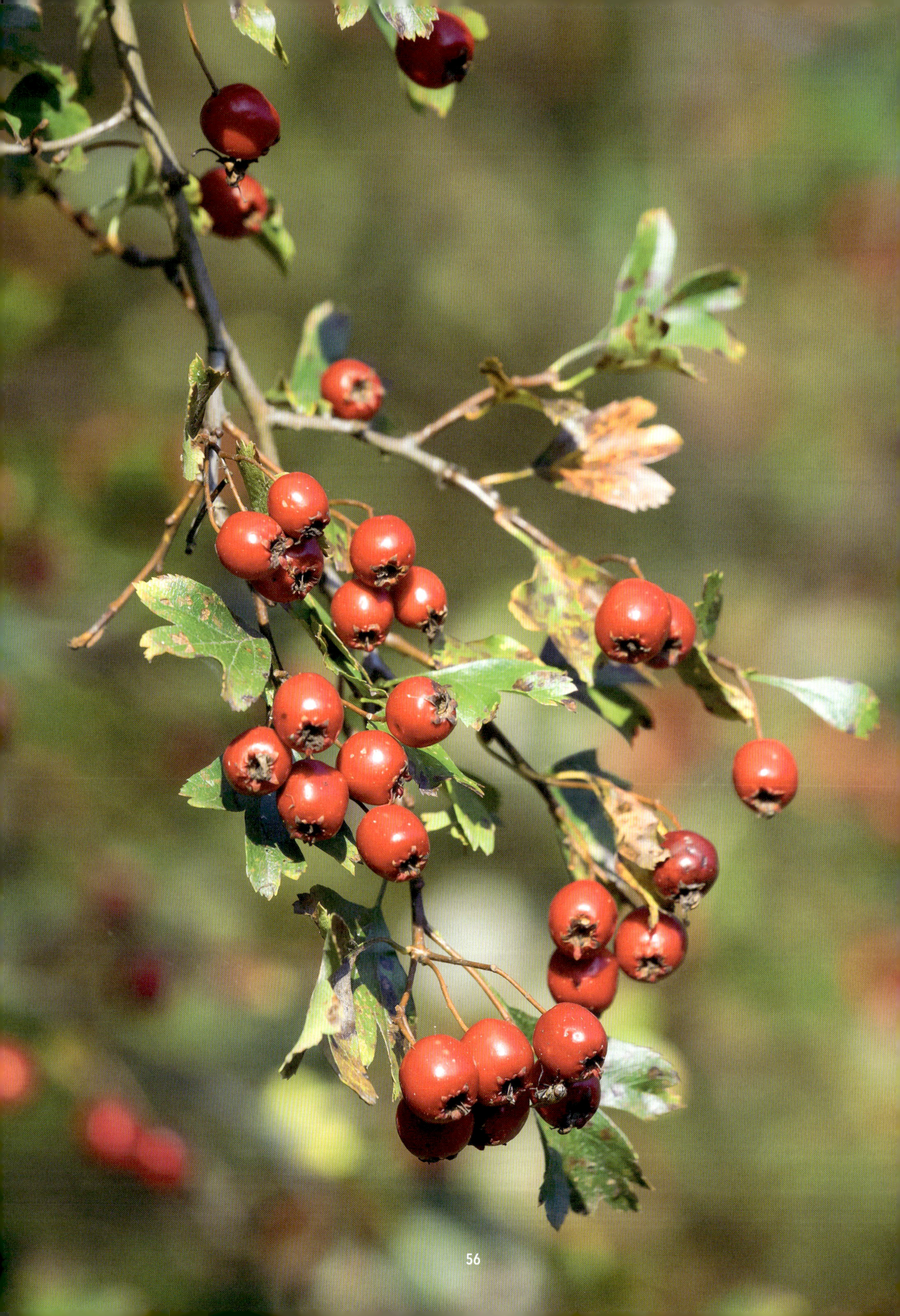

Weißdorn

Der Weißdorn ist die Heilpflanze fürs Herz. Seine Früchte erntet man ab September.

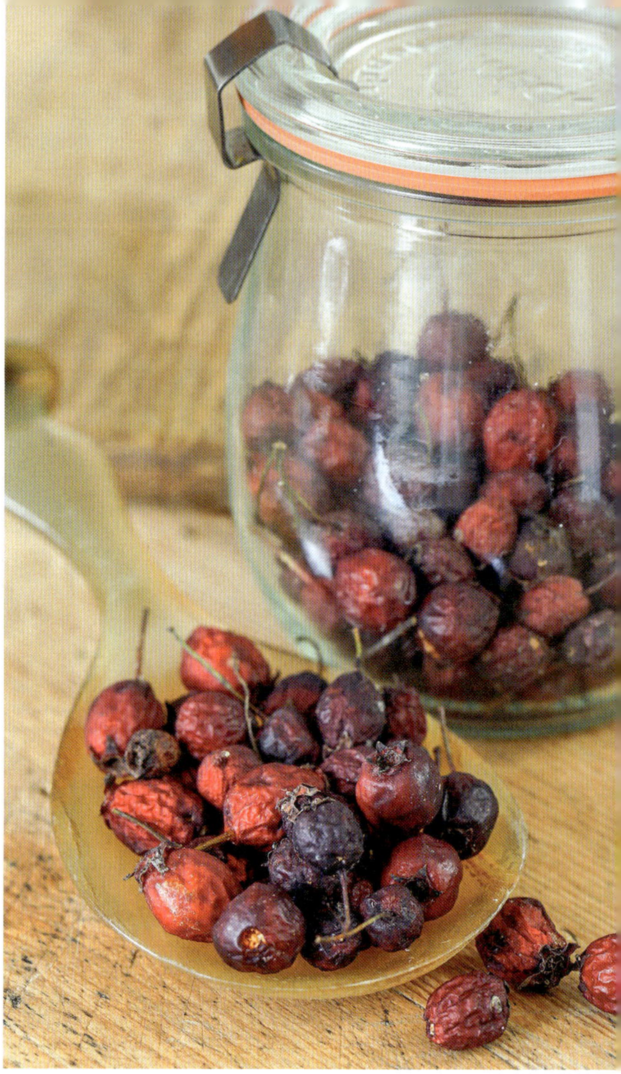

Für die gesundheitsfördernden Rezepte werden frische Weißdornfrüchte verwendet. Getrocknet dienen sie als Teevorrat für die kalte Jahreszeit.

Mit kleinen roten Früchten trägt der Weißdorn zum herbstlichen Bild der Natur bei. Den dornigen Baum oder Strauch findet man in lichten Wäldern und Gebüschen sowie am Wegesrand. Weißdornhecken begrenzen Felder und Wiesen, Gärten und Parks. Ihr reicher Fruchtbehang dient vielen Vögeln und Kleinsäugern in der kalten Jahreszeit als Nahrung.

GESCHMACKLICH HERB

Auch für den Menschen ist das Wildobst essbar. Wer möchte, probiert im Vorbeigehen direkt vom Strauch. Die kugeligen, gelbfleischigen Früchte haben jedoch große Kerne, ihr Geschmack ist herb, fade oder mehlig. Früher deshalb auch „Mehlbeere" genannt, verzehrte man sie nur in Notzeiten; getrocknet und gemahlen wurden sie dem Getreidemehl untergemengt. Weißdornfrüchte lassen sich zu Mus oder Saft verarbeiten. Für einen besseren Geschmack mischt man sie dazu mit anderem Obst oder Wildfrüchten wie Hagebutten.

MIT GERBSTOFFEN

Der griechische Arzt und Botaniker Dioskurides entdeckte schon vor 2000 Jahren, dass die Früchte des Weißdorns Durchfall lindern und desinfizierend wirken. Dafür sorgen die reichlich enthaltenen Gerbstoffe und Pektine, wie man heute weiß. Volksheilkundlich wurde Weißdorn bis ins späte Mittelalter bei Gicht und Blutungen eingesetzt.

FÜR DAS HERZ

Erst Ende des 19. Jahrhunderts erkannte man die Wirkung des Weißdorns auf das Herz. Sowohl in der Naturheilkunde als auch in der Schulmedizin gilt er heute als die wichtigste Heilpflanze für das Herz-Kreislauf-System und die Blutgefäße.
Zwei Inhaltsstoffe werden dafür als wesentlich angesehen: Flavonoide und oligomere Procyanidine (OPC). Flavonoide sind wasserlösliche Pflanzenfarbstoffe. Beim Weißdorn besteht das Flavonoidgemisch hauptsächlich aus Hyperosid, Rutin und Vitexin. Diese wirken zusammen mit den OPC entzündungshemmend, antioxidativ und gefäßabdichtend. Sie verbessern die Durchblutung, unter anderem der Herzkranzgefäße und des Herzmuskels.

BEEREN-KRÄFTE

Die Früchte des Weißdorns enthalten viele herzgesunde Substanzen: Mineralstoffe wie Kalzium, Phosphor und reichlich Kalium. Kalium wirkt Wasseransammlungen im Gewebe entgegen. Wie auch Kalzium trägt es zu einer harmonischen Muskelaktivität bei, was für das Herz wichtig ist. Vitamin C und viele Antioxidantien unterstützen wie die Flavonoide die körpereigenen Schutzmechanismen. In den Früchten sind etwas mehr OPC vorhanden, in den Blättern mit Blüten mehr Flavonoide.

BALDRIAN DES HERZENS

Weißdorn gilt als universelles Herzmittel. Bemerkenswert ist, dass er sich zur Vorbeugung und zur Behandlung verschiedener Herzbeschwerden bzw. -erkrankungen anbietet. So dient er als begleitende, sanfte Langzeittherapie bei nervösen Herzbeschwerden, leichten Rhythmusstörungen oder leichter Herzschwäche wie dem sogenannten „Altersherzen". Weißdorn kann Herzrasen und Kurzatmigkeit lindern und helfen, hohen Blutdruck, aber auch niedrigen zu regulieren. Er erhöht die Sauerstoffaufnahme des Herzens, wovon Ältere wie auch Ausdauersportler gleichermaßen profitieren.

WIRKSAME HEILMITTEL

Weißdornblätter mit Blüten gelten als besonders wirksam. Aus ihnen werden die meisten der zahlreichen Weißdorn-Fertigpräparate hergestellt. Um die Wirkung unserer selbst gemachten Rezepte zu verstärken, können getrocknete Weißdornblüten und -blätter zugegeben werden. Diese bekommt man, wie auch getrocknete Früchte, in Apotheken, Drogerien oder Kräuterläden. Aus den Früchten sind außerdem (Direkt-) Säfte, Mus und Herz-Kreislauf-Tonika erhältlich. Alle Weißdorn-Zubereitungen lassen sich bedenkenlos über längere Zeit einnehmen, bei guter Verträglichkeit und ohne Neben- oder Wechselwirkungen. Die Wirkung tritt zwar erst nach einigen Wochen ein, aber zuverlässig und nachhaltig. Bei bestehenden Herzbeschwerden sollte man Weißdorn jedoch erst nach Rücksprache mit dem Arzt anwenden.

Alle Weißdorn-Zubereitungen sind gut verträglich – ohne Neben- oder Wechselwirkungen.

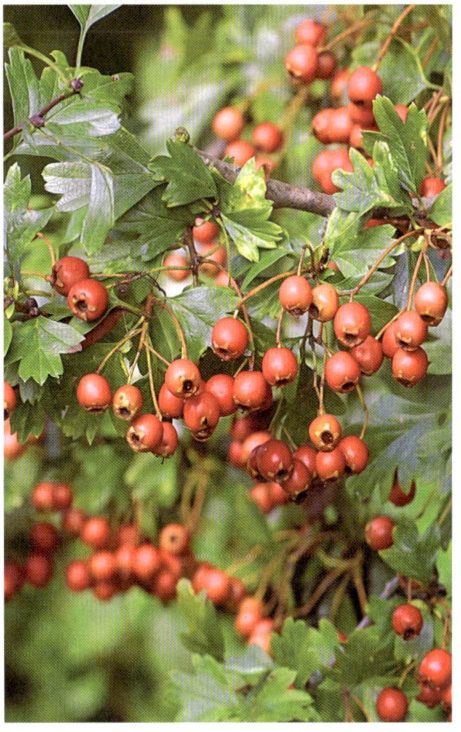

Ein Rosengewächs

Die Gattung Weißdorn *Crataegus* gehört zur Familie der Rosengewächse. Bei uns weit verbreitet sind der Eingriffelige Weißdorn *Crataegus monogyna* und der Zweigriffelige Weißdorn *Crataegus laevigata*.

Balgfrüchte

Wie der Apfel gehört der Weißdorn zum Kernobst. Er bildet sogenannte Balgfrüchte, die gemeinhin meistens Beeren genannt werden.

Beide Weißdornarten sind frisch oder getrocknet als Heilpflanzen verwendbar. Dafür erntet und trocknet man im Frühling die Blüten und Blätter. Die Früchte reifen ab September.

Die Rezepte

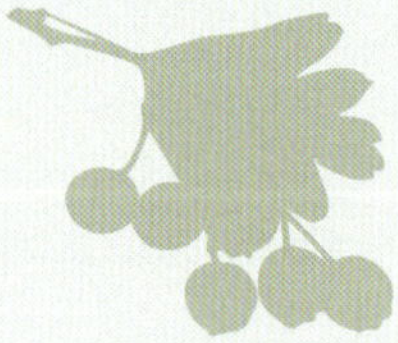

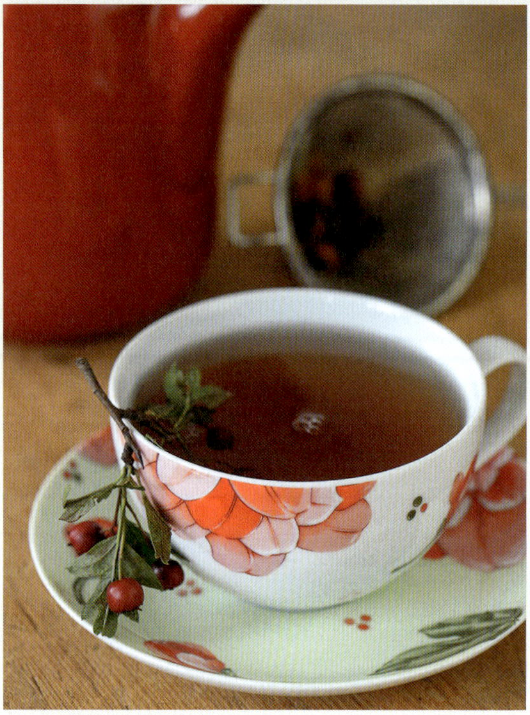

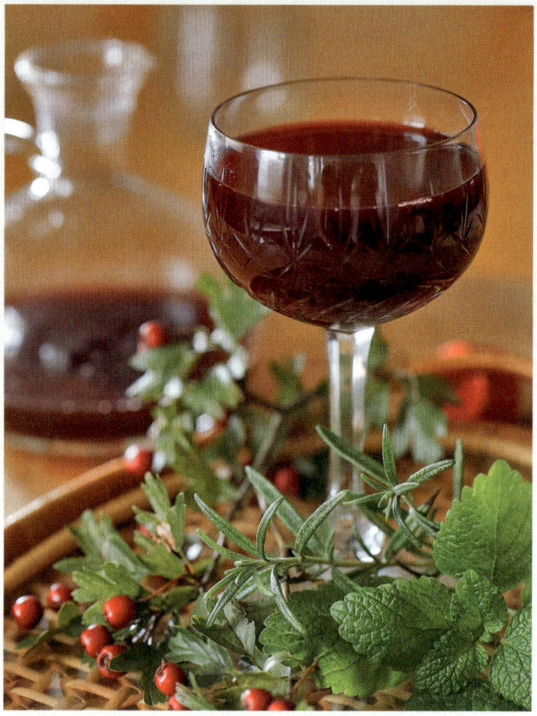

Weißdorn-Früchtetee

Unterstützt die Herz-Kreislauf-Funktion

Herstellung
Für 1 Tasse Tee 2 TL frische Weißdornfrüchte anquetschen. Oder 1 gehäuften TL getrocknete Früchte zerkleinern, z. B. im Mixer. Mit 250 ml kochendem Wasser übergießen, 5 bis 10 Minuten zugedeckt ziehen lassen. Abseihen.

Anwendung
Innerlich: Täglich 2 bis 3 Tassen trinken. Das unterstützt die Herz-Kreislauf-Funktion. Begleitend bei Durchfall.

Äußerlich: Aufgrund der Gerbstoffe hilft ein starker Tee auch zum Gurgeln und Mundspülen bei leichten Entzündungen im Mund-Rachen-Raum. Dazu den Tee zugedeckt 10 Minuten sanft köcheln lassen oder 3 TL getrocknete Früchte für 1 Tasse nehmen.

Herzwein

Bei leichten Herzbeschwerden kann eine Kur mit Herzwein unterstützen.

Herstellung
2 Handvoll frische Weißdornfrüchte waschen und anquetschen, z. B. mit einem Kartoffelstampfer. In ein Schraubglas füllen, 500 ml Rotwein zugeben. Das Glas verschlossen 3 bis 4 Wochen bei Zimmertemperatur stehen lassen. Regelmäßig schütteln. Durch ein feines Sieb filtern, in eine Flasche abfüllen. Der Wein ist etwa 1 Jahr haltbar.

Varianten:
- 3 EL Melisse zugeben. Melisse hilft bei nervösen Herzbeschwerden wie Herzrasen.
- 1 EL Rosmarin zugeben. Rosmarin verstärkt wie Weißdorn die Durchblutung der Herzkranzgefäße. Rosmarin nicht bei Bluthochdruck und nicht abends verwenden.

Anwendung
1- bis 2-mal täglich ein Likörglas (ca. 25 ml) nach den Mahlzeiten. Kurmäßig bis zu 6 Wochen, 2- bis 3-mal pro Jahr.

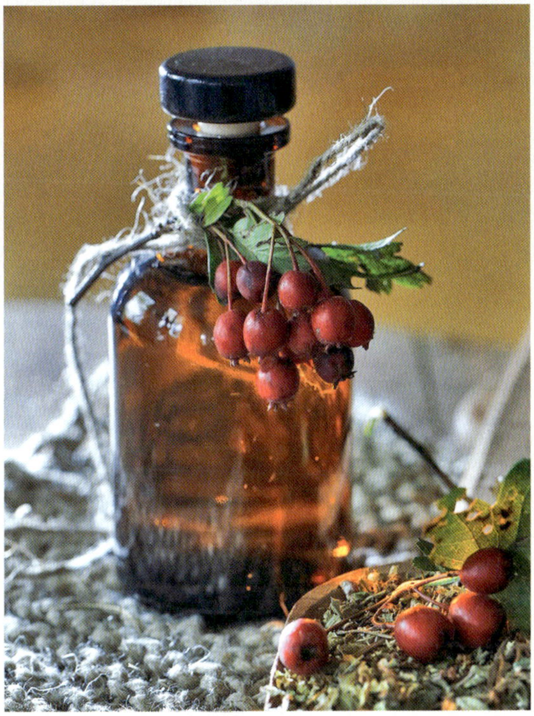

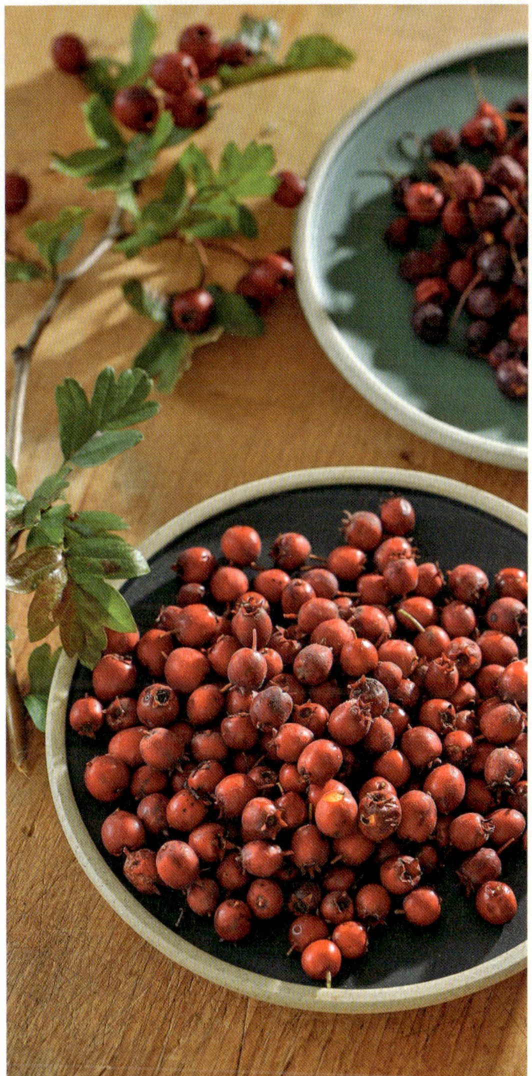

Weißdorntinktur

Stärkung für Herz und Kreislauf

Herstellung
2 Handvoll frische Weißdornfrüchte waschen und anquetschen, z. B. mit einem Kartoffelstampfer. In ein großes Schraubglas geben, dies sollte bis zu zwei Dritteln gefüllt sein. Mit 500 ml 38%igem Alkohol (z. B. Korn) bis obenhin auffüllen. Das Glas fest verschließen. Am besten täglich umrühren, da die Zutaten nach oben „schwimmen". 3 bis 4 Wochen bei Zimmertemperatur stehen lassen, dann gründlich abfiltern.
Die Tinktur ist etwa 3 Jahre haltbar.

Anwendung
3- bis 4-mal täglich 30 Tropfen in etwas Wasser vor oder zwischen den Mahlzeiten einnehmen.

Anwendung Tee, Wein und Tinktur

- Herz-Kreislauf-Beschwerden, u. a. in den Wechseljahren
- Herzschwäche
- nervöse Herzbeschwerden
- chronische Herzprobleme (begleitend)
- Alltagsstress und Schlafstörungen
- Vorbeugung des Altersherzens
- allgemein zur Kräftigung

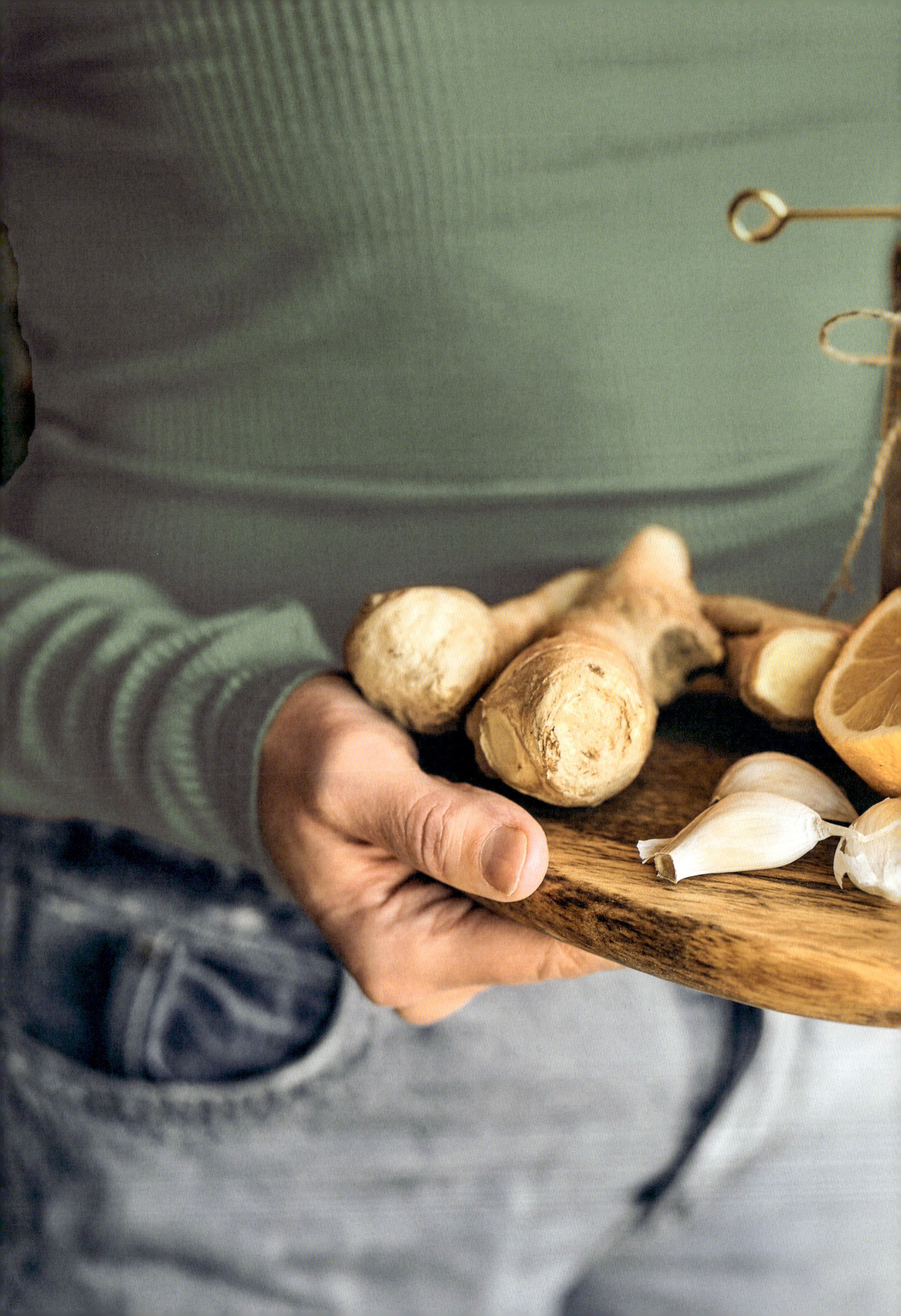

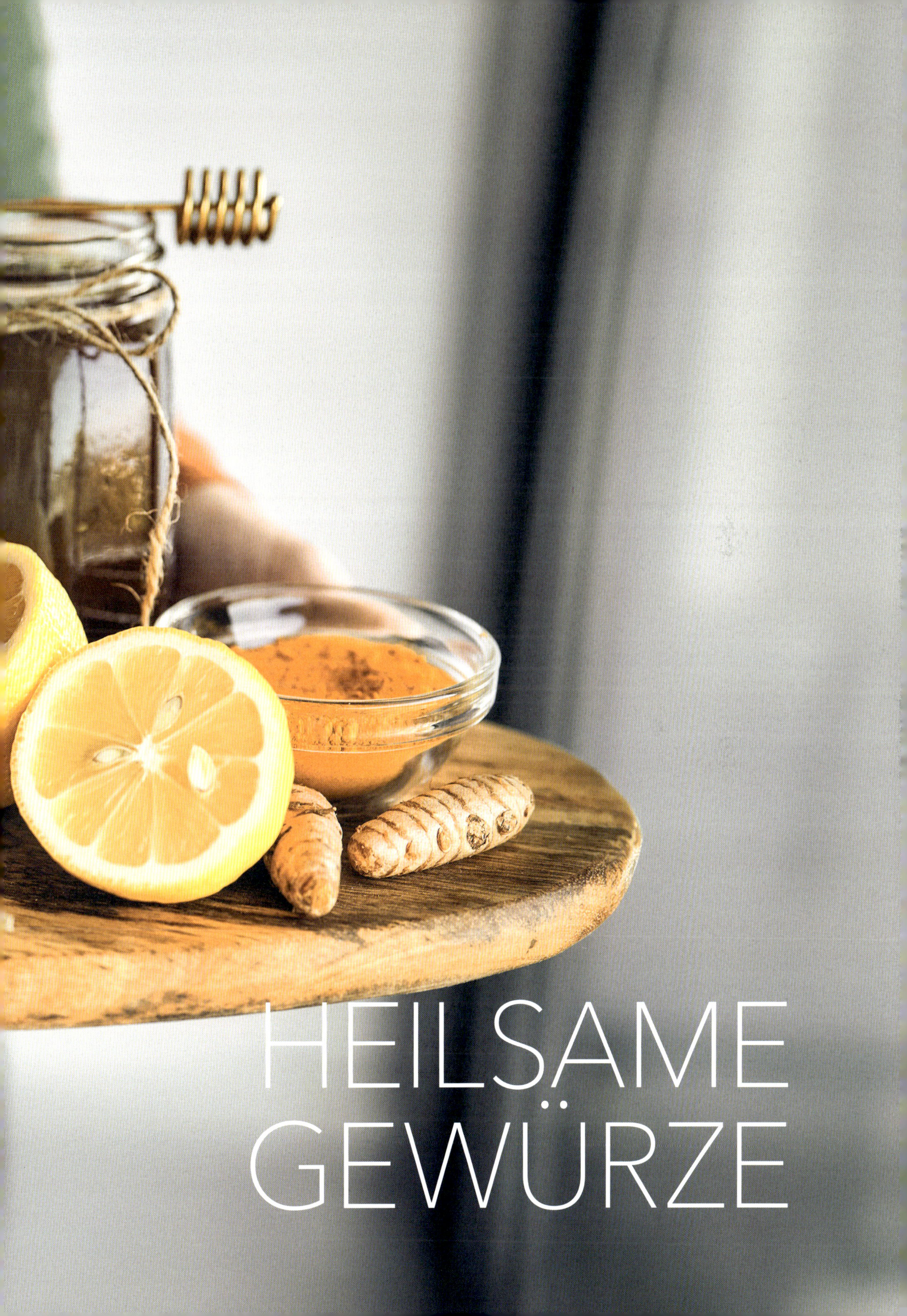

HEILSAME GEWÜRZE

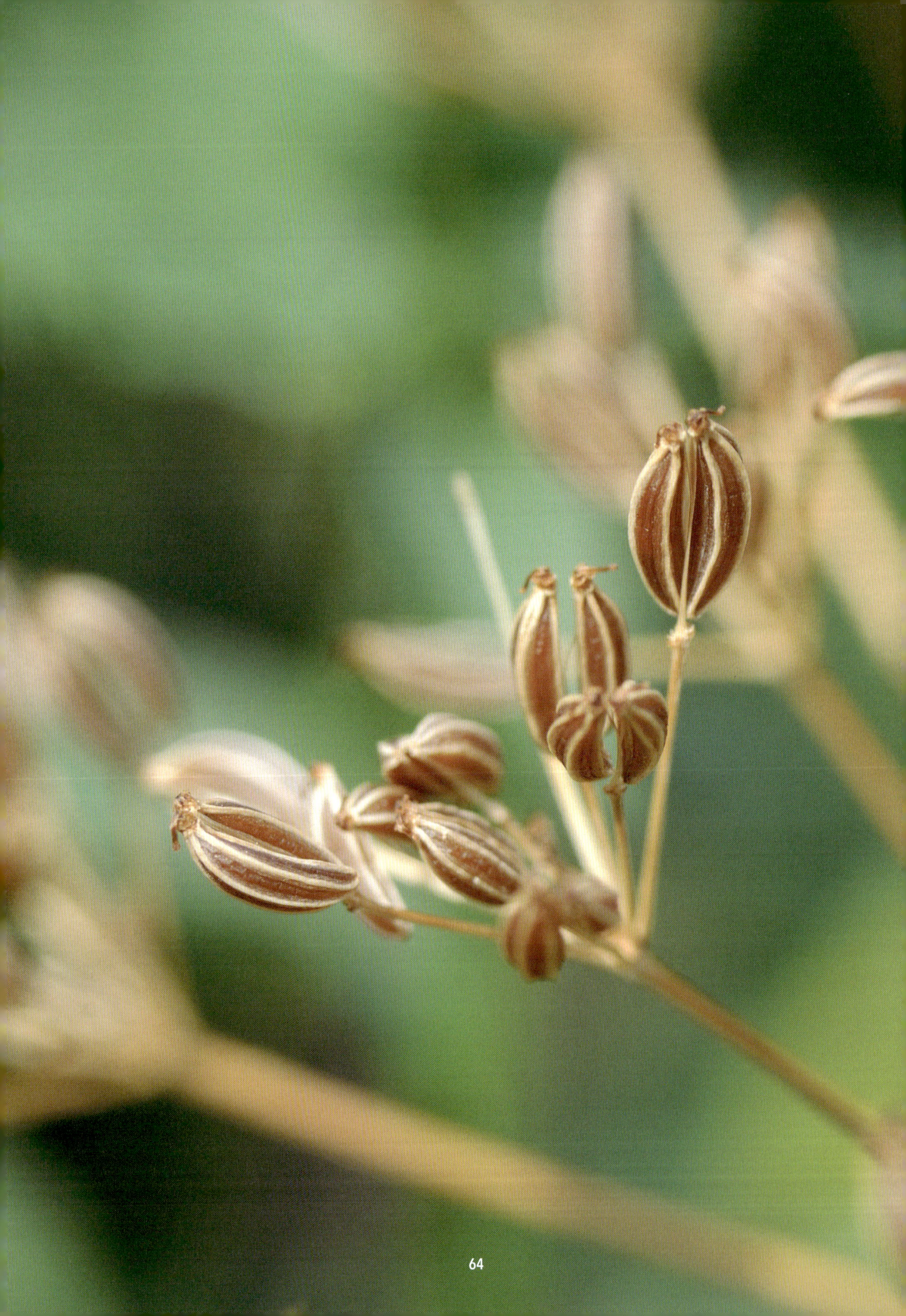

Fenchel

Als eine der am meisten verwendeten Heilpflanzen hat Fenchel einen festen Platz in vielen Hausapotheken.

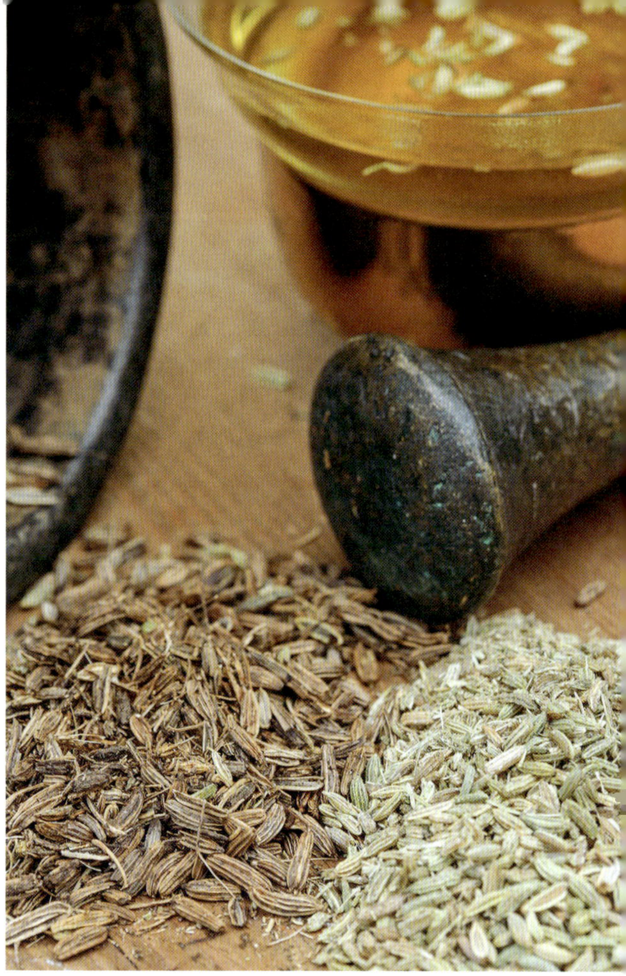

Arznei- und Gewürzfenchel lassen sich gut unterscheiden: Die Samen des Bitteren Fenchels sind größer, dunkler und bräunlich. Blassgrün bis grau sind die Früchte des Süßen Fenchels.

Als Kindertee ist uns Fenchel wohlvertraut. Die Samen für den Tee stammen nicht vom Gemüsefenchel, sondern vom Wilden Fenchel. Die Heilpflanze aus dem Mittelmeerraum wird auch Bitterfenchel genannt. Ihm ähnlich ist der Süßfenchel, der vor allem als Gewürz in der Küche und für Backwaren verwendet wird. Der Gewürzfenchel hat ebenfalls heilende Wirkungen.

ANBAU IM KRÄUTERGARTEN

Die Bedeutung des Fenchels für die Gesundheit erkannte schon Karl der Große (747–814). Er holte das Heilkraut in die Gärten der Klöster und Landgüter. In Südeuropa wächst Fenchel wild als Ruderalpflanze. Hierzulande gedeiht der wärmeliebende Fenchel besonders gut im Süden Deutschlands mit seinen sonnigen, trockenen Spätsommern. Aber auch in nördlichen Regionen kann man der dekorativen Staude einen sonnigen Platz im Kräutergarten anbieten.
Auf einem nährstoffreichen, möglichst kalkhaltigen Boden wächst der zwei- bis mehrjährige Fenchel rasch heran. Der Bittere Fenchel wird bis 1,20 Meter hoch. Der Süße Fenchel sieht diesem sehr ähnlich, er erreicht sogar eine Höhe von zwei Metern. Von Juli bis August trägt die Pflanze zahlreiche kleine, gelbe Blüten.

MINERALSTOFFE UND VITAMINE

Aus den frischen Blüten, den jungen Blättern und Stängeln kann ein Tee bereitet werden. Reichlich Mineralstoffe und Vitamine, vor allem Vitamin C, sind in allen Pflanzenteilen enthalten. Als essbare Dekoration verleihen sie Suppen und Salaten einen feinen Anisgeschmack. Ab dem zweiten Pflanzjahr reifen Früchte heran, die im September und Oktober geerntet werden.

HEILKRAFT AUS DEM ÖL

Die Samen des Süß- und des Bitterfenchels stecken voller ätherischer Öle: Das anisartige trans-Anethol als Hauptbestandteil und Fenchon machen beide Varietäten zu heilenden Pflanzen. Der Bitterfenchel enthält etwa doppelt so viel ätherisches Öl und wesentlich mehr bitter-würziges Fenchon als der Süßfenchel. Deshalb wird er für Arzneitees und Tinkturen verwendet. Auch der Bitterfenchel schmeckt süßer, als es sein Name vermuten lässt. Das ätherische Fenchelöl wirkt verdauungsfördernd, entkrampfend und entzündungshemmend. Es lindert Husten, löst festsitzenden Schleim und hemmt das Wachstum von Bakterien und Pilzen.

WIRKSAM ALS TEE ...

Fenchel entfaltet seine Wirkung besonders als Tee. Die Früchte werden zuvor im Mörser zerdrückt, dabei lösen sich die wertvollen Inhaltsstoffe aus den Drüsengängen der Schale. Fencheltee wird wegen seiner vielfältigen Wirkungen und seiner Süße oft mit anderen, weniger wohlschmeckenden Kräutern kombiniert. Bekannt ist auch die Teemischung Fenchel, Anis und Kümmel.

... UND ALS INHALATION

Bei Husten kann eine Inhalation lösend wirken: Dazu vier Esslöffel frisch angestoßene Samen in einem Liter heißem Wasser zehn Minuten ziehen lassen, abseihen und den Sud mit drei Litern warmem Wasser auffüllen. Bei Hautunreinheiten wirkt ein Aufguss als Gesichtsdampfbad reinigend.

FÜR MUTTER UND KIND

Fenchel regt die Milchbildung an und lindert Dreimonatskoliken und Blähungen von Babys. Fencheltee hat keine Nebenwirkungen. Babys und Kinder mögen den milden Fencheltee, bei ihnen sollte man auf eine dem Alter entsprechende Dosierung achten. Man gibt ihn ungesüßt allein oder als Zusatz im Brei oder in der Milchnahrung. Fenchel beruhigt das Baby und lässt es ruhig schlafen.
Bei Blähungen und Krämpfen wirkt auch eine sanfte Fenchelöl-Massage lindernd. Dazu 20 Tropfen ätherisches Fenchelöl (Apotheke) mit 100 Millilitern Mandelöl verrühren. 10 bis 15 Tropfen der Mischung zwischen den Händen anwärmen und mit kreisenden Bewegungen im Uhrzeigersinn um den Nabel einreiben.

„Fenchel ist für mich eine der wichtigsten Teezutaten zur Harmonisierung und Entkrampfung des Verdauungssystems."

Ellen Huber

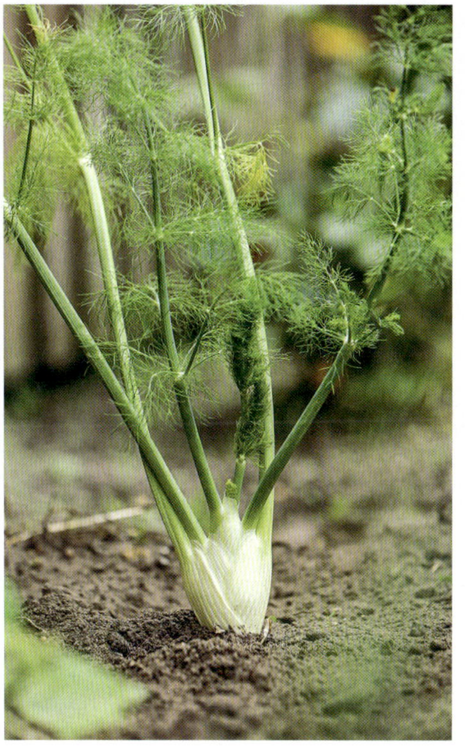

Bitterer, Süßer und Gemüsefenchel

Fenchel gehört wie Anis, Kümmel und Dill zur Familie der Doldengewächse. Seine Früchte werden im allgemeinen Sprachgebrauch Samen genannt. Botaniker und Apotheker verwenden die Bezeichnung Früchte.

Botaniker unterscheiden drei „Varietäten":

Der Gewöhnliche, Bittere oder Wilde Fenchel *Foeniculum vulgare ssp. vulgare var. vulgare* wird als Arzneifenchel für die Apothekerware angebaut. Seine Früchte schmecken bittersüß und leicht scharf.

Der Süße Fenchel *Foeniculum vulgare ssp. vulgare var. dulce*, auch Römischer Fenchel oder Gewürzfenchel, ist uns hauptsächlich als Gewürz und Bestandteil von Hustenbonbons bekannt. Auch er wird als Heilmittel genutzt.

Der Gemüse- oder Zwiebelfenchel *Foeniculum vulgare ssp. vulgare var. azoricum* hat ebenfalls positive Wirkungen auf die Gesundheit. Er bindet Fette im Magen und wirkt so verdauungsfördernd. Die oberirdisch wachsende weiß-grüne Zwiebel wird landläufig als Fenchelknolle bezeichnet.

Die Rezepte

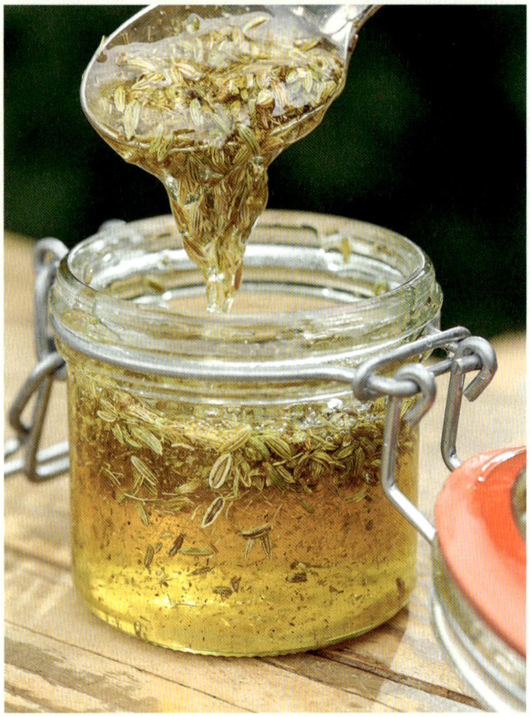

Hustenhonig

Fenchelhonig lindert Erkältungsbeschwerden.

Herstellung
2 bis 3 EL angestoßene Fenchelfrüchte in ein Schraubglas mit 500 g dünnflüssigem Imkerhonig geben. Fest verschlossen ziehen lassen, das Glas täglich 1-mal durchrühren. Nach 3 Wochen abseihen.

Anwendung
Bei Heiserkeit und Halsschmerzen 2- bis 3-mal täglich 1 TL Fenchelhonig langsam im Mund zergehen lassen. Oder 1 TL Honig in eine Tasse warmen Hustentee geben. Mit Honig gesüßter Fencheltee ist Balsam für die Atemwege. Bei festsitzendem Husten löst das ätherische Öl des Fenchels den Schleim.

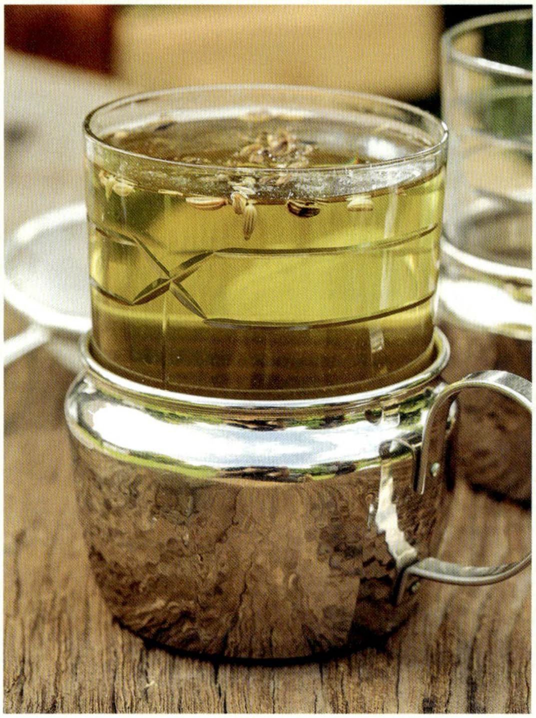

Fencheltee

Sanfte Hilfe bei Magendruck und Blähungen

Herstellung
1 TL frisch angestoßene Fenchelfrüchte mit 250 ml siedendem, aber nicht kochendem Wasser übergießen. 10 bis 15 Minuten zugedeckt ziehen lassen. Abseihen.

Anwendung
Mehrmals täglich zwischen den Mahlzeiten langsam 1 Tasse Tee trinken. Ungesüßter Fencheltee hilft bei Magen-Darm- und Verdauungsbeschwerden wie Blähungen, Völlegefühl, Übelkeit und Magendruck. Schlechten Atem vertreibt das regelmäßige Gurgeln mit lauwarmem Tee.

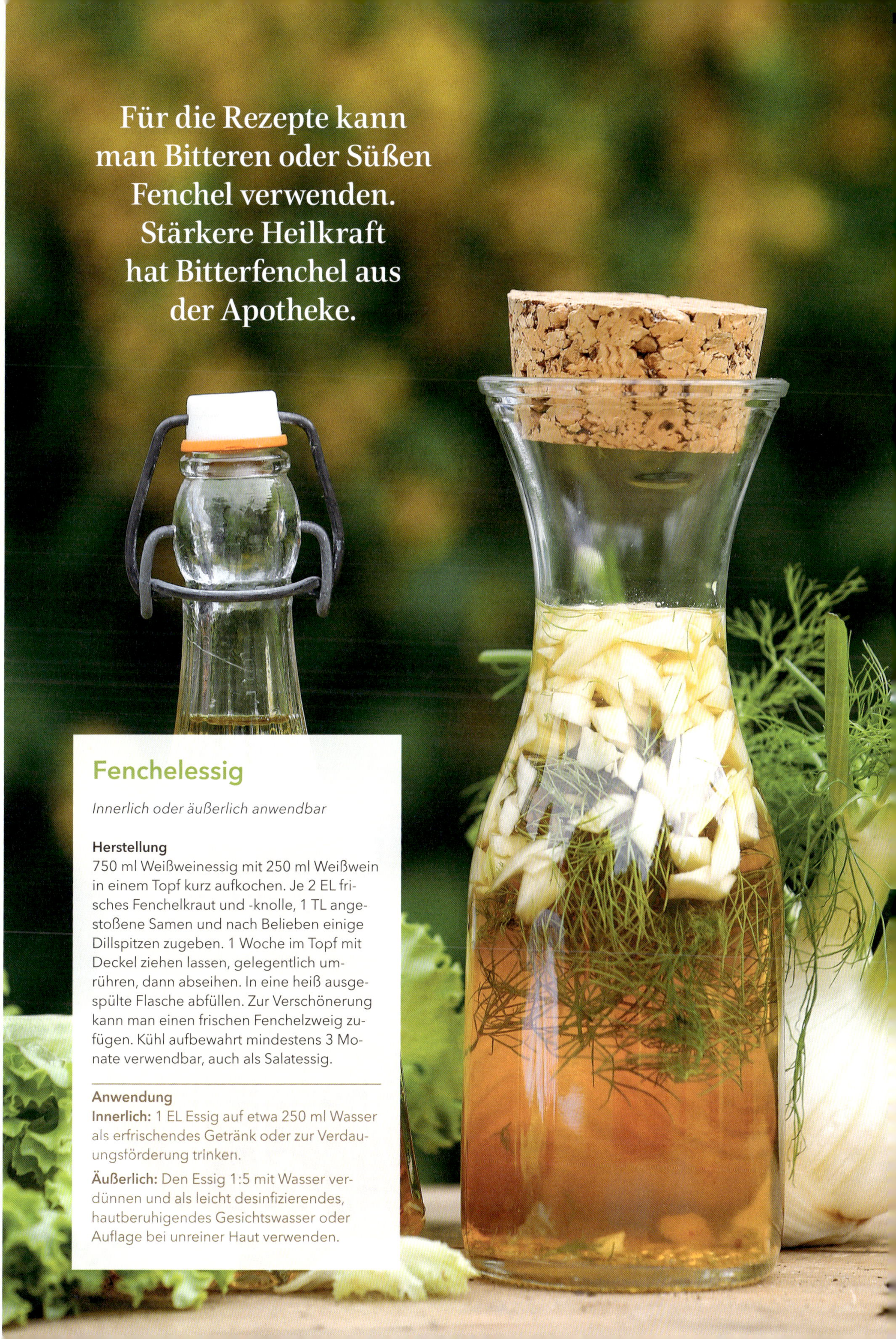

Für die Rezepte kann man Bitteren oder Süßen Fenchel verwenden. Stärkere Heilkraft hat Bitterfenchel aus der Apotheke.

Fenchelessig

Innerlich oder äußerlich anwendbar

Herstellung
750 ml Weißweinessig mit 250 ml Weißwein in einem Topf kurz aufkochen. Je 2 EL frisches Fenchelkraut und -knolle, 1 TL angestoßene Samen und nach Belieben einige Dillspitzen zugeben. 1 Woche im Topf mit Deckel ziehen lassen, gelegentlich umrühren, dann abseihen. In eine heiß ausgespülte Flasche abfüllen. Zur Verschönerung kann man einen frischen Fenchelzweig zufügen. Kühl aufbewahrt mindestens 3 Monate verwendbar, auch als Salatessig.

Anwendung
Innerlich: 1 EL Essig auf etwa 250 ml Wasser als erfrischendes Getränk oder zur Verdauungsförderung trinken.

Äußerlich: Den Essig 1:5 mit Wasser verdünnen und als leicht desinfizierendes, hautberuhigendes Gesichtswasser oder Auflage bei unreiner Haut verwenden.

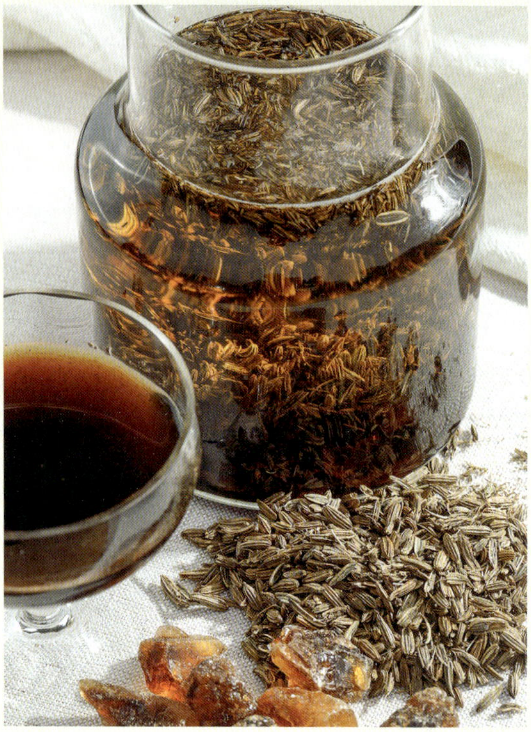

Fenchellikör

Beruhigende Wirkung auf den Magen-Darm-Trakt

Herstellung
4 bis 5 EL angestoßene Fenchelfrüchte und 100 g Kandiszucker in ein Schraubglas füllen. Mit 375 ml Doppelkorn übergießen. 2 Wochen stehen lassen. Bis der Kandis vollständig aufgelöst ist, täglich gut schütteln. Durch ein feines Sieb geben und in eine saubere Flasche oder Karaffe füllen. Weitere 3 Wochen an einem kühlen, dunklen Ort reifen lassen.

Anwendung
Nach einer fetthaltigen Mahlzeit, bei Verdauungsproblemen, Völlegefühl oder Blähungen ein Likörgläschen trinken.

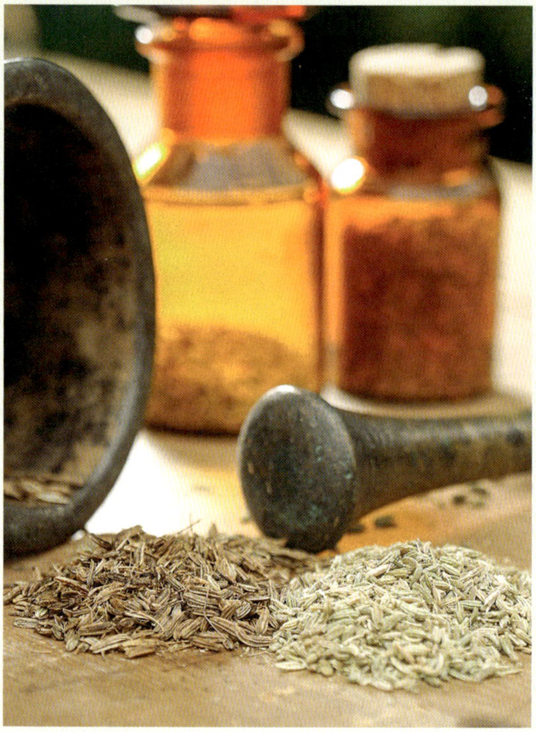

Fencheltinktur

Unterstützt bei Verdauungsbeschwerden und wirkt als Schleimlöser bei Husten

Herstellung
1 EL angestoßene Fenchelfrüchte in ein Schraubglas füllen und mit 100 ml Alkohol (50%ig, aus der Apotheke) übergießen. 3 Wochen stehen lassen, täglich gut schütteln. Abseihen und in Tropffläschchen abfüllen.

Anwendung
Die Tinktur ist lange haltbar und praktisch für unterwegs. Bei Husten oder Verdauungsproblemen 2- bis 3-mal täglich nach den Mahlzeiten 15 bis 20 Tropfen in Wasser oder (Fenchel-)Tee einnehmen.

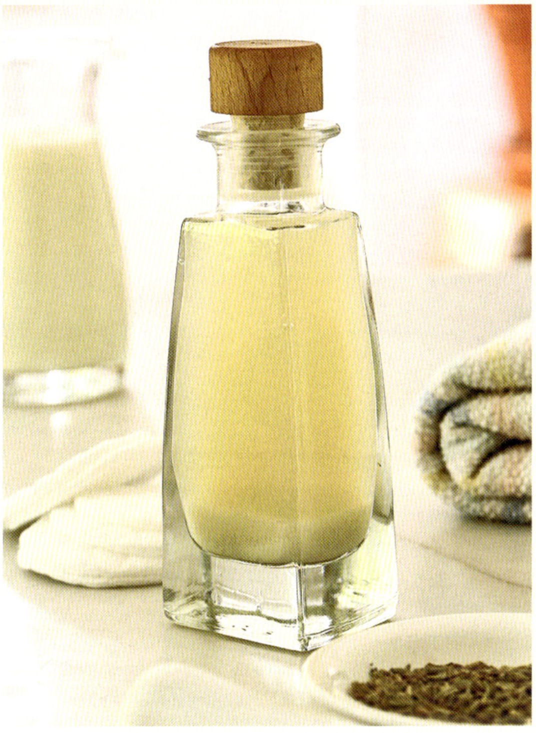

Milde Reinigungsmilch

Die hautschützende Wirkung des Fenchels wird in der Kosmetik genutzt.

Herstellung
1 EL angestoßene Fenchelfrüchte mit 200 ml kochendem Wasser überbrühen und zugedeckt 30 Minuten ziehen lassen. Durch ein dünnes Baumwolltuch oder einen Kaffeefilter in eine kleine Schüssel abseihen. 1 TL Honig darin auflösen. Abkühlen lassen. 2 EL Milch (1,5 %) oder Buttermilch zugeben. Eine Flasche heiß ausspülen, die Reinigungsmilch einfüllen und verschließen.
Im Kühlschrank aufbewahrt ist sie etwa 1 Woche haltbar.

Anwendung
Reinigt die Haut sanft und wirkt leicht desinfizierend.

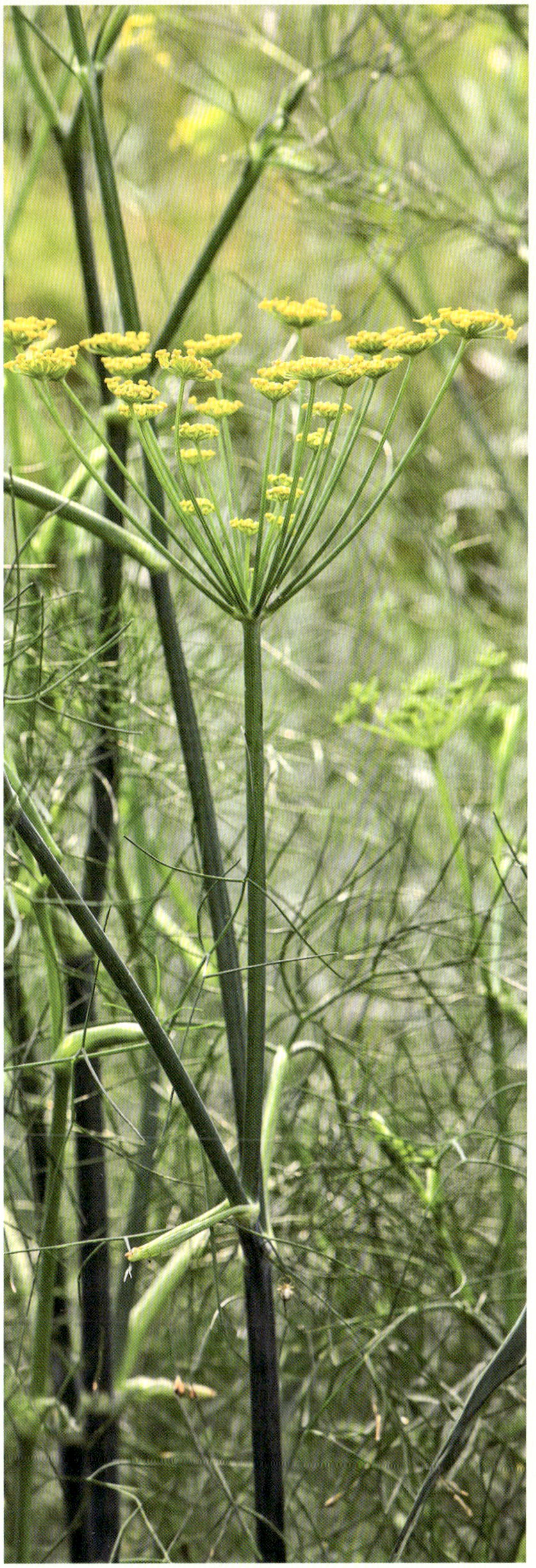

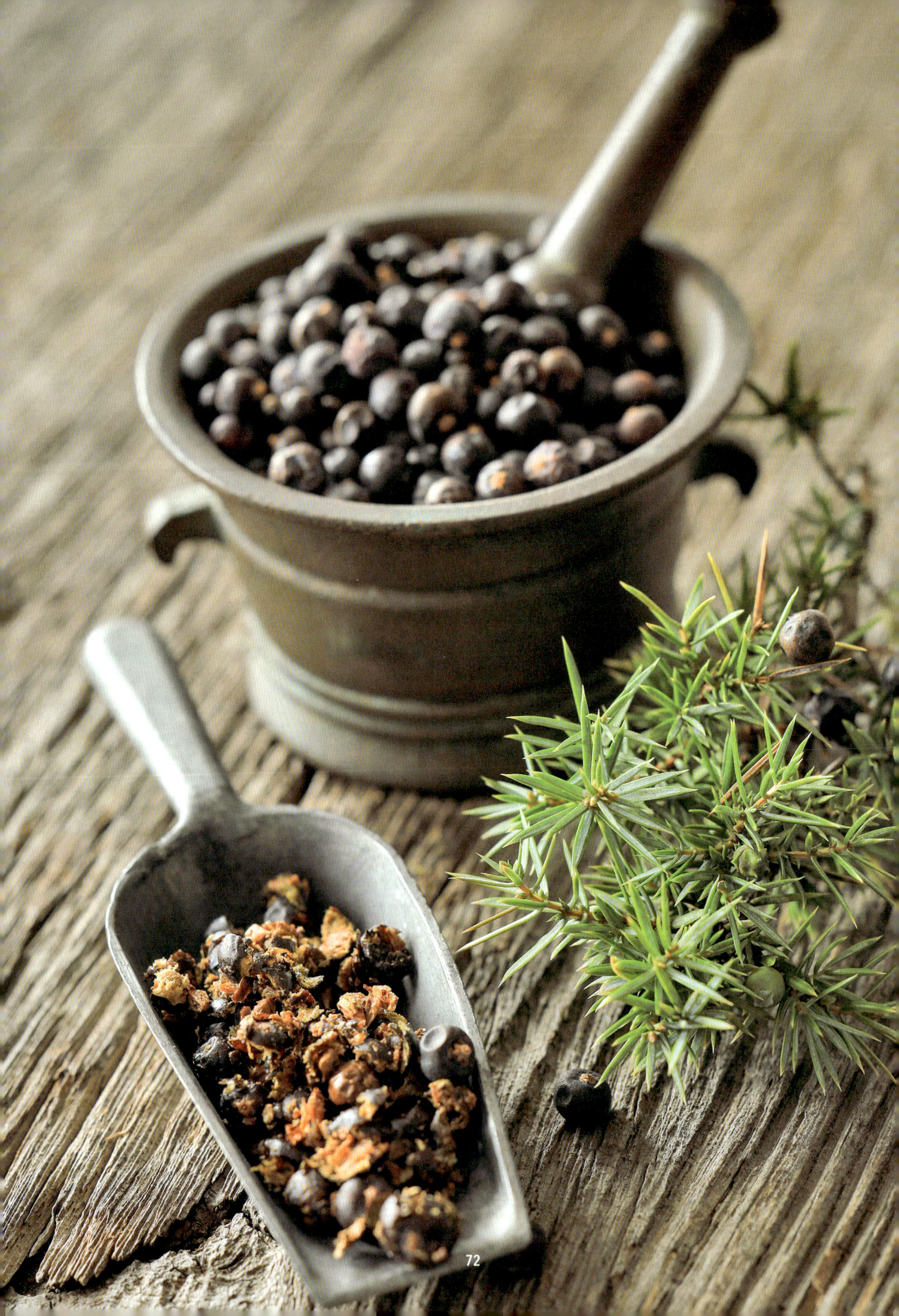

Wacholder

Wertvolle Beeren für
die Durchblutung und
die Verdauung – den
Wacholder wusste schon
Pfarrer Kneipp zu schätzen.

Wacholderbeeren werden seit Jahrhunderten als keimwidriges, harntreibendes und verdauungsförderndes Heilmittel genutzt.

Wacholder hat eine lange Tradition als Heilpflanze. Seine Wirkstoffe stecken in den Beeren, die getrocknet verwendet werden. Schon Pfarrer Kneipp (1821 – 1897) empfahl eine stoffwechselanregende Wacholderkur: Einmal täglich soll man Wacholderbeeren gut zerkaut zu sich nehmen: am ersten Tag eine Beere, am zweiten Tag zwei Beeren und so fort, bis man bei 15 Beeren täglich angelangt ist. Dann reduziert man wieder jeden Tag um eine Beere. Die Beeren zu kauen, soll auch gegen Mundgeruch wirken.

HEILSAMER TEE

Als Tee regen Wacholderbeeren die Durchblutung der Nieren an und wirken dadurch harntreibend. Weiterhin lindert der Tee Verdauungsbeschwerden. Auch bei Blasen- oder Nierenleiden sowie bei chronischen Hauterkrankungen oder Rheuma wird der Tee empfohlen.
Als Sirup angesetzt, dient Wacholder der Steigerung der Abwehrkräfte. Einreibungen mit Wacholderöl fördern die Durchblutung, lindern Hexenschuss und Ischiasbeschwerden. Bäder und Inhalationen, denen etwas Wacholderöl beigegeben wird, wirken keimhemmend, wärmend und entspannend.
Hinweis: Schwangere sollten auf Wacholder verzichten.

GEWÜRZ UND SCHNAPS

Die verdauungsfördernde Wirkung des Wacholders nutzt man auch in der Küche. Traditionell werden Wacholderbeeren fetthaltigen Speisen wie Schweine-, Gänse- und Wildbraten oder ballaststoffreichem Gemüse wie Sauerkraut als Gewürz beigegeben. Wacholder verleiht Gerichten eine würzige, süße und leicht pfeffrige Note. Damit sich sein Aroma gut entfaltet, werden die Früchte kurz vor der Verwendung zerdrückt. Auch Wacholderschnaps unterstützt die Verdauung. Zu Wacholderschnaps zählen im weiteren Sinne auch Gin oder Genever.
Wegen der keimhemmenden Wirkung seiner ätherischen Öle wird Wacholder traditionell zum Räuchern verwendet. Er verleiht Schinken oder Forellen ein spezielles Aroma.

Wacholder – die Zypresse des Nordens

Wacholder *Juniperus communis* gehört botanisch zur Familie der Zypressen. Er trägt auch den Namen „Zypresse des Nordens". Mit seiner Säulenform prägt er von alters her unsere Heidelandschaften. Wacholderheiden stehen heute unter Naturschutz.

Aussehen variiert je nach Standort

In der Ebene wachsen meist säulenförmige, bis zu sechs Meter hohe Sträucher. In schneereichen Regionen haben die Sträucher eine ausladende, niedrigere Form. Liegt schwerer Schnee länger auf den Zweigen, gelingt es ihnen kaum, sich wieder aufzurichten.

Wacholder gehört zu den zweihäusigen Gewächsen – es gibt männliche und weibliche Sträucher. Die weiblichen tragen runde, fleischige Zapfen, die allgemein als „Beeren" bezeichnet werden. Diese anfangs grünen Samenstände benötigen zwei bis drei Jahre, bis sie schwarz gefärbt und somit reif sind. In Deutschland wächst der immergrüne Strauch in fast allen Landesteilen: im Norden in größeren zusammenhängenden Gebieten, in den Hanglagen des Südens auf kleineren Flächen. Häufig ist er in den Sandgebieten Norddeutschlands, in der Lüneburger Heide und der Lausitz, und auf kalkhaltigen Standorten in der Eifel, der Schwäbischen und Fränkischen Alb zu finden.

Die Rezepte

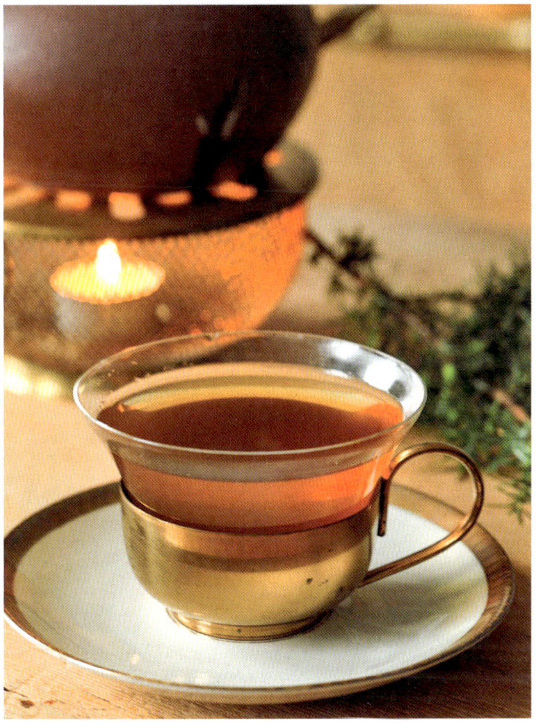

Wacholdertee

Die heilsame Wirkung kommt unter anderem Nieren und Blase zugute.

Herstellung
1 TL zerstoßene Beeren mit 250 ml heißem Wasser übergießen, etwa 8 Minuten abgedeckt ziehen lassen. Abseihen.

Anwendung
3-mal täglich 1 Tasse trinken. Der Tee regt die Durchblutung der Nieren an und wirkt harntreibend. So lindert er Blasen- und Nierenleiden, zudem Verdauungsbeschwerden, chronische Hauterkrankungen und Rheuma.

Hinweis: Den Tee nicht in der Schwangerschaft oder bei entzündlichen Nierenerkrankungen anwenden.

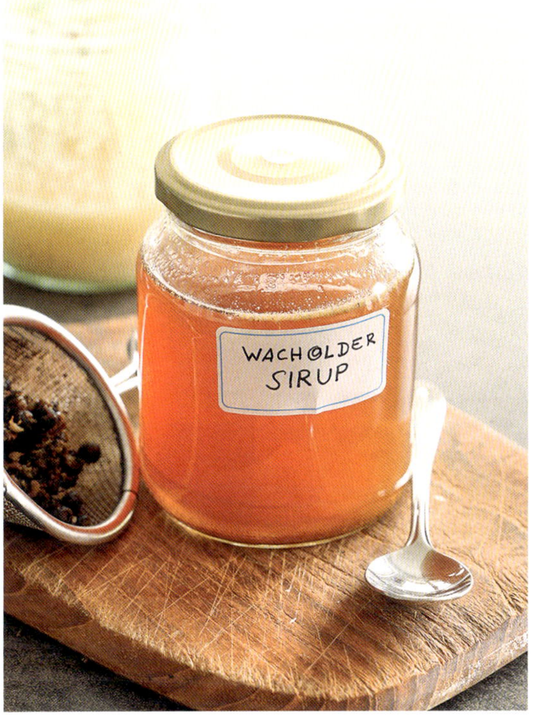

Wacholdersirup

Stärkt die Abwehrkräfte

Herstellung
60 g Wacholderbeeren anquetschen. In einem Topf mit 250 ml kochendem Wasser übergießen und zugedeckt über Nacht stehen lassen. Am nächsten Tag kurz aufkochen. Erkalten lassen. Durch ein feines Sieb, dann durch einen Papierfilter abseihen. Etwa 80 g Honig unterrühren. Im Schraubglas im Kühlschrank aufbewahren. Innerhalb von 4 Wochen verbrauchen.

Anwendung
Der antibakterielle, antivirale Sirup unterstützt die Abwehrkräfte in der Erkältungszeit:
Erwachsene: 3- bis 4-mal täglich 1 TL, Kinder je nach Alter 2-mal täglich ½ bis 1 TL im Mund zergehen lassen. Kurmäßig zur Vorbeugung 2 Wochen Einnahme, 1 Woche Pause, 2 Wochen Einnahme.
Zur Verdauungsförderung nimmt man 2 TL vor den Mahlzeiten zu sich.

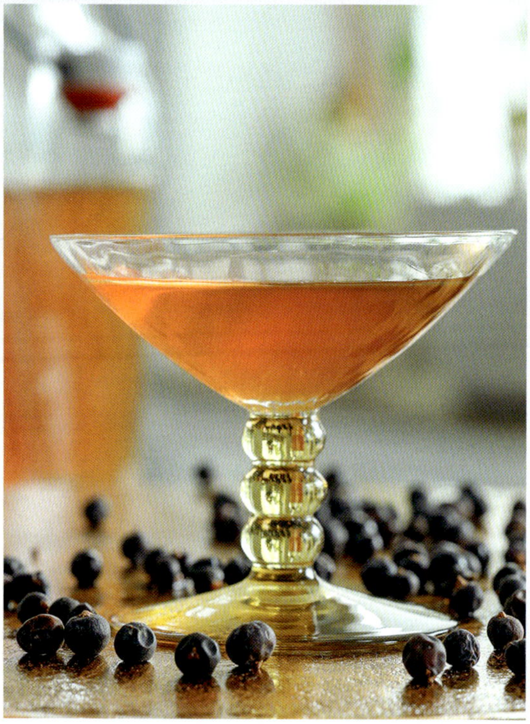

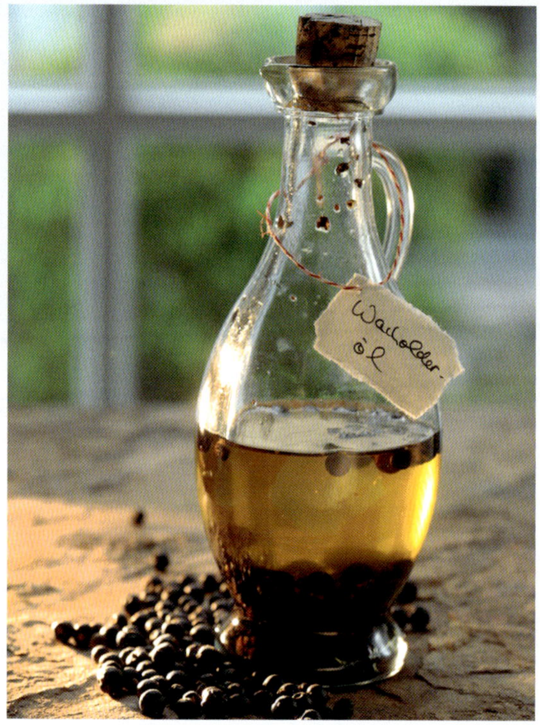

Wacholderlikör

Als Aperitif zur Verdauungsanregung

Herstellung
125 g Zucker mit 150 ml Wasser vorsichtig erhitzen, bis sich der Zucker aufgelöst hat. Noch 5 Minuten köcheln, abkühlen lassen. Dann mit 250 ml Wacholdertinktur (s. rechts) mischen.

Anwendung
1 EL Likör (nach Wunsch mit etwas Wasser) 15 bis 30 Minuten vor der Mahlzeit einnehmen.

Hinweis: Die Heilwirkung der Bitterstoffe wird durch den Zucker etwas geschmälert.

Wacholderöl

Wärmend und durchblutungsfördernd

Herstellung
10 g (ca. 2,5 EL) Wacholderbeeren im Mörser anstoßen. In einem Schraubglas mit 100 ml Olivenöl übergießen. 2 Wochen dunkel stellen, öfter umrühren. Abseihen. Dunkel gestellt aufbewahren.
Tipp: Noch intensiver wirkt das Öl, wenn zusätzlich 10 Tropfen ätherisches Wacholderöl (aus der Apotheke) auf 100 ml Öl zugegeben werden.

Anwendung
Als Massageöl fördert Wacholderöl die Durchblutung, lindert Muskel- und Gelenkschmerzen, Hexenschuss oder Ischias.
Als Badezusatz gibt man 2 EL Öl ins Wasser. Wirkt keimhemmend bei infektiösen Hauterkrankungen und entspannend bei Muskel- und Gelenkbeschwerden.
Als Inhalation ist es bei Erkältung und Husten keimhemmend und auswurffördernd, zudem entspannt es die verkrampften Bronchien: 1 TL Öl mit 1 TL Wacholdertinktur mit etwas heißem Wasser in eine Schüssel geben. Einige Minuten inhalieren.

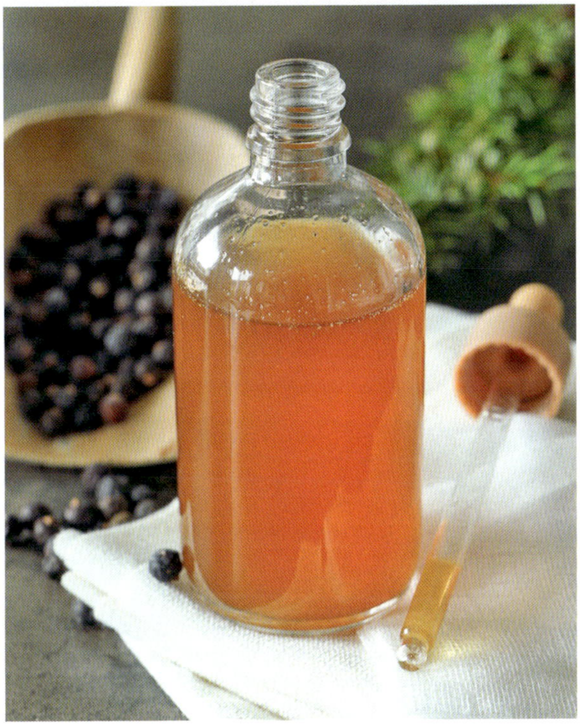

Wacholdertinktur

Äußerlich bei Hautausschlag, innerlich zur Verdauung

Herstellung
1 Handvoll Wacholderbeeren im Mörser gut zerstoßen. In einem Glasgefäß mit Bügelverschluss mit 500 ml Trinkalkohol (s. Hinweis) übergießen. Den Ansatz 2 bis 3 Wochen dunkel stellen, öfter umrühren. Abseihen.

Anwendung
Äußerlich: Bei Schmerzen des Bewegungsapparats nutzt man die Tinktur 1:1 mit Wasser oder Wacholdertee verdünnt als Einreibung. Bei Akne, Ekzemen oder Neurodermitis 1:3 mit Wasser oder Tee verdünnen, dann die Stellen betupfen oder eine getränkte Kompresse auflegen.

Innerlich: Als Aperitif zur Verdauungsförderung 1 EL Tinktur mit 1 EL Wasser verdünnt 15 bis 30 Minuten vor der Mahlzeit einnehmen.

Hinweis: Trinkalkohol, auch Weingeist genannt, zieht mit 50 bis 70 % Alkohol die Inhaltsstoffe der Wacholderbeeren besser aus als (Doppel-)Korn mit 38 bzw. 32 % Alkohol. In der Apotheke ist er recht teuer, deshalb lohnt es sich, im Internet nach einer Bezugsquelle zu schauen.

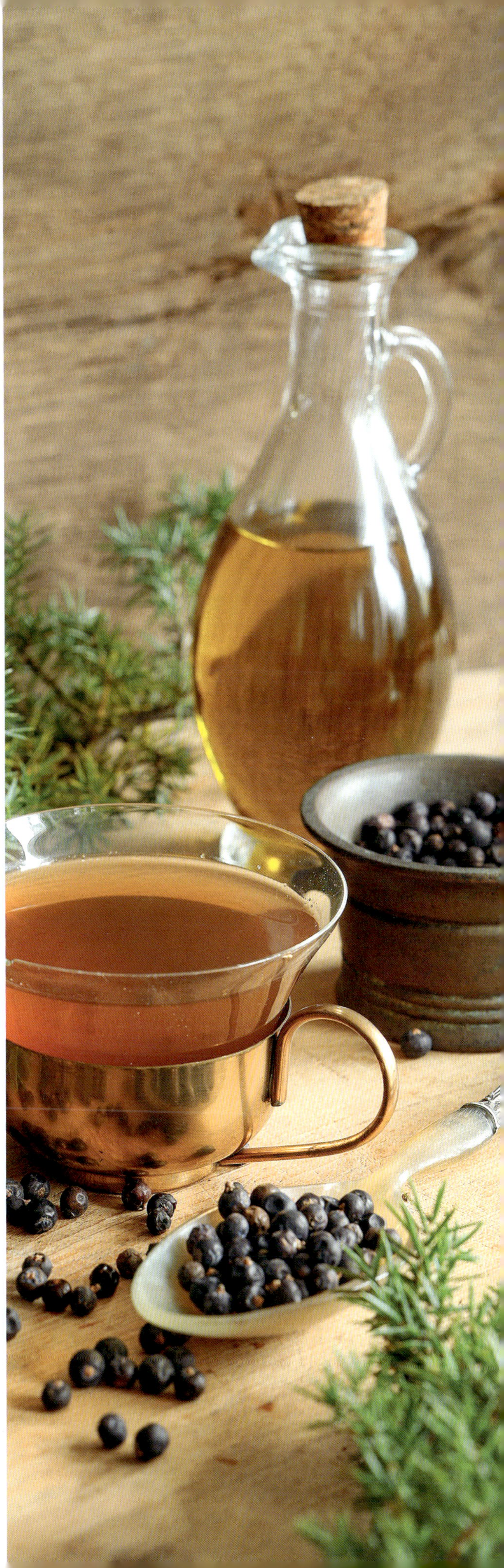

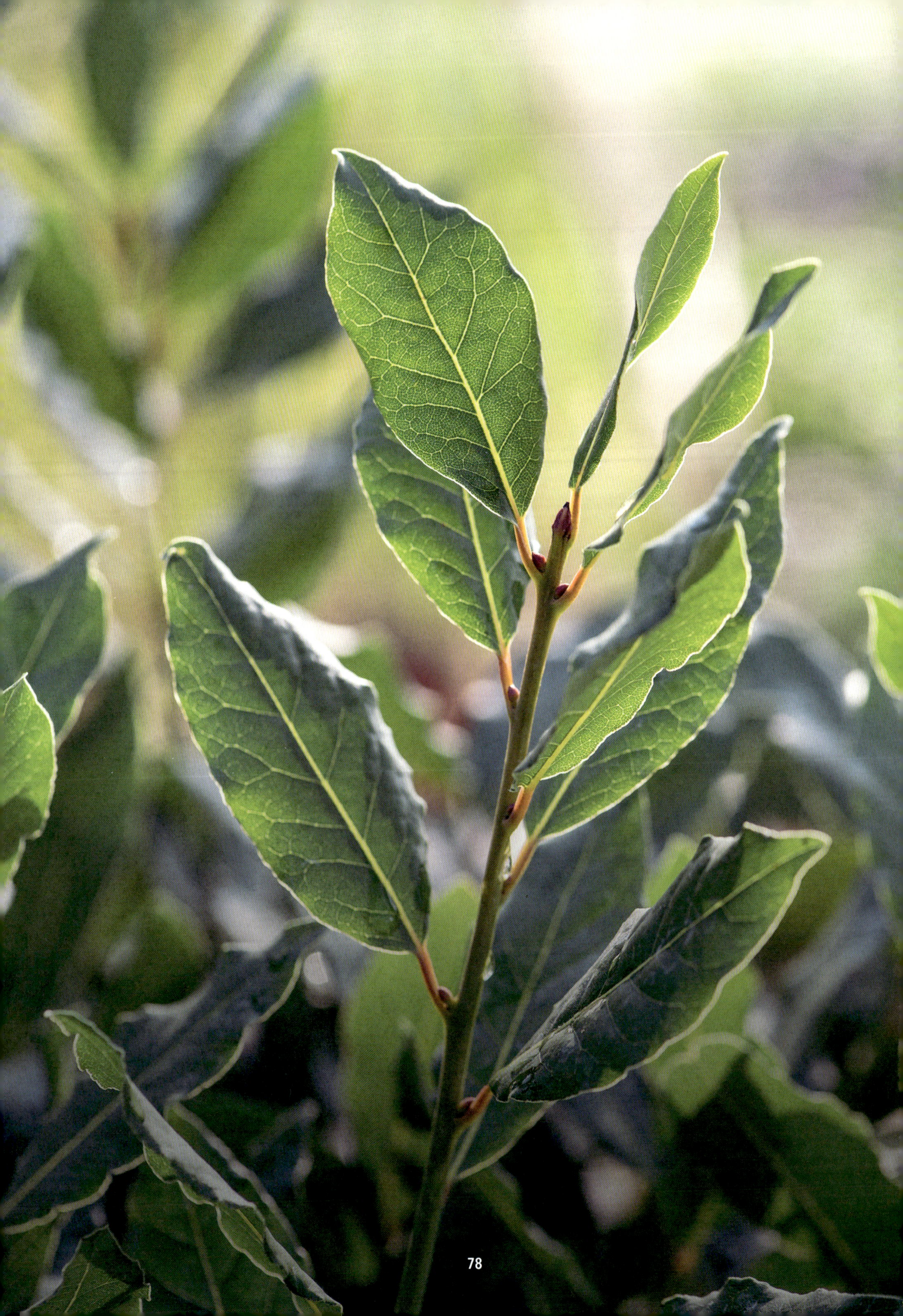

Lorbeer

Der als Küchengewürz bekannte Lorbeer hat viele heilende Eigenschaften. Er stärkt die Abwehrkräfte und hilft bei Verdauungs- sowie Gelenkbeschwerden.

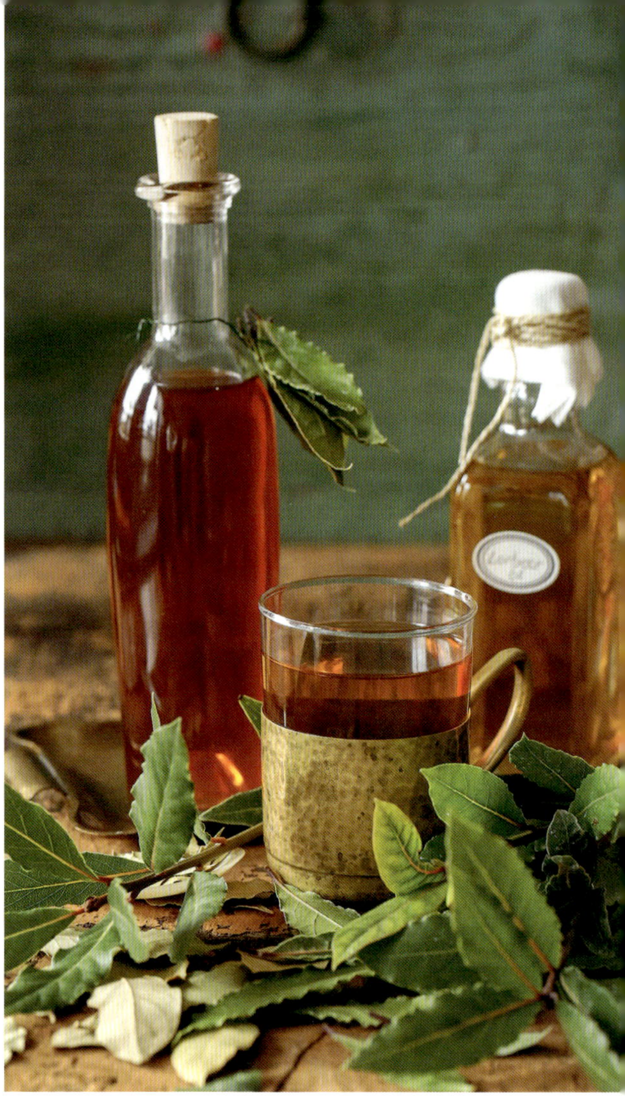

Die Blätter lassen sich frisch oder getrocknet verwenden.

Wer Erfolg hat, der kann Lorbeeren ernten. Sprichwörtlich ruht man sich vielleicht auf diesen aus oder genießt Vorschusslorbeeren. Redewendungen wie diese sind in den allgemeinen Sprachgebrauch eingegangen. Ihr Ursprung liegt etwa zwei Jahrtausende zurück.

SYMBOL FÜR RUHM UND SIEG

Bereits in der Antike schätzte man den Echten Lorbeer *Laurus nobilis* nicht nur als Gewürz, sondern auch wegen seiner Heilwirkungen. Die Griechen weihten die nützliche Pflanze deshalb ihren Göttern Apollo und Äskulap, den Schutzpatronen der Heilkunst. Der Lorbeer hatte zudem symbolische Bedeutung: Er war Sinnbild für Ehre, Sieg und Erfolg. Römische Kaiser und Feldherren trugen stolz Lorbeerkränze auf den Köpfen, ebenso die Gewinner bei den Olympischen Spielen. Bis heute gibt es das Symbol des Siegerkranzes bei Sportwettbewerben. Das „Silberne Lorbeerblatt" ist die höchste staatliche Auszeichnung für sportliche Leistungen in Deutschland. Auch bei festlichen Anlässen und Jubiläen aller Art findet sich der Lorbeerkranz noch auf Urkunden und Medaillen.

GEWÜRZLORBEER

Lorbeer wird häufig auch als „Gewürzlorbeer" bezeichnet – damit kann die Pflanze gemeint sein oder das einzelne Lorbeerblatt. In unseren Küchen ist die Verwendung getrockneter Lorbeerblätter aus dem Lebensmittel- oder Gewürzhandel üblich. Grüne, trockene und ganze Blätter ohne Stiel sind qualitativ hochwertig. Lorbeer hat einen leicht bitteren, herb-würzigen Geschmack. Das Blatt wird – immer in Maßen – deftigen Speisen wie Eintöpfen und Schmorbraten, Sauerkraut und Rotkohl zugegeben. Petersilie und Thymian begleiten den Lorbeer im „Bouquet garni", dem Kräutersträußchen der französischen Küche.

❖ UNSER TIPP ❖

Lorbeer hat als Heilkraut wie als Küchengewürz wärmende Wirkung auf den Körper.

LORBEER ANBAUEN UND ERNTEN

Hierzulande steht Lorbeer als Topfpflanze im Garten oder auf dem Balkon. Möglichst hell und kühl überwintert das nicht frostharte Gehölz im Haus. Anders als der Name es vermuten lässt, nutzt man vor allem die Blätter des Lorbeers, nicht seine Beerenfrüchte. Ganzjährig lassen sich einzelne Blätter pflücken; für den Vorrat erntet man am besten im Spätsommer. Auf Papier ausgebreitet trocknen die einzelnen, entstielten Blätter rasch. Gut verschlossen, trocken und vor allem dunkel gelagert können sie etwa zwei Jahre ihr Aroma bewahren. Spätestens wenn sie nicht mehr grün, sondern graubraun sind, sollten die Blätter entsorgt werden.

HEILENDE WIRKUNGEN

Lorbeerblätter enthalten unter anderem reichlich ätherische Öle (mit den Inhaltsstoffen 1,8-Cineol, Eugenol u. a.), dazu Gerb- und

Bitterstoffe sowie Flavonoide. Der Anteil der ätherischen Öle liegt je nach Standort, Klima und Erntezeitpunkt bei ein bis drei Prozent. Am höchsten soll er im Sommer sein. Es werden junge, aber voll entwickelte Blätter gepflückt.

INNERLICH UND ÄUẞERLICH

Heilkundlich kann Lorbeer innerlich und äußerlich angewandt werden. Magen und Darm sind ein Haupteinsatzgebiet. Schon als Würzkraut in Speisen wirkt Lorbeer appetit- und verdauungsanregend. Er fördert die Bildung von Verdauungssäften und beruhigt den Magen. Völlegefühl, Blähungen und leichte Übelkeit lassen sich lindern.
Bei der äußerlichen Anwendung zeigt Lorbeer mit seinen ätherischen Ölen durchblutungsfördernde, entkrampfende und entzündungshemmende Eigenschaften. Muskel- und Gelenkschmerzen, Hautausschlag und Juckreiz kann ein Lorbeer-Ölauszug lindern. Alternativ hilft Lorbeer auch als Badezusatz: die Blätter aufkochen und den Sud ins Badewasser geben. Lorbeer stärkt außerdem das Immunsystem. Bei Erkältung und Husten empfehlen sich ein Tee oder eine Inhalation; die ätherischen Öle wirken entzündungshemmend, antimikrobiell und schleimlösend.
Hinweis: Lorbeer ist allgemein gut verträglich, nur in der Schwangerschaft ist Vorsicht geboten.

Der immergrüne Lorbeer steht traditionell für Erfolg, Ruhm und Ehre.

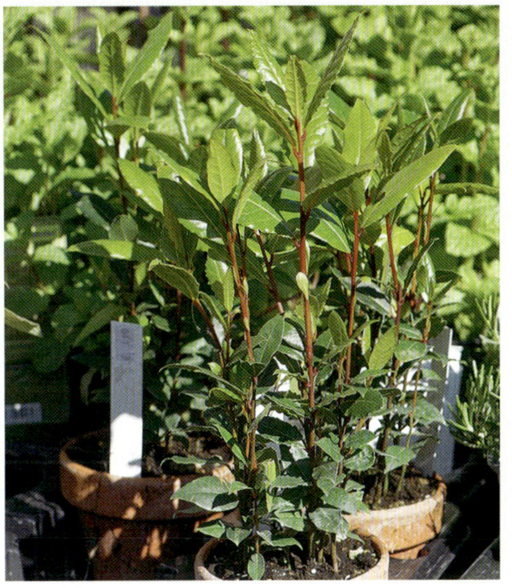

Immergrüner Strauch

Der Echte Lorbeer *Laurus nobilis* ist ein immergrüner Strauch oder Baum. Im Mittelmeerraum und auf den Kanarischen Inseln ist er weit verbreitet und kann auch bei uns im Garten kultiviert werden. Er kann am Naturstandort eine Höhe von 10 Metern erreichen. Die dunkelgrünen Laubblätter sind kurz gestielt, lanzettlich, am Rand leicht gewellt und wechselständig angeordnet. Sie fühlen sich fest und ledrig an. Die Blattoberseiten glänzen leicht, die Unterseiten sind matt.

Ätherisches Lorbeeröl
Aus den Blättern wird mittels Wasserdampfdestillation ätherisches Lorbeeröl gewonnen. Es duftet frisch und eukalyptusähnlich. Für einen Liter ätherisches Öl benötigt man etwa 70 Kilogramm Blätter.

Fetthaltige Beeren
Die weiblichen Pflanzen zeigen im Frühling unscheinbare cremefarbene Blüten. Im Spätsommer reifen beerenartige braunschwarze Steinfrüchte. Sie enthalten 30 Prozent fettes Öl und etwa 1 Prozent ätherisches Öl. Durch Pressen der leicht erwärmten frischen Früchte wird Lorbeeröl *Oleum lauri* gewonnen, das aufgrund des enthaltenen Chlorophylls grünlich gefärbt ist. Es wird in der Kosmetik, für Seifen und Salben verwendet. Die sogenannte „grüne Salbe" oder „Pferdesalbe" dient der Behandlung von Muskel-, Gelenk- und Rückenschmerzen.

Hinweis: Beim Kirschlorbeer *Prunus laurocerasus* handelt es sich nicht um eine Lorbeer-Art. Die Früchte enthalten giftige Blausäure.

Die Rezepte

Magen und Darm sind ein Hauptanwendungsgebiet.

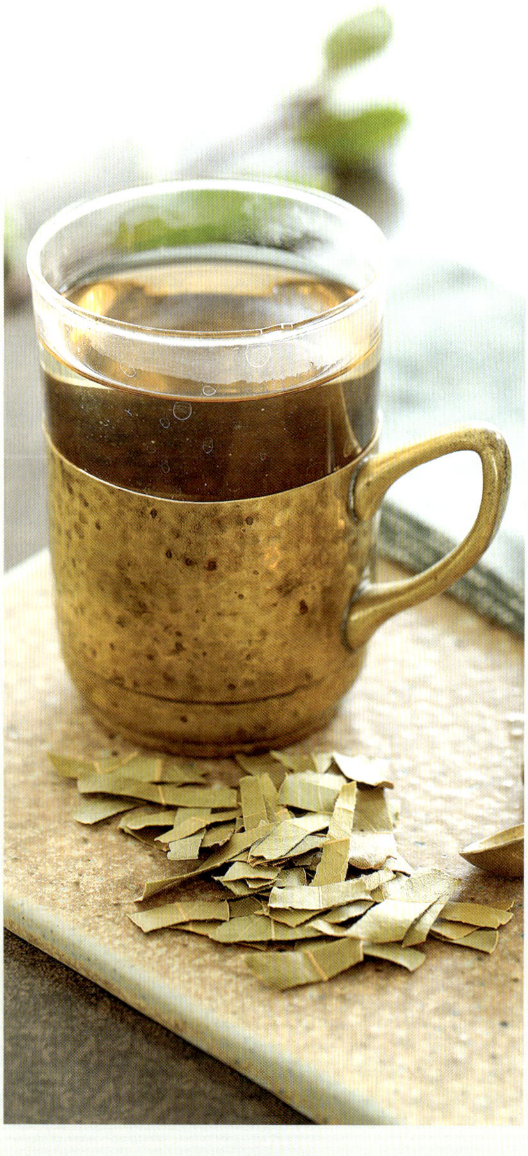

Starker Lorbeertee

Zum Inhalieren, Gurgeln und für äußerliche Anwendungen

Herstellung
2 bis 3 EL (ca. 1,5–2 g) Lorbeerblätter fein schneiden.
Mit 250 ml siedendem Wasser übergießen.
10 Minuten zugedeckt ziehen lassen. Abseihen.

Anwendung
Als Inhalation hilft der Tee bei Erkältung und beruhigt den Husten. Dazu den Tee mit 250 ml heißem Wasser in eine Schüssel geben.
Bei schmerzenden Gelenken ein Tuch im warmen Tee tränken und als Auflage verwenden.
Abgekühlter Tee ist zur Wundreinigung oder als Gesichtswasser bei unreiner Haut geeignet.
Aufgrund der wundheilenden, entzündungshemmenden und antimikrobiellen Wirkung kann der Tee zum Gurgeln bei Halsschmerzen und als Spülung bei Zahnfleischentzündung verwendet werden. Dabei den Tee nicht schlucken.

Lorbeertee

Lorbeertee lässt sich bei vielen Beschwerden einsetzen.

Herstellung
2 bis 3 Lorbeerblätter (ca. 0,7 g) fein schneiden.
Mit 250 ml siedendem Wasser übergießen.
7 Minuten zugedeckt ziehen lassen. Absieben.

Anwendung
siehe Lorbeermilch (rechts)

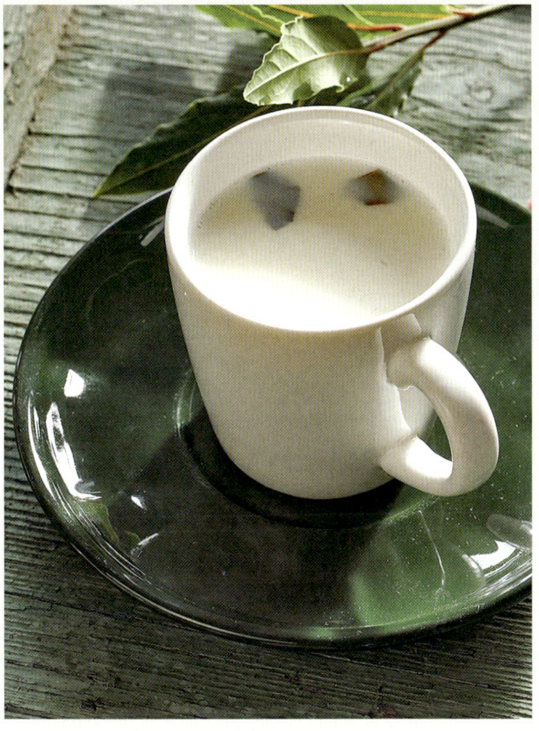

Lorbeermilch

Ätherische Öle lösen sich im Fett der Milch besser als im Teeaufguss.

Herstellung
2 bis 3 Lorbeerblätter (ca. 0,7 g) fein schneiden. Mit 250 ml Milch im geschlossenen Topf langsam aufkochen. Vom Herd nehmen, etwas abkühlen lassen. Abseihen.

Anwendung von Lorbeertee und -milch
3-mal täglich 1 Tasse Milch oder Tee trinken. Beide stärken die Abwehrkräfte und beugen Erkältungen vor. Angewandt werden sie außerdem bei Husten und Halsschmerz, zur Anregung der Verdauung oder bei Völlegefühl und Blähungen. Die leicht antibakterielle und schmerzlindernde Wirkung ist hilfreich bei unkomplizierten Blasenentzündungen sowie bei bakteriell oder viral bedingtem Durchfall, jeweils als begleitende Maßnahme.

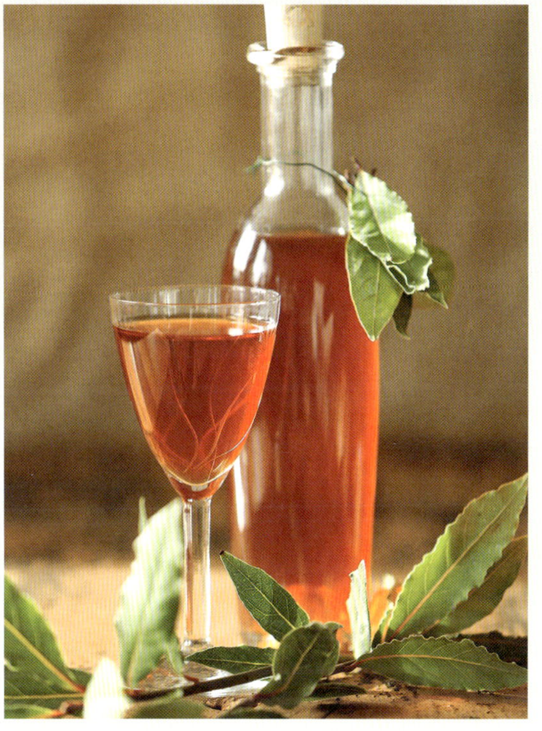

Lorbeerlikör

Die Inhaltsstoffe des Lorbeers haben verdauungsfördernde Wirkung.

Herstellung
30 Lorbeerblätter fein schneiden. In einem Schraubglas mit etwa 500 ml Doppelkorn übergießen, sodass sie bedeckt sind. 2 Wochen bei Zimmertemperatur lichtgeschützt, zum Beispiel im Schrank, durchziehen lassen. Gelegentlich umrühren. Abseihen. Dann einen Zuckersirup herstellen: 100 g Zucker mit 170 ml Wasser aufkochen, etwas köcheln lassen. Lauwarm abkühlen lassen und mit dem Ansatz mischen. Für einen milderen Geschmack Zitronen- oder Orangenschale und frischen Ingwer zufügen.

Anwendung
Zur Verdauungsanregung etwa 30 Minuten vor dem Essen 1 cl Likör als Aperitif trinken.

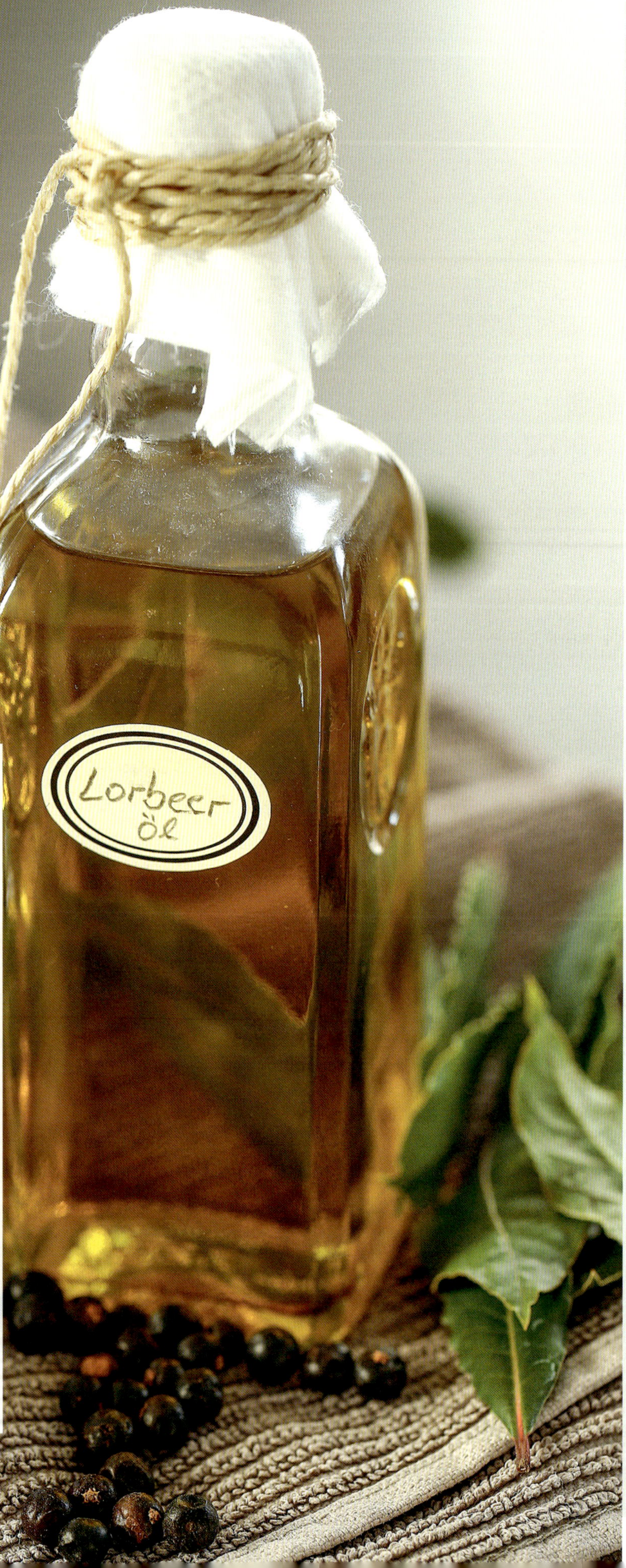

Lorbeeröl

Bei Gelenk- und Muskelschmerzen und für die Haut

Herstellung
8 Lorbeerblätter fein schneiden. In einem Schraubglas mit etwa 100 ml Oliven- oder Mandelöl übergießen, sodass sie bedeckt sind. 2 Wochen bei Zimmertemperatur lichtgeschützt, zum Beispiel im Schrank, durchziehen lassen. Gelegentlich umrühren, dann abseihen.
20 Tropfen ätherisches Lorbeeröl (aus der Apotheke) zugeben.

Anwendung
Lorbeeröl hilft bei Gelenk- und Muskelschmerzen. Außerdem ist es desinfizierend und heilungsfördernd bei kleinen Wunden sowie eine wohltuende Pflege bei trockener und schuppender Haut.

Hinweise: Nicht bei empfindlicher Haut anwenden. Auch bei entzündeten Gelenken sollte das stark durchblutungsfördernde, erwärmende Öl nicht angewandt werden. Diese brauchen eher Kälte.

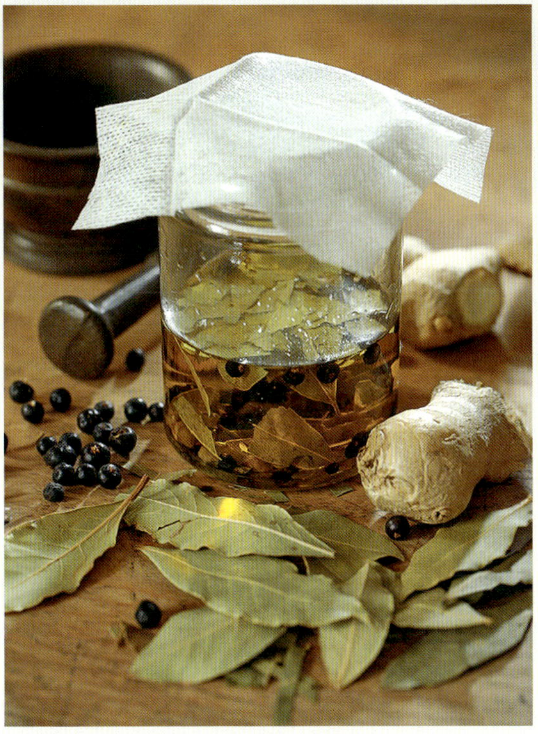

Gelenk- und Muskelöl

Mit Ingwer und Wacholder, lockert und durchblutet die Muskulatur

Herstellung
8 Lorbeerblätter fein schneiden. 1 Stück Ingwer (ca. 20 g) schälen und fein schneiden. 2 bis 3 EL Wacholderbeeren (ca. 10 g) anquetschen oder mörsern. Alle Zutaten in einem Schraubglas mit etwa 200 ml Oliven- oder Mandelöl übergießen, sodass sie bedeckt sind. Nur mit Gaze (Mull) abdecken, nicht zuschrauben. 2 bis 3 Wochen bei Zimmertemperatur lichtgeschützt, zum Beispiel im Schrank, durchziehen lassen. Täglich umrühren, dann abseihen.

Anwendung
Bei Gelenk- und Muskelschmerzen verwenden. Auch zur Erwärmung der Muskulatur vor und nach sportlicher Betätigung geeignet.

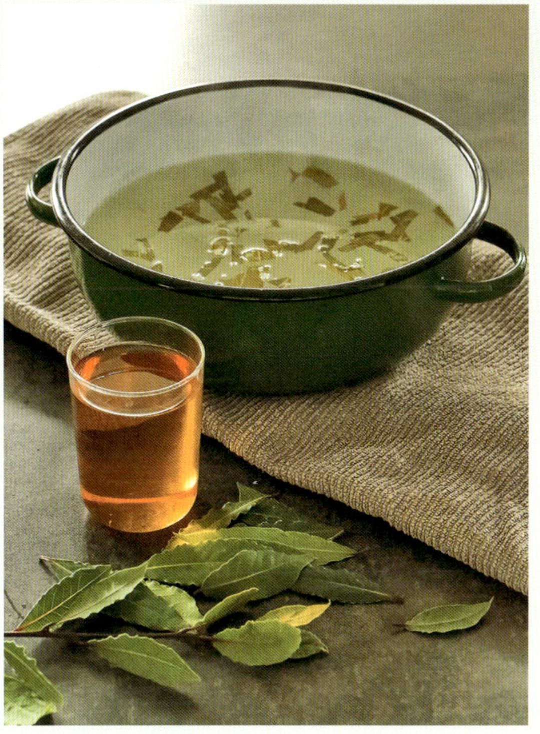

Lorbeerbad

Auch als Badezusatz entfaltet Lorbeer seine schmerzlindernde Wirkung.

Herstellung
Für ein Vollbad 5 Tropfen ätherisches Lorbeeröl (aus der Apotheke) auf 1 EL Sahne oder Olivenöl geben. Ins warme Badewasser (ca. 37 Grad) rühren.
Für ein Fußbad 2 Tropfen Lorbeeröl auf 1 EL Sahne oder Olivenöl geben und dem warmen Fußbad beifügen.

Anwendung
Ein Lorbeerbad hilft bei Gelenk- und Muskelschmerzen. Etwa 20 Minuten bei ca. 37 Grad baden. Nachruhen. Bei empfindlicher Haut nicht anwenden.

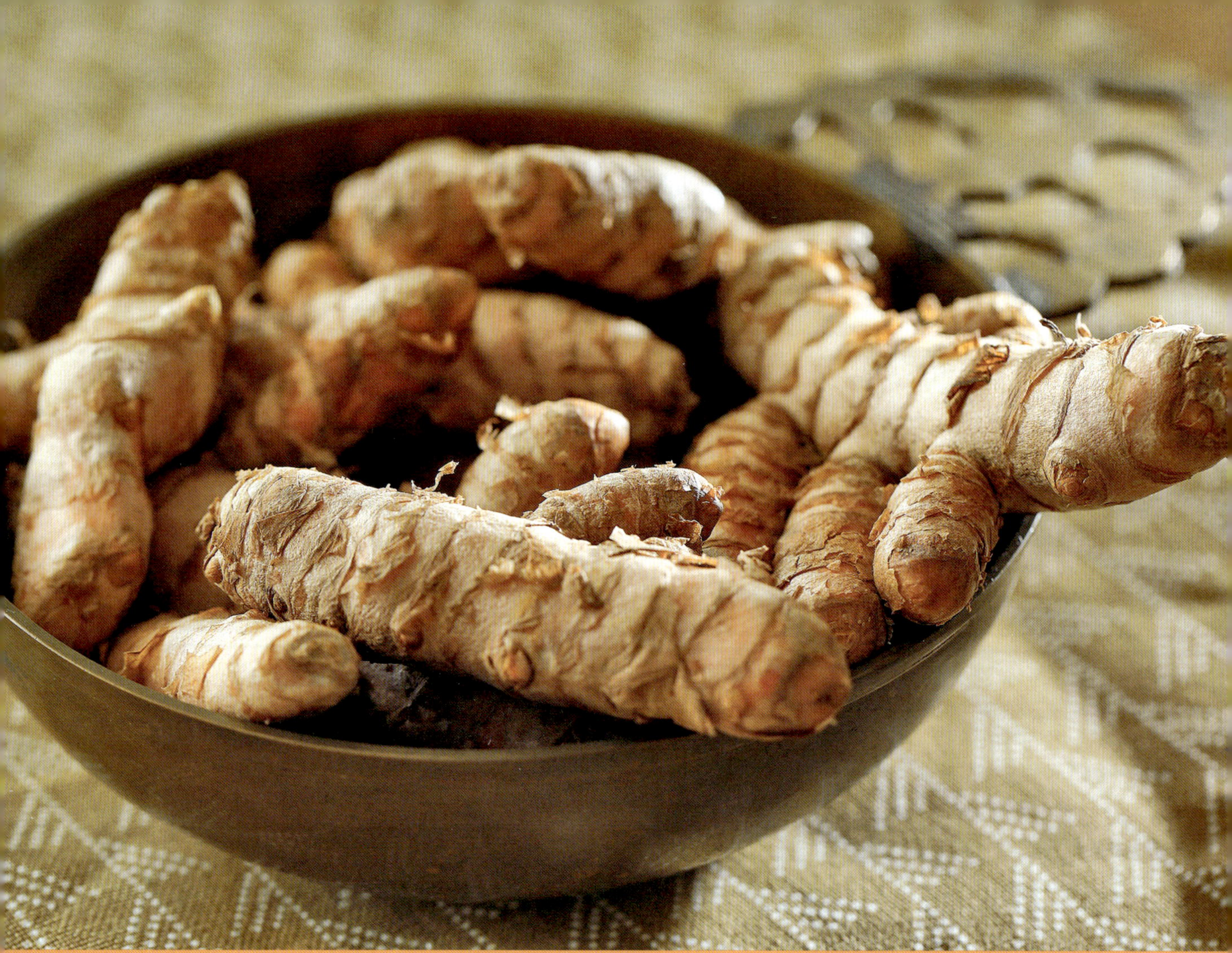

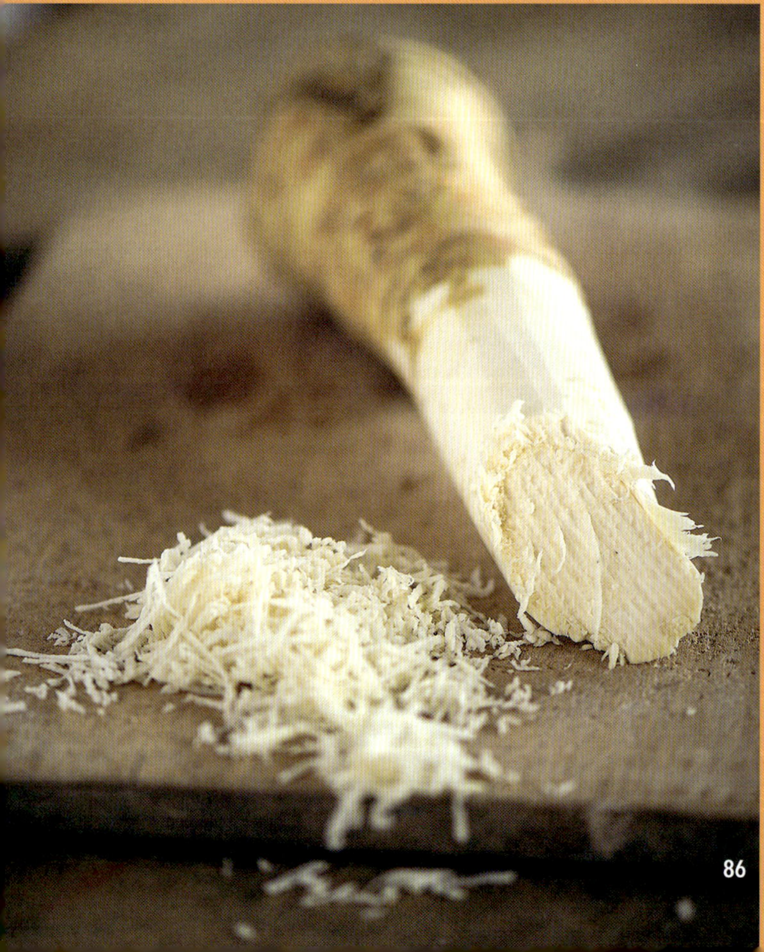

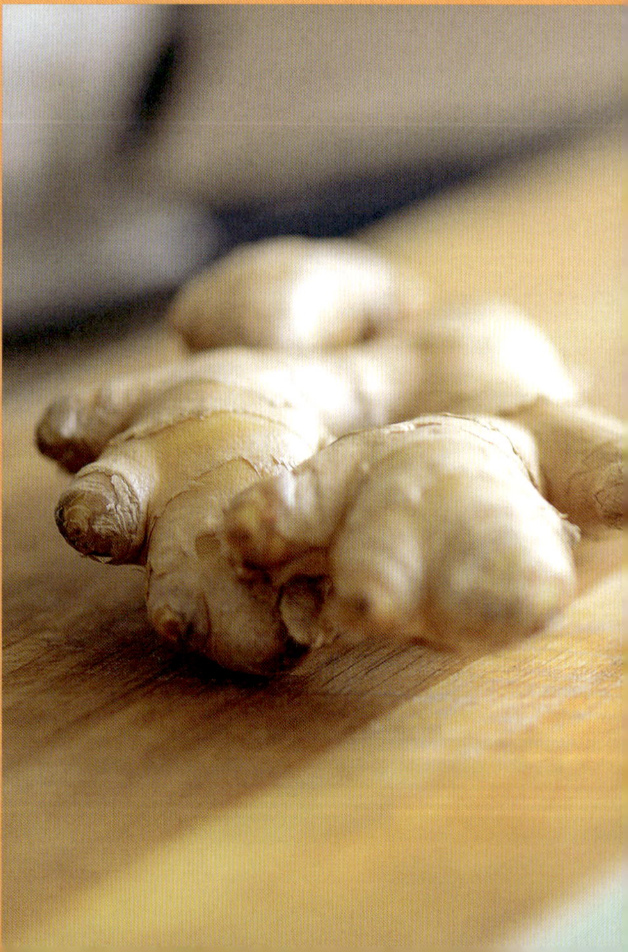

Wurzelkraft

Ingwer, Kurkuma
und Meerrettich sind
nicht nur sehr aromatisch.
In den Wurzeln steckt auch
jede Menge Heilkraft.

INGWER

Der scharfe Wurzelstock verdient nicht nur als Hausmittel gegen Erkältungskrankheiten einen festen Platz im Vorrat.

Besonders in der Winterzeit ist es ratsam, stets ein Stück Ingwer im Haus zu haben. Denn die knollig verdickten Rhizome der Ingwerpflanze *Zingiber officinalis* enthalten viele Inhaltsstoffe, die vor Viren und Bakterien schützen und die Abwehrkräfte stärken.

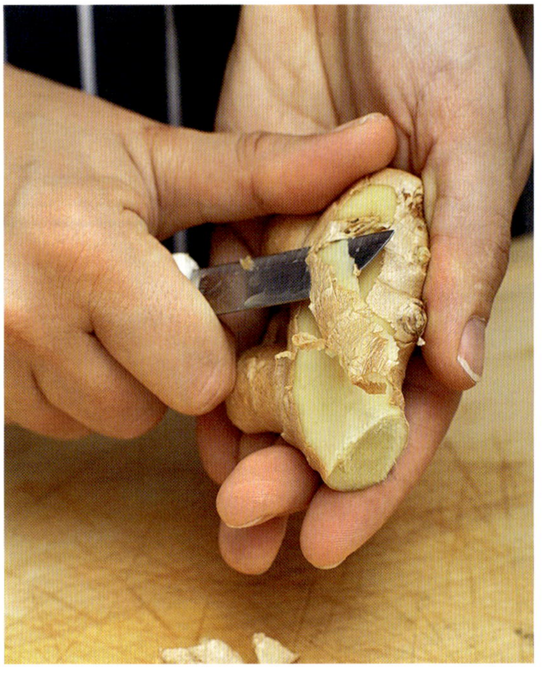

Ingwerwurzel in Bioqualität kann ungeschält verwendet werden. Die meisten Vitamine sitzen direkt unter der Schale.

WERTVOLLER BALSAM: OLEORESIN

Ob Ingwer geschält verwendet wird, hängt von der Art des Anbaus und den eigenen Vorlieben ab. Generell gilt – wie bei Äpfeln auch –, dass die meisten Vitamine direkt unter der Schale sitzen. Der gesamte faserige Wurzelstock enthält zu fünf bis acht Prozent einen zähflüssigen Balsam, das sogenannte Oleoresin. Dieses besteht hauptsächlich aus den ätherischen Ölen Zingiberol und Zingiberen sowie den Scharfstoffen Gingerol und Shogaol. Im Körper aktivieren sie die Wärmerezeptoren und fördern die Durchblutung. Ingwer ist zudem reich an Bitterstoffen, Flavonoiden und Vitamin C sowie Mineralstoffen wie Kalzium, Kalium und Eisen.

SCHÄRFE WÄRMT

Die bitteren und scharfen Inhaltsstoffe entspannen bei Magenkrämpfen und fördern sowohl die Verdauung als auch die Durchblutung. Dies kann bei Reiseübelkeit, rheumatischen Beschwerden, Verspannungen sowie gegen kalte Hände und Füße helfen. Frischer Ingwer regt die Immunabwehr des Körpers an und wirkt schweißtreibend. Dies macht ihn sowohl prophylaktisch als auch bei akuten Beschwerden nützlich.

BEWÄHRTER TEE

Ingwertee ist allgemein bekannt; etwas aufwendiger, aber noch wirkungsvoller ist Ingwersaft (siehe Rezept S. 91). Wenn es schnell gehen muss, hilft es bei akuten Erkältungsbeschwerden auch, einige Zeit eine Ingwerscheibe zu kauen. Nur bei hohem Fieber sollte auf das scharfe Rhizom verzichtet werden, da der Kreislauf ansonsten überlastet werden könnte.

Wem der Antrieb fehlt, dem kann die einheizende Wirkung des Ingwers guttun. Untersuchungen zufolge soll er gegen Kopf-, Ohren- und Muskelschmerzen ebenso gut helfen wie bei Menstruationsbeschwerden und bei der Regulierung des Blutzuckerspiegels.

❖ UNSER TIPP ❖

Frischer Ingwer ist milder als älterer. Im Kühlschrank luftdicht und trocken verpackt oder in der kühlen Speisekammer kann Ingwer einige Wochen gelagert werden.

Hinweise: Wer unsicher ist, ob er Ingwer verträgt, sollte anfangs wenig davon zu sich nehmen oder seinen Arzt fragen. Da er blutverdünnend wirkt, sollte Ingwer nicht vor Operationen verwendet werden.

AUCH ALS AUFLAGE ODER WICKEL

Seine heilsame Wirkung entfaltet Ingwer auch äußerlich als Wickel. Hierbei wird unter anderem die Durchblutung gefördert und das Gewebe durchwärmt. Angewandt wird der Ingwer-Wickel zum Beispiel als Nierenwickel, bei Husten, Gelenkbeschwerden oder Muskelverspannungen.

INGWER KAUFEN

Beim Kauf von Ingwer sollte man darauf achten, dass sich die Stücke fest anfühlen und die Schale glatt ist. Ingwer stammt aus dem feucht-warmen Klima der Tropen und Subtropen. Inzwischen wird er auch in Deutschland im Gewächshaus angebaut.

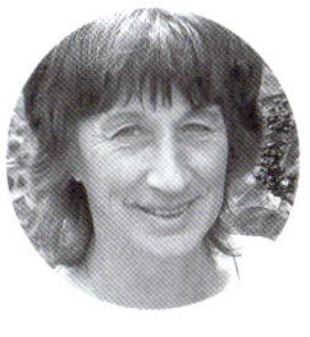

„Beim Kauf von Ingwer achte ich auf Bioqualität und Anbauland. Oft nehme ich Ingwer aus Peru, der Ingwer aus Deutschland kommt im Spätsommer in den Handel."

Ellen Huber

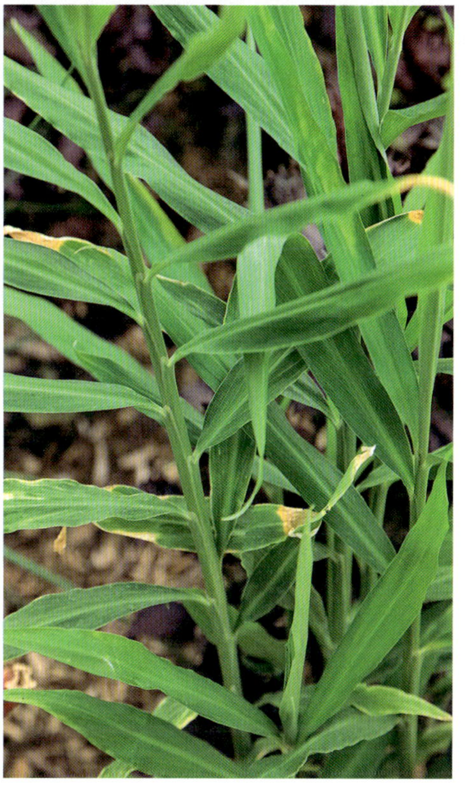

Scharfe Wurzel

Ingwer *Zingiber officinalis* ist eine ausdauernde, krautartige Pflanze, die 50 bis 150 Zentimeter groß wird und durch die langen Laubblätter schilfartig aussieht. Genutzt wird der unterirdisch wachsende Wurzelstock, auch als Rhizom bezeichnet.

Gewürz, Genuss und Gesundheit

In der Küche ist Ingwer mit seiner fruchtigen Schärfe ein beliebtes Gewürz. Er kann frisch oder getrocknet verwendet werden. Frischer Ingwer wird in Scheiben geschnitten, gehackt oder geraspelt.

Scharfstoffe namens Gingerol und Shogaol sind für den scharfen Geschmack des Ingwers verantwortlich und auch für einen großen Teil der Heilwirkungen. Gingerole wirken schmerzlindernd, helfen bei Schwindel und lindern Reiseübelkeit. Bereits vor Jahrhunderten waren Ingwerwurzeln Teil der Bord-Apotheke auf Segelschiffen.

Die Rezepte

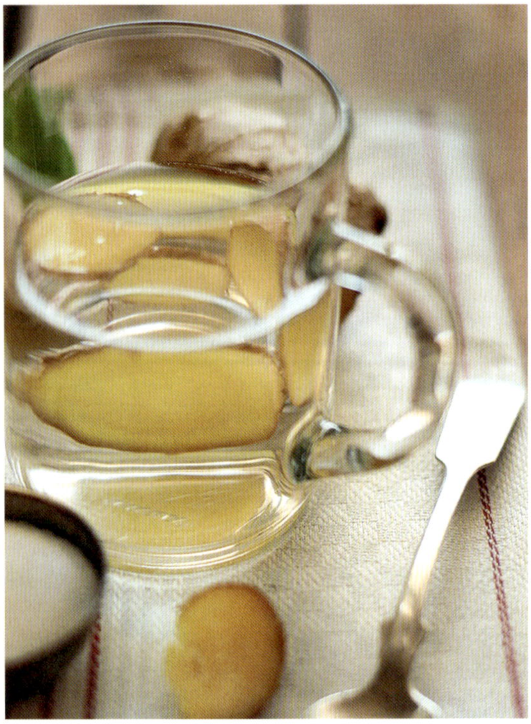

Ingwertee

Wichtiger Baustein in der Erkältungsabwehr

Herstellung
1 daumengroßes Stück Ingwer fein zerkleinern, mit 250 ml heißem Wasser aufgießen und 2 bis 3 Stunden bedeckt ziehen lassen.

Anwendung
Täglich 4 bis 6 Tassen trinken. Der Tee hilft, Erkältungen vorzubeugen, und ist durch seine wärmende Wirkung wohltuend. Bei Halsschmerzen wirkt er lindernd.

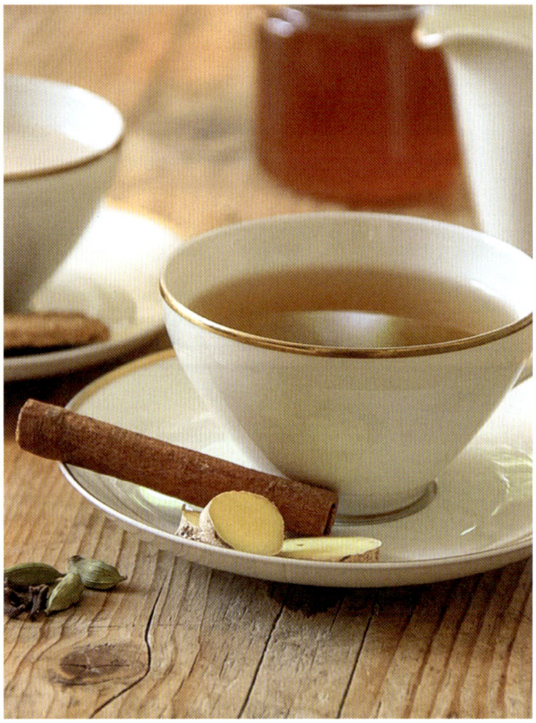

Wärmender Gewürztee

Wohltuend an kalten Tagen und bei Erkältung

Herstellung
1 daumengroßes Stück Ingwer reiben oder fein schneiden. 2 Kardamomkapseln, 2 Gewürznelken, 1 Zimtstange und 1 TL Anis mörsern. Alle Zutaten mit 1 Liter Wasser aufkochen und 15 Minuten köcheln lassen. Abseihen. Nach Vorliebe mit Honig und Milch trinken.

Anwendung
Der leckere Gewürztee wärmt an kalten Tagen. Neben der Wirkung des Ingwers helfen Kardamom und Nelken bei Erkältung und Bronchitis, Zimt und Anis wirken desinfizierend.

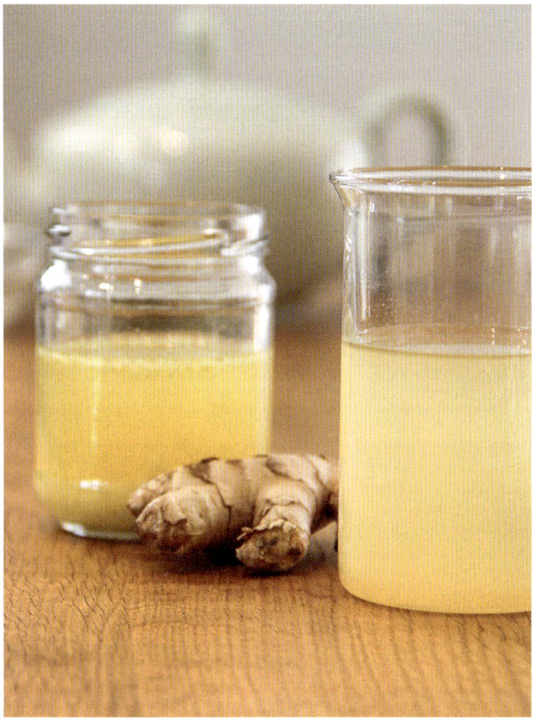

Konzentrierter Ingwersaft

Schützt vor Viren, vertreibt Erkältungen

Herstellung
Für etwa 4 Tassen 1 daumengroßes Stück Ingwer klein schneiden und mit 100 ml Wasser pürieren. Kurz durchziehen lassen, umrühren. Abseihen und ausdrücken. Wässrigen Saft mit 700 ml heißem Wasser mischen. Nach Belieben Honig und 1/8 TL Cayennepfeffer zugeben – das verstärkt die Wirkung.

Anwendung
Innerlich: Ingwersaft bietet Schutz vor Viren und Bakterien. Er hilft bei Erkältungen, indem er den Körper von innen wärmt und die Durchblutung anregt. Dadurch werden Krankheitskeime schneller aus dem Körper heraustransportiert. Je nach Grad der Beschwerden trinkt man täglich 4 bis 6 Tassen. Am besten den wässrigen Saft jeden Tag frisch herstellen und – mit dem heißen Wasser gemischt – in der Thermoskanne aufbewahren.

Äußerlich: Aufgetupft wirkt der Saft antibakteriell und pilzhemmend bei Hautinfektionen und Lippenherpes. Bei Herpes soll es auch helfen, eine dünne Scheibe Ingwer aufzulegen.

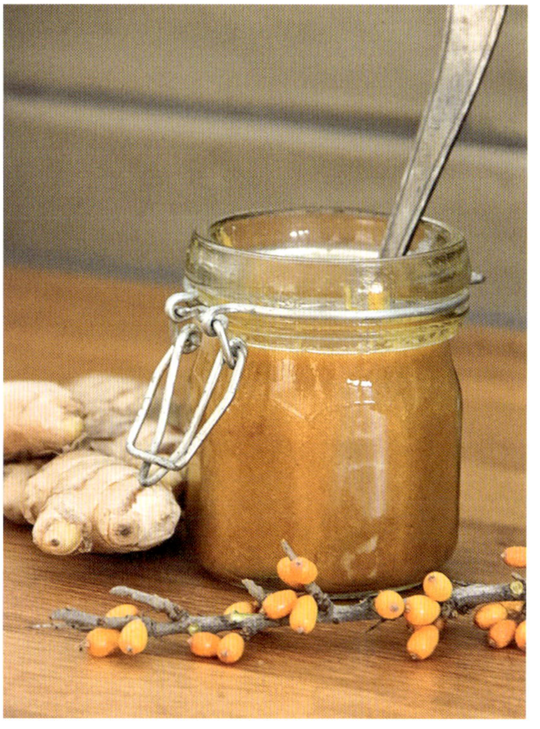

Ingwer-Sanddorn-Mus

Schmeckt und stärkt das Immunsystem

Herstellung
Für eine 7-Tage-Dosis 2 daumengroße Stücke frischen Ingwer klein schneiden. Mit etwa 90 ml ungesüßtem Sanddorn-Vollfruchtsaft (aus dem Reformhaus) pürieren. So viel Honig zufügen, bis ein dicklicher Saft bzw. ein Mus entsteht. Das Mus vor der Anwendung eventuell 1 bis 2 Tage im Kühlschrank durchziehen lassen.

Anwendung
Das Mus stärkt das Immunsystem und kann Erkältungen vorbeugen. Anfangs 1 TL pro Tag einnehmen. Bei Verträglichkeit nach 4 Tagen auf 1 EL pro Tag steigern. 1 Woche einnehmen, dann 1 bis 2 Wochen pausieren.

Tipp: Die gesunde Mischung aus Ingwer, Honig und Sanddorn ist ein schönes Mitbringsel in der Erkältungszeit.

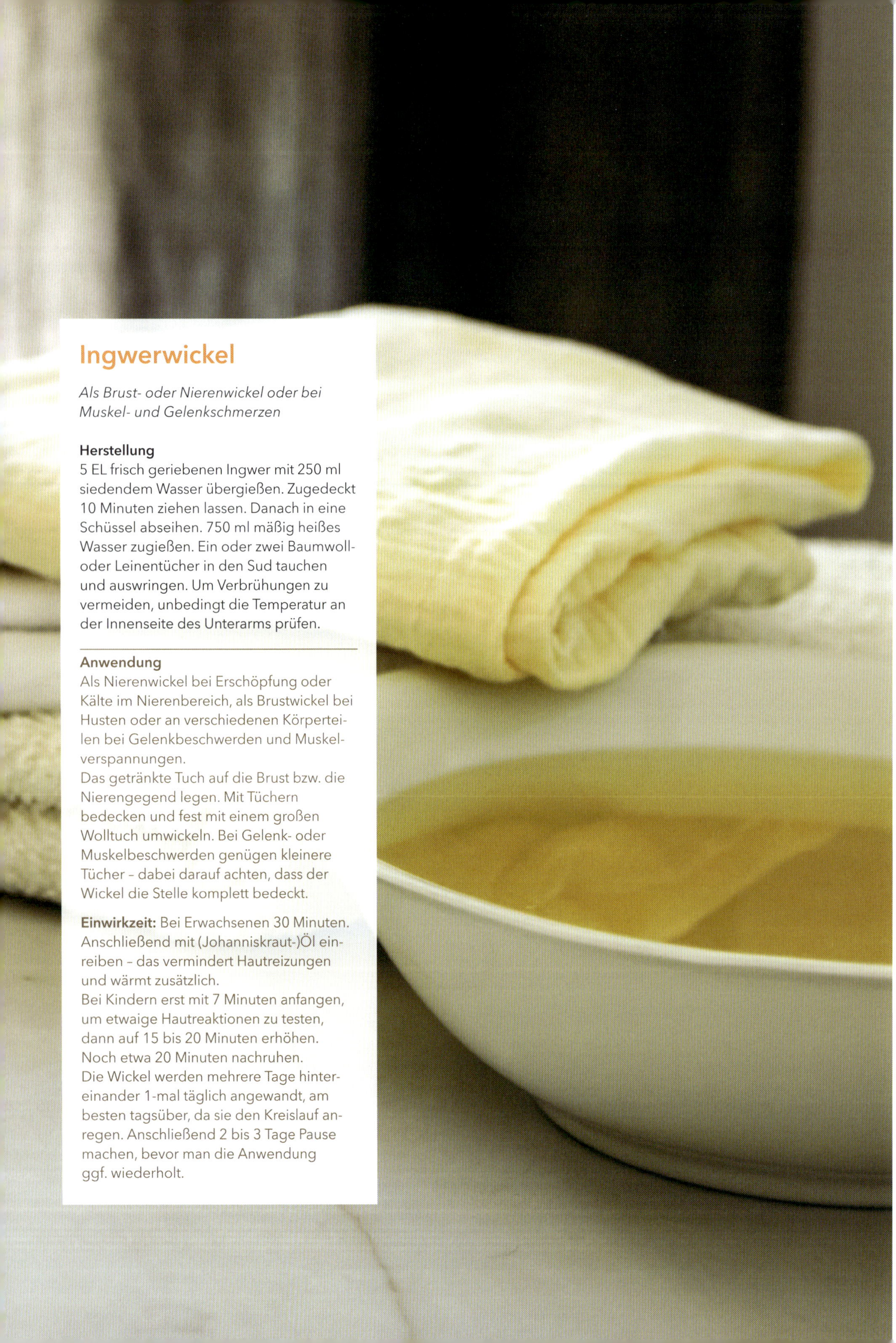

Ingwerwickel

Als Brust- oder Nierenwickel oder bei Muskel- und Gelenkschmerzen

Herstellung

5 EL frisch geriebenen Ingwer mit 250 ml siedendem Wasser übergießen. Zugedeckt 10 Minuten ziehen lassen. Danach in eine Schüssel abseihen. 750 ml mäßig heißes Wasser zugießen. Ein oder zwei Baumwoll- oder Leinentücher in den Sud tauchen und auswringen. Um Verbrühungen zu vermeiden, unbedingt die Temperatur an der Innenseite des Unterarms prüfen.

Anwendung

Als Nierenwickel bei Erschöpfung oder Kälte im Nierenbereich, als Brustwickel bei Husten oder an verschiedenen Körperteilen bei Gelenkbeschwerden und Muskelverspannungen.

Das getränkte Tuch auf die Brust bzw. die Nierengegend legen. Mit Tüchern bedecken und fest mit einem großen Wolltuch umwickeln. Bei Gelenk- oder Muskelbeschwerden genügen kleinere Tücher – dabei darauf achten, dass der Wickel die Stelle komplett bedeckt.

Einwirkzeit: Bei Erwachsenen 30 Minuten. Anschließend mit (Johanniskraut-)Öl einreiben – das vermindert Hautreizungen und wärmt zusätzlich.

Bei Kindern erst mit 7 Minuten anfangen, um etwaige Hautreaktionen zu testen, dann auf 15 bis 20 Minuten erhöhen. Noch etwa 20 Minuten nachruhen.

Die Wickel werden mehrere Tage hintereinander 1-mal täglich angewandt, am besten tagsüber, da sie den Kreislauf anregen. Anschließend 2 bis 3 Tage Pause machen, bevor man die Anwendung ggf. wiederholt.

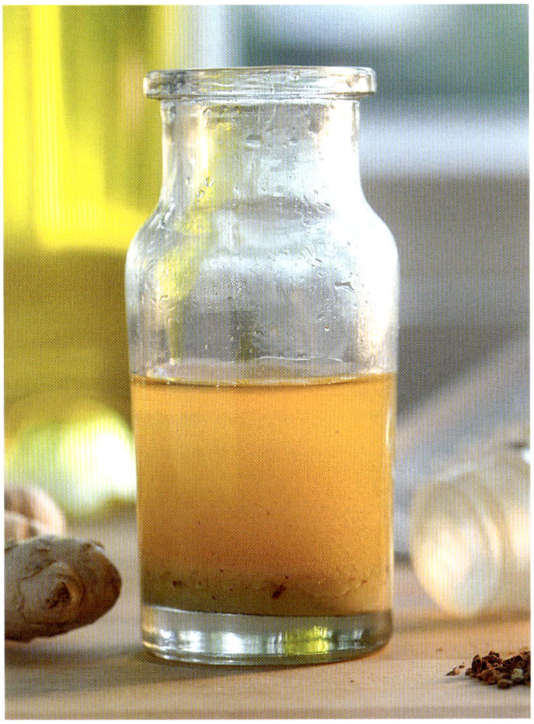

Ingwer-Massageöl

Verbessert die Durchblutung und hilft bei Verspannungen.

Herstellung
1 Stück frischen Ingwer (ca. 7 cm) fein reiben. In ein Baumwoll- oder Mulltuch geben und den Saft auspressen. Etwa 2 TL Ingwersaft mit 10 TL Sesamöl – alternativ Mandel- oder Olivenöl – vermengen. 1 cm Zimtstange im Mörser fein zerstoßen und untermischen. Im Wasserbad auf etwa 50 Grad erwärmen und 3 bis 4 Stunden ziehen lassen. Dann durch einen Papierfilter abseihen. Verschlossen, kühl und dunkel aufbewahren. Die Menge reicht für 2 bis 3 Anwendungen.

Anwendung
Vor Gebrauch den Bodensatz aufrühren. Das Öl leicht in die Haut einmassieren, bald verbreitet sich wohlige Wärme. Das Öl fördert die Durchblutung, lindert Verspannungen und Muskelschmerzen.

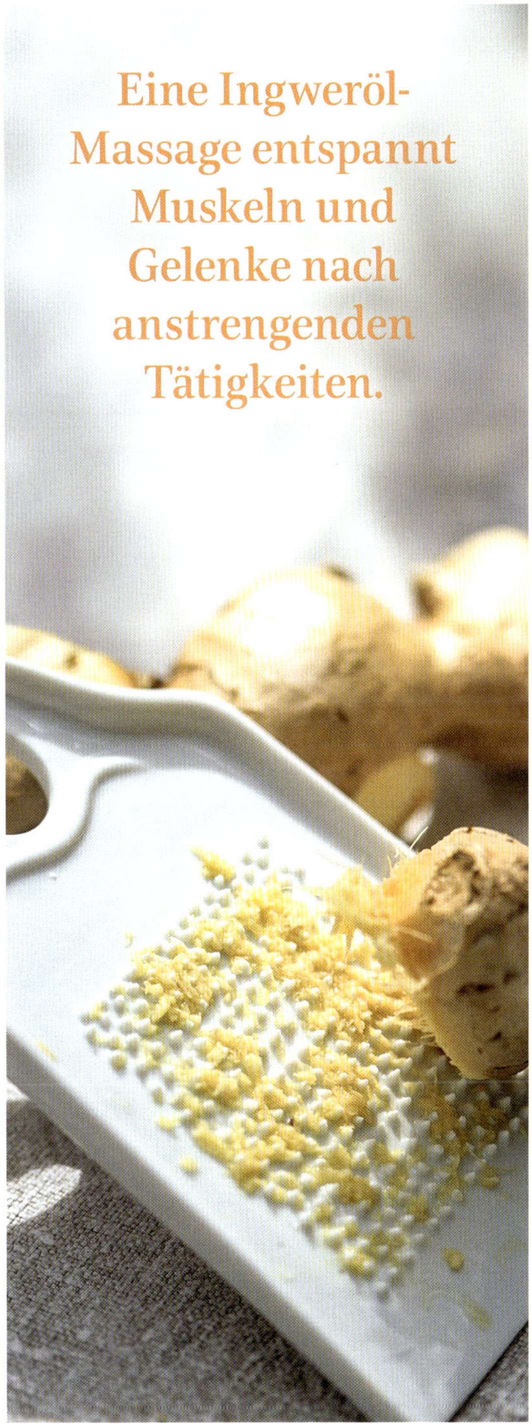
Eine Ingweröl-Massage entspannt Muskeln und Gelenke nach anstrengenden Tätigkeiten.

KURKUMA

Der Wirkstoff Curcumin macht die gelbe Knolle zu einem geschätzten Bestandteil der Küchenapotheke.

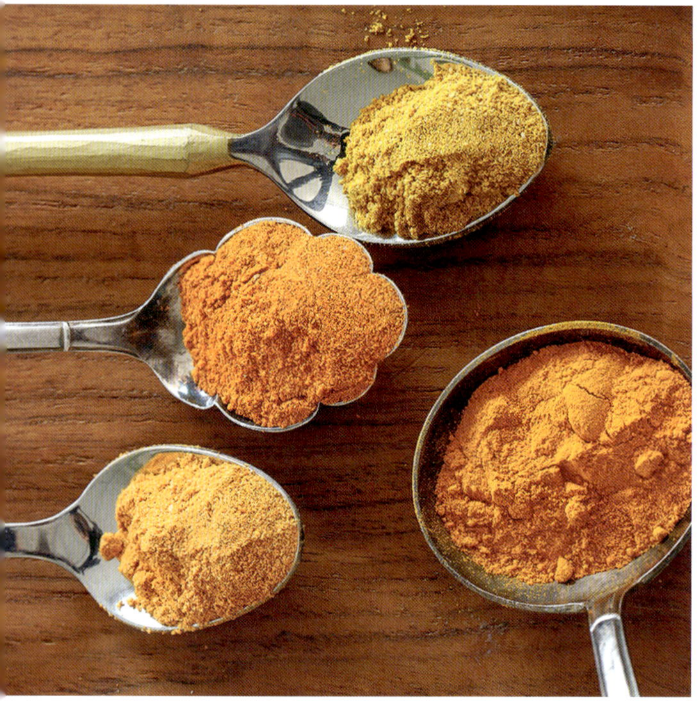

Kurkuma verleiht Currygewürz die goldgelbe Farbe. In Currymischungen können bis zu 20 Gewürze enthalten sein, z. B. Zimt, Chili, Muskat, Ingwer, Kreuzkümmel, Pfeffer, Knoblauch, Koriander und Kardamom.

Im Gemüseregal liegt seit einiger Zeit neben dem bekannten Ingwer oft die Kurkuma. Der ähnlich aussehende Wurzelstock einer tropischen Staude wird auch als Gelbwurz(el) bezeichnet. Denn beim Aufschneiden zeigt sich die intensiv gelborange Farbe, die auf alles übergeht, womit die Kurkuma in Berührung kommt. Die fingergroßen Stücke können geschält oder ungeschält, gerieben oder geschnitten verwendet werden. Kurkuma wird auch als Pulver angeboten.

IN ASIEN ALTBEKANNT

Im asiatischen Raum wird Kurkuma *Curcuma longa* schon seit Jahrtausenden als Heil- und Färbepflanze verwendet. Noch heute spielt sie in der Traditionellen Chinesischen Medizin und in der indischen Ayurveda-Medizin eine wichtige Rolle. Unter anderem wird sie bei Leib- und Leberschmerzen, Arthritis sowie äußerlich bei entzündlichen Hautkrankheiten wie Akne verwendet. In Europa berichtete im 13. Jahrhundert der venezianische Händler Marco Polo von ihr, er kannte sie aber nur als Gewürz und Farbstoff. Als Heilpflanze taucht sie hier erstmals Ende des 16. Jahrhunderts im Kräuterbuch des deutschen Apothekers und Arztes Tabernaemontanus auf.

GELB FÄRBEND …

Der Name „Kurkuma" geht auf das arabische Wort „kurkum" für „Safran" zurück. Denn um Speisen gelb zu färben, eignet sich Kurkuma als preisgünstiger Ersatz für Safran. Mit dem Safran-Krokus *Crocus sativus* ist die Pflanze botanisch jedoch nicht verwandt.
Vielen Lebensmitteln wie Margarine, Teigwaren oder Senf verleiht ein Extrakt aus gemahlener Kurkuma einen Gelbton. In den Zutatenlisten steht er als Lebensmittel-Zusatzstoff (Kurkumin, E 100). Die gelben Inhaltsstoffe, die Curcuminoide, sind charakteristisch für Kurkuma. Von ihnen enthält der getrocknete Wurzelstock drei bis fünf Prozent. Den größten Anteil macht dabei Curcumin aus, das auch der wichtigste Wirkstoff ist.

… UND AROMATISCH DUFTEND

Kurkuma entfaltet beim Zerschneiden oder Reiben einen würzigen Duft. Für diesen sorgen ätherische Öle mit für die Pflanze typischen Inhaltsstoffen wie Turmerone, Zingiberen und Curcumol. Diese ätherischen Öle bestimmen den Geschmack und tragen zur verdauungsfördernden Wirkung bei. Frische Kurkuma schmeckt würzig-harzig und leicht scharf; getrocknet als Pulver ist der Geschmack milder und etwas bitter. Den frischen Wurzelstock fand man bei uns früher nur in Asialäden, im Lebensmittelhandel gab es hingegen nur das Pulver im Gewürzregal. Mittlerweile allerdings führen die Geschäfte ebenfalls frische Ware in Bioqualität. Sie stammt in der Regel aus Asien oder Lateinamerika, aber auch hierzulande gibt es erste Betriebe, die die Pflanze anbauen.

FÜR DIE VERDAUUNG

Medizinisch verwendet wird Kurkuma als pflanzliches Arzneimittel bei leichten Verdauungsstörungen wie Völlegefühl und Blähungen. Kurkuma regt die Leber zu erhöhter Galleproduktion an und unterstützt so insbesondere die Verdauung fettreicher Nahrung. Als Nebeneffekt kann dies den Cholesterinspiegel im Blut senken.
Es gibt auch Hinweise, dass Kurkuma als ergänzende Therapie bei Knieschmerzen mit Arthrose infrage kommt. Untersuchungen zeigten, dass bei manchen Patienten Schmerzen und Steifigkeit in den Knien nachließen und sie somit weniger „klassische" Schmerzmittel benötigten.

(K)EIN ALLHEILMITTEL?

Die Anwendungsgebiete, für die Kurkuma und daraus hergestellte Präparate angepriesen werden, sind weitreichend: Der extrahierte Hauptwirkstoff Curcumin soll bei vielen Leiden helfen, sogar bei Diabetes, Krebs und Alzheimer. Die meisten dieser Wirkungen sind nicht belegt. Curcumin kann prinzipiell entzündungshemmend und antioxidativ wirken, doch unklar ist, ob und wie stark es diese Eigenschaften auch im menschlichen Körper entfaltet. Die Versprechungen, die meist im Zusammenhang mit Nahrungsergänzungsmitteln gemacht werden, sind also mit Vorsicht zu betrachten. Viele dieser Mittel enthalten außerdem speziell aufbereitete Kurkuma, die für den Körper besonders gut verfügbar sein soll, oder verstärkende Zusätze. Auch wenn so das Curcumin möglicherweise besser aufgenommen werden kann, ist nicht in jedem Fall gewährleistet, dass die Mittel so sicher und verträglich sind wie der Wurzelstock oder herkömmliche Extrakte. Möglicherweise kann es sogar zu schädlichen Wirkungen kommen.

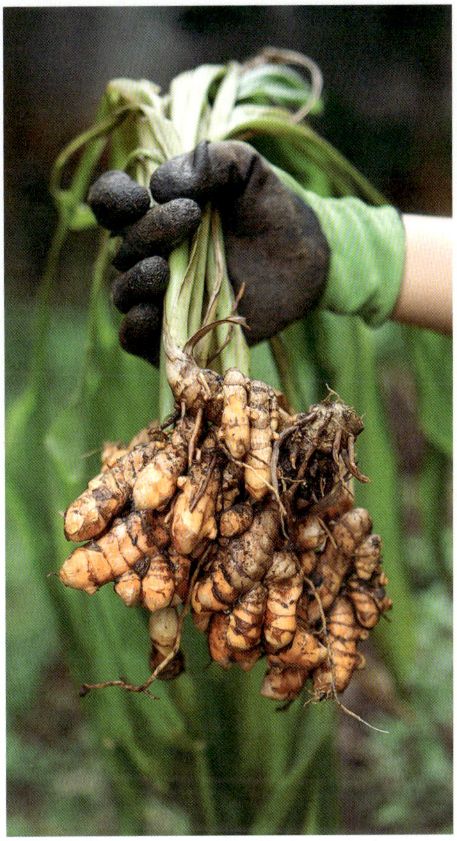

Kurkuma

Die Kurkuma gehört wie der Ingwer zur Pflanzenfamilie der Ingwergewächse *Zingiberaceae*. Als ihre ursprüngliche Heimat gilt Indien. In tropischen Regionen Südostasiens, Afrikas und Lateinamerikas wird die großblättrige Staude angebaut.
Ihr unterirdischer Spross bildet einen fleischigen, verzweigten Wurzelstock. Dieses Rhizom erinnert an ein kleines Ingwerstück, ist jedoch meist dunkler und deutlicher geringelt. Die Enden des Wurzelstocks treiben bis einen Meter lange Blätter. Aus einem kurzen Scheinstamm schiebt sich ein bis 20 Zentimeter hoher, zapfenartiger Blütenstand, der mit einem Schopf aus weißlichen, grünlichen oder blassrosa Hochblättern abschließt.

Curcuma alismatifolia
In Gärtnereien oder beim Floristen sieht man *Curcuma alismatifolia* als Topfpflanze oder Schnittblume. Sie hat mit ihren großen Blütenständen einen hohen Zierwert, dient aber nicht als Gewürz- oder Heilpflanze.

Die Rezepte

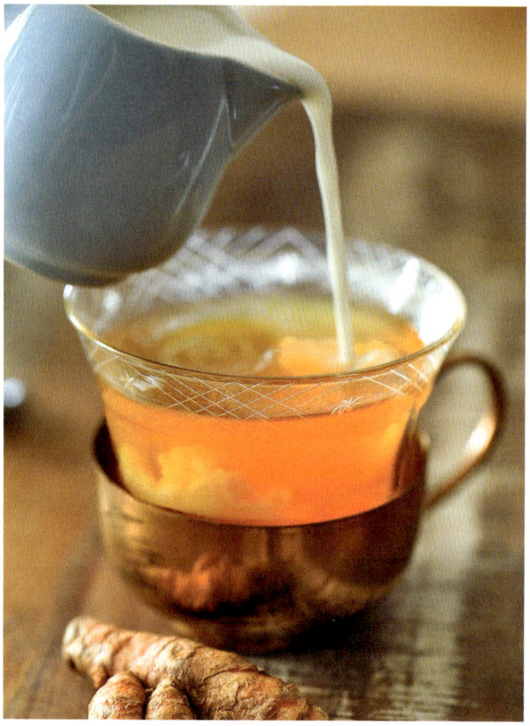

Kurkumatee

Erleichtert die Verdauung und hilft bei Gelenkbeschwerden

Herstellung
1 Stück frische Kurkuma (kleinfingergroß) geraspelt oder in dünne Scheiben geschnitten, alternativ 1 gestrichenen TL Kurkumapulver, in einen Papier-Teefilter geben. Mit 200 ml kochendem Wasser über-gießen. Für eine bessere Löslichkeit der Inhaltsstoffe 2 EL Milch (oder Haferdrink) zugeben, 10 bis 15 Minuten abgedeckt ziehen lassen. Den Teefilter herausnehmen und etwas ausdrücken.

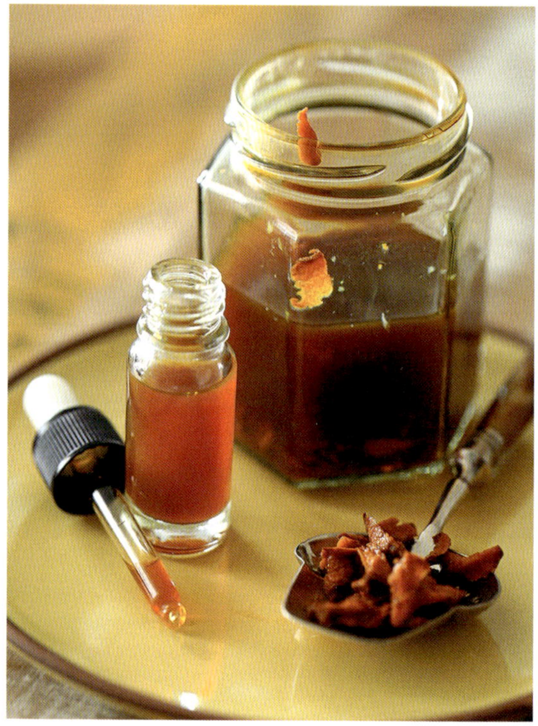

Kurkumatinktur

Hilft bei Verdauungsproblemen. Die entzündungshemmende Wirkung des Curcumins unterstützt zudem bei Gelenkbeschwerden.

Herstellung
20 g geraspelte frische Kurkuma oder 10 g Pulver in einem Schraubglas mit 100 bis 150 ml Doppelkorn oder Wodka übergießen. Gut umrühren. 3 bis 4 Wochen dunkel stellen, zwischendurch umrühren. Dann durch ein Teesieb abgießen und den Rückstand mit einem Esslöffel ausdrücken.
Die Tinktur in einer Tropfflasche dunkel aufbewahren. Vor dem Verwenden kurz schütteln. Sie ist bis zu 2 Jahre lang haltbar. Die Tinktur ist eine gute Alternative zum Tee, da Alkohol die Curcuminoide und das ätherische Öl aus dem Wurzelstock zieht.

Anwendung von Tee und Tinktur
Bei Verdauungsbeschwerden wie Völlegefühl und Blähungen oder bei Gelenkbeschwerden: 3-mal täglich nach den Mahlzeiten 1 Tasse Tee trinken oder 30 bis 40 Tropfen der Tinktur mit Wasser verdünnt einnehmen.
Wenn die Beschwerden nach 2 Wochen nicht abklingen, einen Arzt aufsuchen.

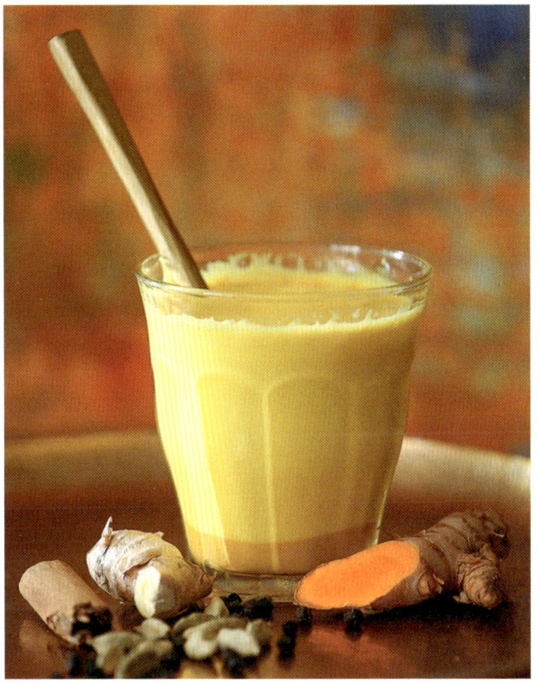

Goldene Milch

Für einen guten Start in den Tag

Herstellung
1 Stück frische Kurkuma (kleinfinger- bis daumengroß) raspeln oder in dünne Scheiben schneiden (oder 1 bis 2 TL Pulver). Ein Stück Ingwer (kirschgroß) fein raspeln. Beides mit je 1 Messerspitze Zimt- und Kardamompulver sowie 1 Prise frisch gemahlenem Pfeffer in einen Papier-Teefilter geben. Diesen in einen Topf mit 300 ml heißer Milch (oder Hafer-, Mandel- oder Kokosmilch) hängen. Auf dem Herd auf niedriger Stufe 5 bis 10 Minuten ziehen lassen. Den Filter entnehmen und ausdrücken. Nach Belieben mit Honig oder Zucker süßen.

Anwendung
Dieses beliebte ayurvedische Getränk weckt ähnlich gut wie Kaffee. Es wärmt, steigert die Durchblutung und stärkt für den Tag. Bei mehrwöchiger Anwendung stärkt die goldene Milch die Gehirnleistung und das Immunsystem, verbessert die Verdauung und verringert Entzündungen. Abends getrunken kann sie den Schlaf fördern.
Nur 1 Tasse am Tag trinken!

Tipp: Alle Gewürze – außer Kurkuma – können nach Geschmack variiert werden. Ingwer und Pfeffer sorgen für Schärfe. Zimt und Kardamom würzen gut, trüben jedoch den Goldton des Getränks.

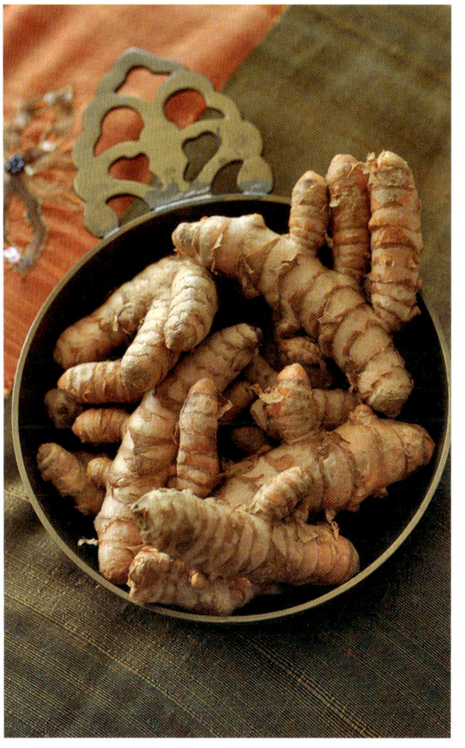

❖ TIPPS UND HINWEISE ❖

- *Frische Kurkuma ist wohlschmeckender als das Pulver.*
- *Curcuminoide und ätherische Öle sind fettlöslich, aber schlecht löslich in Wasser. Daher ist es sinnvoll, dem Tee etwas Milch bzw. Pflanzendrink zuzugeben.*
- *Wer Kurkuma als Heilmittel verwenden möchte, sollte dies mit seinem Arzt absprechen. Kurkuma sollte nur bei Bedarf oder kurmäßig bis zu 4 Wochen angewandt werden.*
- *Vorsicht ist geboten bei empfindlichem Magen, Erkrankungen der Leber oder Gallenwege, in der Schwangerschaft oder Stillzeit. Kurkuma kann die Wirkung von blutverdünnenden Medikamenten verändern. Auch Allergien sind möglich.*
- *Kurkuma färbt Stoff, Kunststoff, Küchengeräte und Haut hartnäckig gelb. Deshalb mit Einmalhandschuhen arbeiten und nicht auf einem Holzbrettchen, sondern auf einem Teller schneiden.*
- *Flecken lassen sich meist mit Speiseöl, einer Spülmittel-Essig-Lösung oder viel Seife beseitigen. Oder 1 Päckchen Backpulver in 2 EL Wasser auflösen, einwirken lassen und abwaschen.*

MEERRETTICH

Die enthaltenen Senfölglykoside helfen nicht nur bei Erkältung.

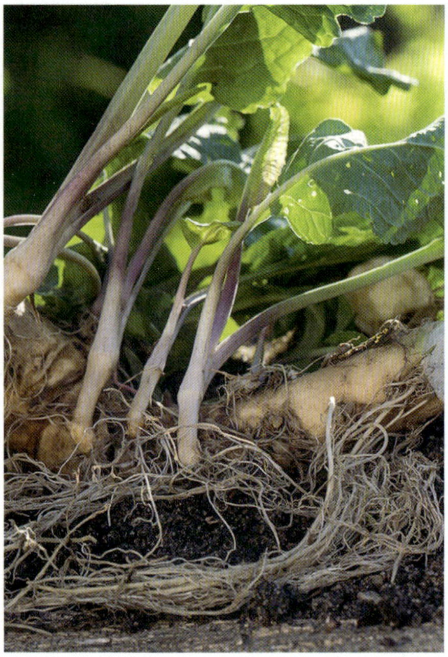

Meerrettich im Garten

Meerrettich gehört wie Radieschen und Kohl zur Familie der Kreuzblütler. Er ist eine mehrjährige, ausdauernde Pflanze. Oberirdisch wachsen bis zu anderthalb Meter große, lang gestielte Blätter, die dunkelgrün und gewellt sind. Hauptsächlich genutzt wird die zylindrische Wurzel, die 20 bis 40 Zentimeter lang wird. Die etwa daumendicken Wurzeln werden mit einer Grabegabel aus dem Boden geholt, sobald das Laub im Herbst welkt.
Zarte, weiße Blüten entwickeln sich erst im zweiten Jahr, falls die Wurzeln nicht geerntet werden. An den hohen Blütenständen entwickeln sich Schoten.
Besonders auf tiefgründigen, gut mit Nährstoffen versorgten Böden breitet er sich rasant aus. Im Garten gedeiht er auch an schattigen Stellen. Am besten wird er gepflanzt, wo seinem Ausbreitungswillen Schranken gesetzt sind. 60 Zentimeter in den Boden reichende Platten sind als Sperre zu den Nachbarbeeten hilfreich.

Meerrettich *Armoracia rusticana* ist vor allem als Gewürz bekannt. Seine scharf riechenden Stoffe, die Senfölglykoside, machen ihn so wertvoll. Diese Wirkstoffe fördern den Appetit und die Verdauung, wirken schleimlösend, krampflösend und harntreibend. Senfölglykoside hemmen Bakterien und Pilze in den Atemwegen ebenso wie in den Harnwegen. Zudem haben sie auch antivirale und immunstärkende Effekte. Meerrettich wurde deshalb früher auch als „Penicillin aus der Küche" bezeichnet. Die Wurzel enthält neben ätherischem Öl auch Flavonoide, Vitamin B1, Mineralstoffe, vor allem Kalium, und viel Vitamin C.

BEI ERKÄLTUNG UND MUSKELSCHMERZEN

Bei einer Erkältung helfen Senfölglykoside, den Schleim zu lösen und das Abhusten zu erleichtern. Frisch geriebener Meerrettich mit Honig kann, teelöffelweise eingenommen, bei Schnupfen, Husten und unkomplizierten Harnwegsinfekten helfen. Gemischt mit zwei Dritteln Quark kann man ihn Kindern bei Husten als Umschlag auflegen. Bewährt hat sich auch das Inhalieren, hierbei wird geriebener Meerrettich mit heißem Wasser überbrüht.
Äußerlich angewandt, reizt der scharfe Meerrettich das Gewebe, wodurch dieses stärker durchblutet wird und sich erwärmt. Eine Tinktur, bei der mithilfe von Alkohol die Wirkstoffe des Meerrettichs extrahiert werden, hilft vor allem bei Muskelschmerzen. Die empfindlichen Senfölglykoside sind in der Tinktur maximal drei Monate haltbar.
Hinweis: Direkten Kontakt mit den Schleimhäuten vermeiden und auf der Haut nur kurz anwenden.

MEERRETTICH IN DER KÜCHE

Als scharfes Würzmittel ist Meerrettich besonders in Bayern und Österreich beliebt. Hier kommt der „Kren" frisch gerieben in die Soßen zu Tafelspitz, kaltem Braten oder Fisch. Seine Schärfe lässt sich mit Sahne oder Apfel abmildern. Um zu verhindern, dass sich frisch geriebener Meerrettich braun verfärbt, wird er mit Zitronensaft oder Essig beträufelt.

Die Rezepte

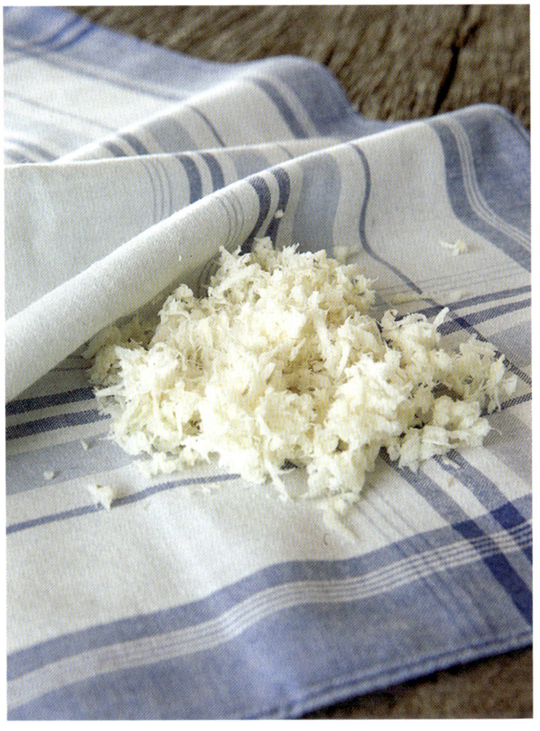

Nackenkompresse

Die Nackenkompresse hilft bei Entzündungen der Nasennebenhöhlen und Kopfschmerzen.

Herstellung
1 Stück Meerrettichwurzel schälen und etwa 1 TL fein reiben. Auf ein Taschentuch geben, zusammenfalten.

Anwendung
Unterhalb des Haaransatzes auf den Nacken legen; hier befindet sich zwischen dem dritten und sechsten Halswirbel die Reflexzone für die Nasennebenhöhlen. Nach 3 bis spätestens 15 Minuten, oder wenn ein intensives Brennen zu spüren ist, das Tuch entfernen und den Saft abwaschen. Dann die gereizte Haut pflegen.
1-mal täglich anwenden, maximal 3 Wochen.

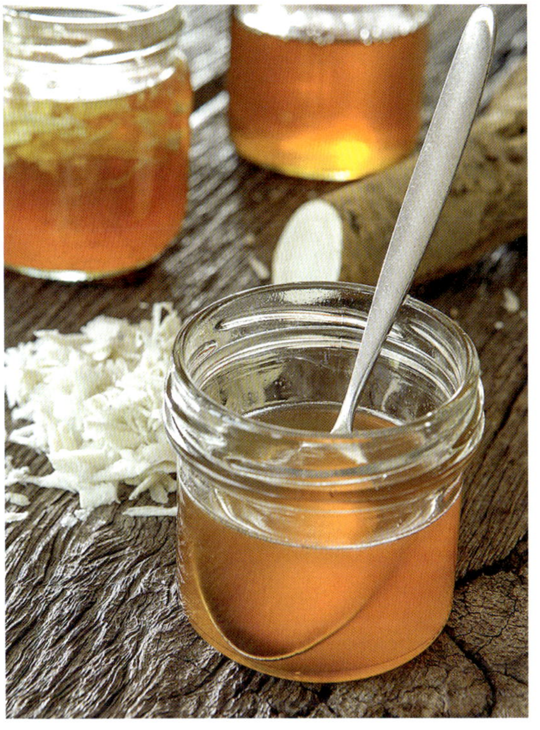

Hustenhonig

Bei Erkältung, vor allem bei Husten, verspricht der Meerrettichhonig Linderung.

Herstellung
1 Stück Meerrettichwurzel (ca. 3 cm lang) schälen, grob raspeln und mit der doppelten Menge flüssigen Honigs mischen. Über Nacht ziehen lassen. Am nächsten Tag durch ein feines Sieb abseihen und den Honig auffangen.

Anwendung
3-mal täglich ½ bis 1 TL einnehmen. Maximal 7 Tage anwenden.

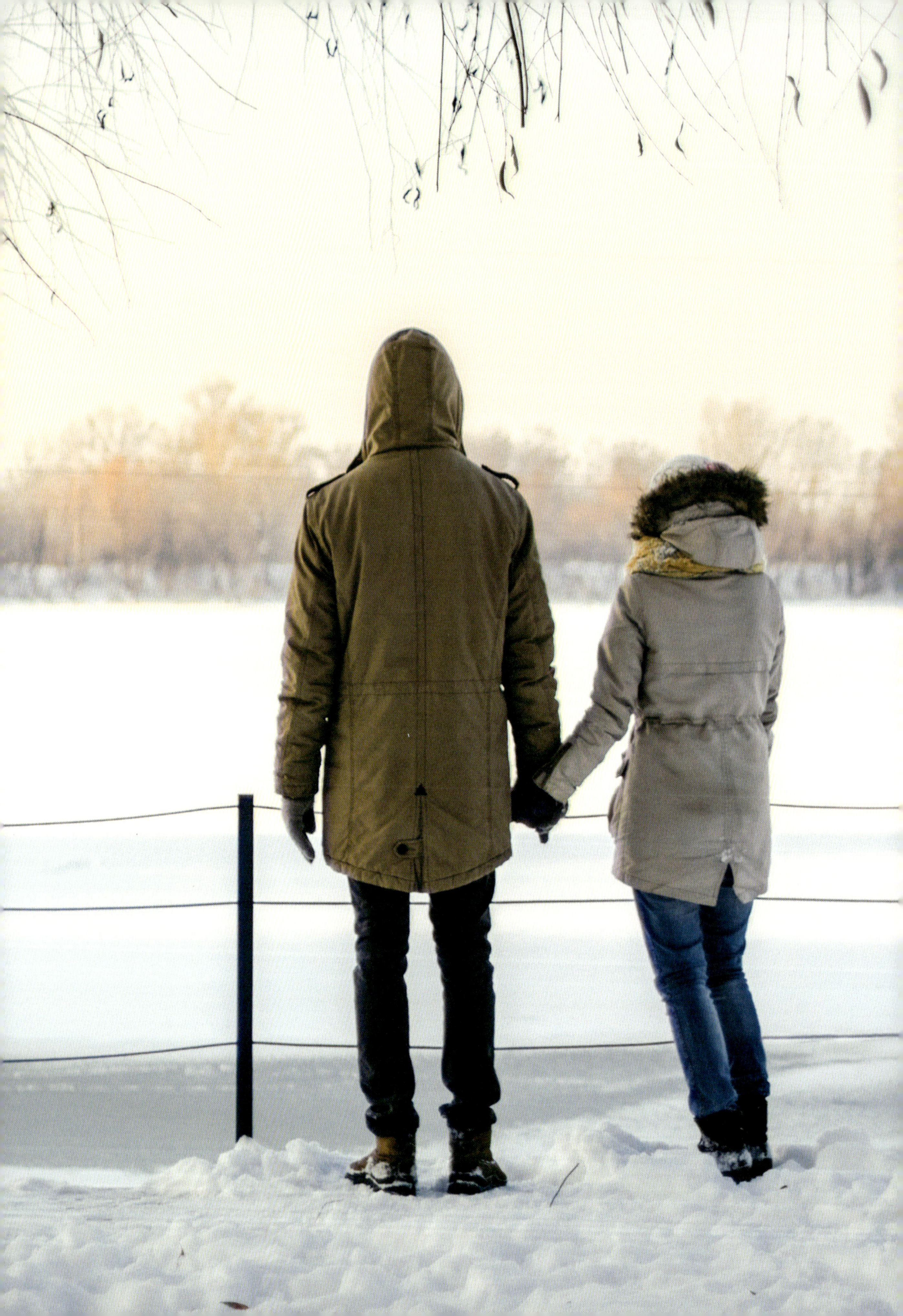

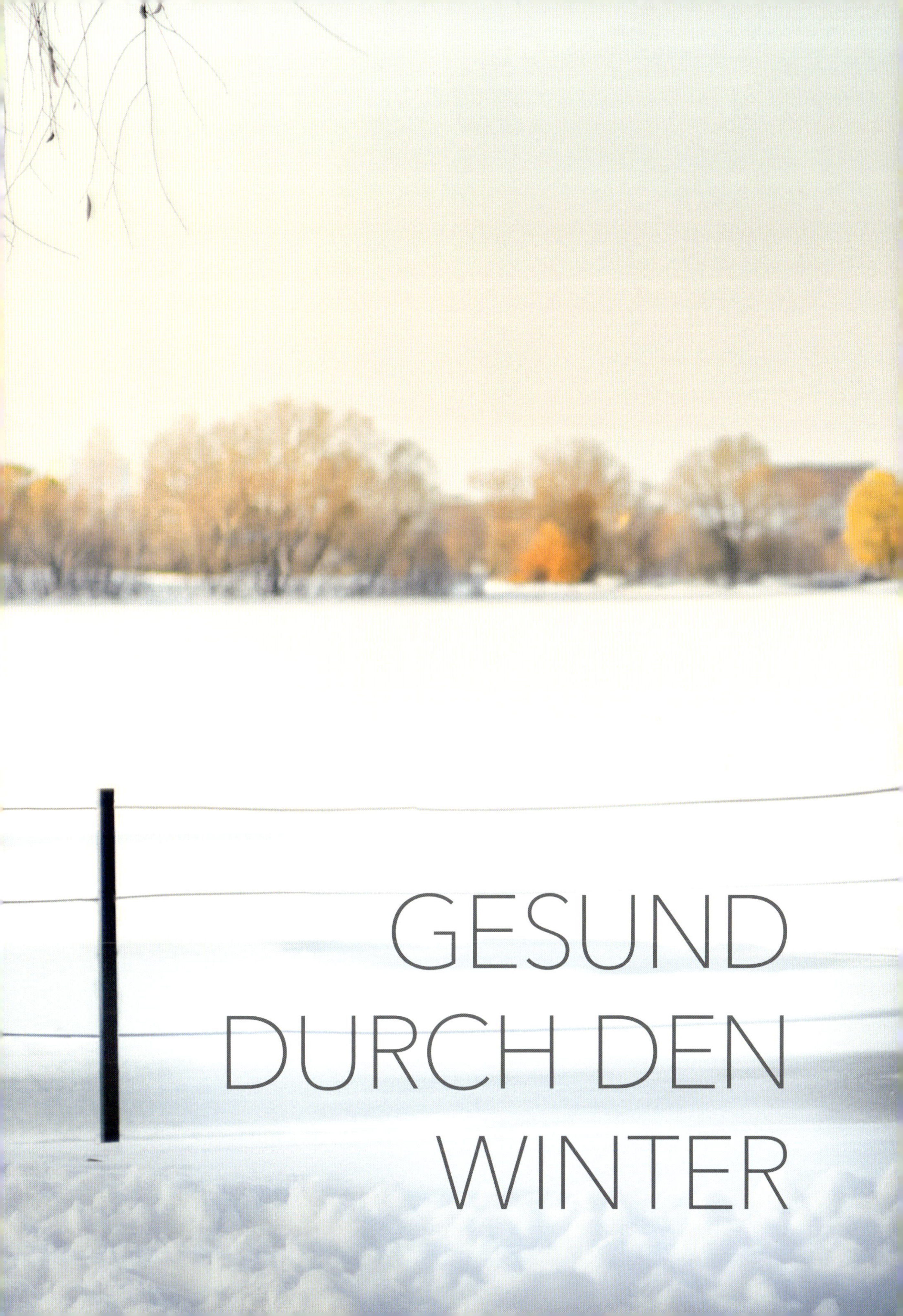

GESUND DURCH DEN WINTER

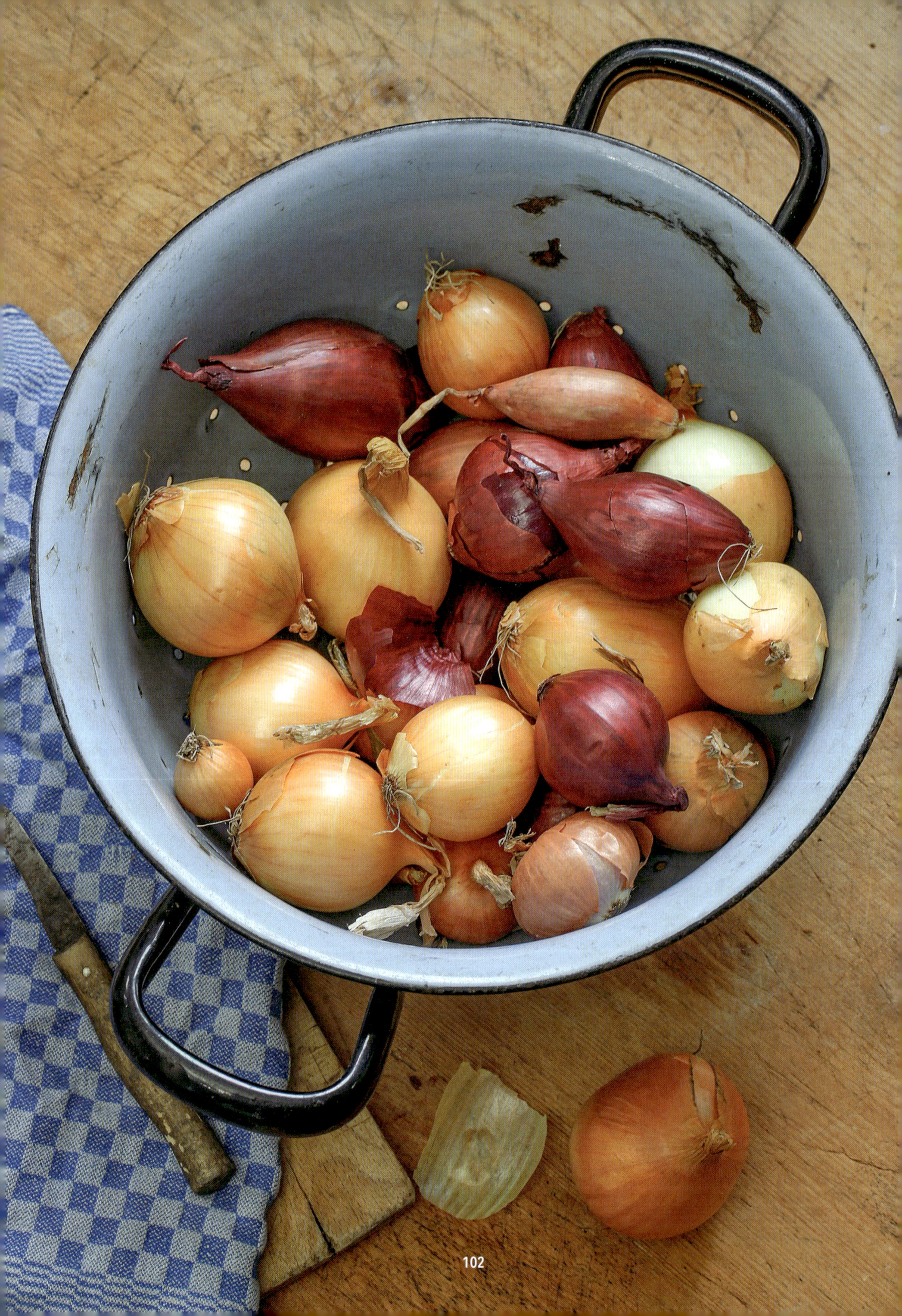

Zwiebel

Zwiebeln sind Gemüse, Gewürz und Heilmittel. Das traditionelle Hausmittel bei Husten hält Bakterien ganz natürlich in Schach.

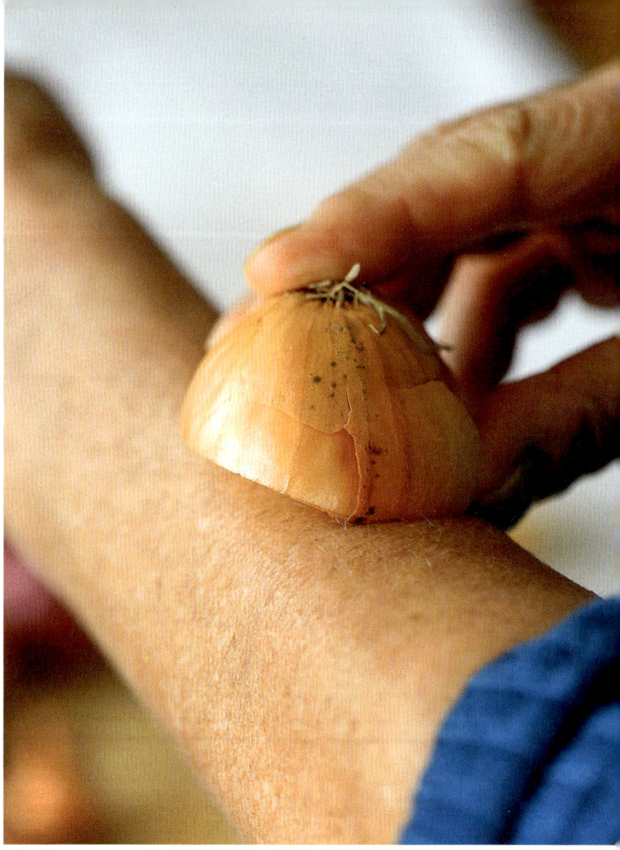

Erste Hilfe aus der Küchenapotheke: Bei Insektenstich, leichten Verbrennungen oder Schrammen reibt man eine halbierte Zwiebel über die Stelle.

Zwiebeln sind ein beliebtes Speise- und Würzgemüse in der Küche und fast immer vorrätig. Schnell zur Hand erweist sich das Gemüse mit dem beißenden Geruch als vielseitiges Erste-Hilfe-Mittel: ob bei Insektenstichen, leichten Verbrennungen, Bluterguss oder Husten. Aus der Volksheilkunde kennt man bewährte Anwendungen wie warme Zwiebelsäckchen bei Ohrenschmerzen und Hustensirup. Der regelmäßige Verzehr von Zwiebeln hat viele gesundheitsfördernde Effekte: Er wirkt appetitanregend und verdauungsfördernd, desinfizierend und antientzündlich. Zwiebeln können die Zellen und das Immunsystem schützen.

ALTES NAHRUNGS- UND HEILMITTEL

Als eine der ältesten Kulturpflanzen der Menschheit wurden Speisezwiebeln bereits vor 5 000 Jahren in China angebaut. Zwiebeln gehörten, wie auch der verwandte Knoblauch, zur täglichen Nahrung der ägyptischen Pyramidenarbeiter, um deren Körperkraft zu stärken oder zu erhalten. Auch im antiken Griechenland wie im Römischen Reich wurden sie verzehrt, für Heilzwecke eingesetzt und dienten sogar als Opfergabe für die Götter. Im Mittelalter fanden Zwiebeln den Weg in unsere Breiten, in die Küchen und die Heilkunde. Die Klostermedizin lobte ihre Wärmekraft bei „Kältekrankheiten". Der berühmte Arzt Paracelsus sah in ihr fast ein Allheilmittel: „Eine Zwiebel ist so viel wert wie eine ganze Apotheke." Ihren breiten gesundheitlichen Nutzen hat die moderne Wissenschaft inzwischen gründlich erforscht und belegt.

DAS ZWIEBEL-PRINZIP

Zwiebelschneiden lässt die Augen tränen. Schuld daran sind die enthaltenen Schwefelverbindungen. Diese sorgen für den typischen Geruch und Geschmack sowie viele der Heilwirkungen. Die schwefelhaltigen Stoffe namens Alliin bzw. Isoalliin wirken keimhemmend, als Blutverdünner und gegen Entzündungen jeglicher Art. Wenn beim Kleinschneiden die Zellstruktur verletzt wird, wird aus Alliin mittels eines Enzyms Allicin, eine weitere hochwirksame Schwefelverbindung. Deren eigentliche Aufgabe ist es, die Pflanze vor Tierfraß zu schützen.

FRUKTANE, VITAMINE UND MEHR

Eine weitere Besonderheit: Zwiebeln speichern, anders als zum Beispiel Kartoffeln, ihre Kohlenhydrate bzw. Energie nicht als Stärke, sondern in Form von Fruktanen (Inulin). Diese Mehrfachzucker werden im Dünndarm nicht abgebaut und dienen im Dickdarm gesunden Darmbakterien als „Futter". So fördern sie die Verdauung und die Immunabwehr, denn etwa 80 Prozent des Immunsystems befinden sich im Darm. Fruktane regen zudem die Produktion von Antikörpern an. Sie binden außerdem Grippeerreger an den Schleimhäuten der Atemwege oder des Verdauungstraktes und machen sie

❖ HINWEISE ❖

- *Zwiebelsaft und Salbe mit Zwiebelextrakt zur Narbenpflege sind in Apotheken und Reformhäusern erhältlich.*
- *Empfindliche Menschen können nach dem Genuss von Zwiebeln mit Magenreizungen oder Blähungen reagieren. Hier gilt es, die Dosis langsam zu steigern.*
- *Zwiebeln haben blutverdünnende Wirkung. Falls Blutverdünner eingenommen werden, kann es zur „Überdosierung" kommen.*

dadurch unschädlich. Auch aus der Raumluft kann eine aufgeschnittene Zwiebel Schadstoffe oder Grippeviren binden.
Zwiebeln haben viel Vitamin C, fast alle B-Vitamine, Vitamin A und E, zudem Mineralstoffe wie Kalium, Calcium, Magnesium, Eisen, Phosphor und Selen, die für viele Körperfunktionen lebensnotwendig sind. Das Flavonoid Quercetin spielt wie die Schwefelverbindungen eine wichtige Rolle als Radikalfänger. Enthalten sind weiterhin ätherische Öle, Phenolcarbonsäuren und Saponine. Je weniger verarbeitet das vielhäutige Gemüse verzehrt wird, desto besser. Aber auch gekocht oder leicht angebraten, bleiben die meisten Wirkstoffe erhalten.

STÄRKT, SCHÜTZT UND HEILT

Bei Erkältungskrankheiten lassen die Inhaltsstoffe Schleimhäute abschwellen, reduzieren Entzündungen der Lunge und entspannen die Muskulatur von Luftröhre und Bronchien. Die schleimlösenden Eigenschaften helfen, zähen Schleim leichter abzuhusten. Zwiebeln lindern auch andere Infektionen, z. B. im Magen-Darm-Trakt, Allergien wie allergisches Asthma, Heuschnupfen oder Nussallergien.
Bei regelmäßigem Verzehr können Blutzucker und -fettwerte sowie der Blutdruck gesenkt werden. Das wirkt vorbeugend gegen Diabetes Typ 2, Thrombosen, Herz-Kreislauf- und altersbedingte Gefäßerkrankungen. Sogar das Risiko für Krebserkrankungen soll sich verringern. Forschungen haben ergeben, dass täglich 100 Milliliter Zwiebelpresssaft die Menge der Entgiftungssubstanz Glutathion im Körper und so die antioxidativen Kräfte deutlich erhöht. Damit kann die Zellentgiftung, vor allem in der Leber, wirksam unterstützt werden.
Äußerlich hilft der Zwiebelsaft bei Mücken- oder Wespenstichen, leichten Verbrennungen, kleinen Hautverletzungen, Furunkeln oder Hühneraugen: Dazu eine Zwiebel halbieren, etwas pressen, einige Minuten auflegen und leicht reiben.

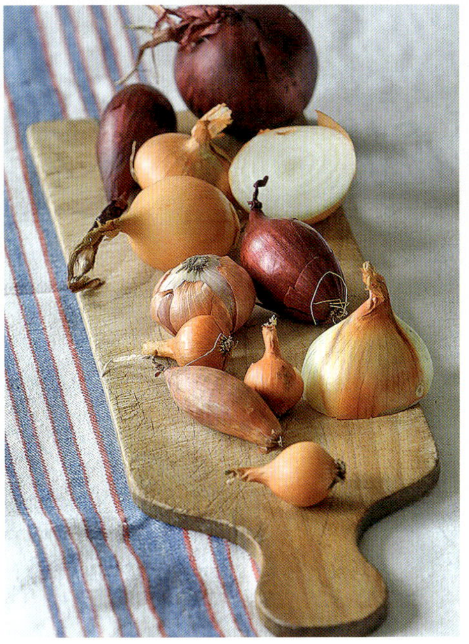

Zwiebelarten

Speise- oder Küchenzwiebeln *Allium cepa* gehören zur Gattung *Allium* und zur Unterfamilie der Lauchgewächse. Die Gattung umfasst Hunderte Arten, die fast alle essbar sind. Dazu gehören auch Knoblauch, Bärlauch, Porree und Schnittlauch, die mit ähnlich heilsamen Wirkungen aufwarten.

Vielfalt der Formen und Farben
Man unterscheidet Winter- und Sommerzwiebeln. Die Speisezwiebeln zählen zu den sortenreichen Sommerzwiebeln. Je nach Sorte variieren Größe und Schärfe. In ihnen stecken die meisten gesunden Schwefelverbindungen. Rote Zwiebeln haben weniger Schwefelverbindungen und schmecken mild-süßlich. Sie punkten mit einem hohen Gehalt an zellschützenden Anthocyanen. Saftig und mild im Geschmack sind die bis 15 Zentimeter großen Gemüsezwiebeln. Weiße Zwiebeln enthalten die wenigsten bioaktiven Stoffe. Die Schalotte *Allium ascalonicum* besteht meist aus mehreren länglichen Teilzwiebeln. Mit ihrem fein-süßlichen Aroma gilt sie kulinarisch als Edelzwiebel.
Die Winterzwiebel *Allium fistulosum* wird als mehrjährige Winterheckenzwiebel angebaut. Die auch als Frühlings- oder Lauchzwiebel bezeichnete Art hat eine schwach ausgebildete Zwiebel. Ihre hohen, röhrenförmigen Blätter heißen Schlotten. Das aromatische Grün lässt sich fast ganzjährig ernten.

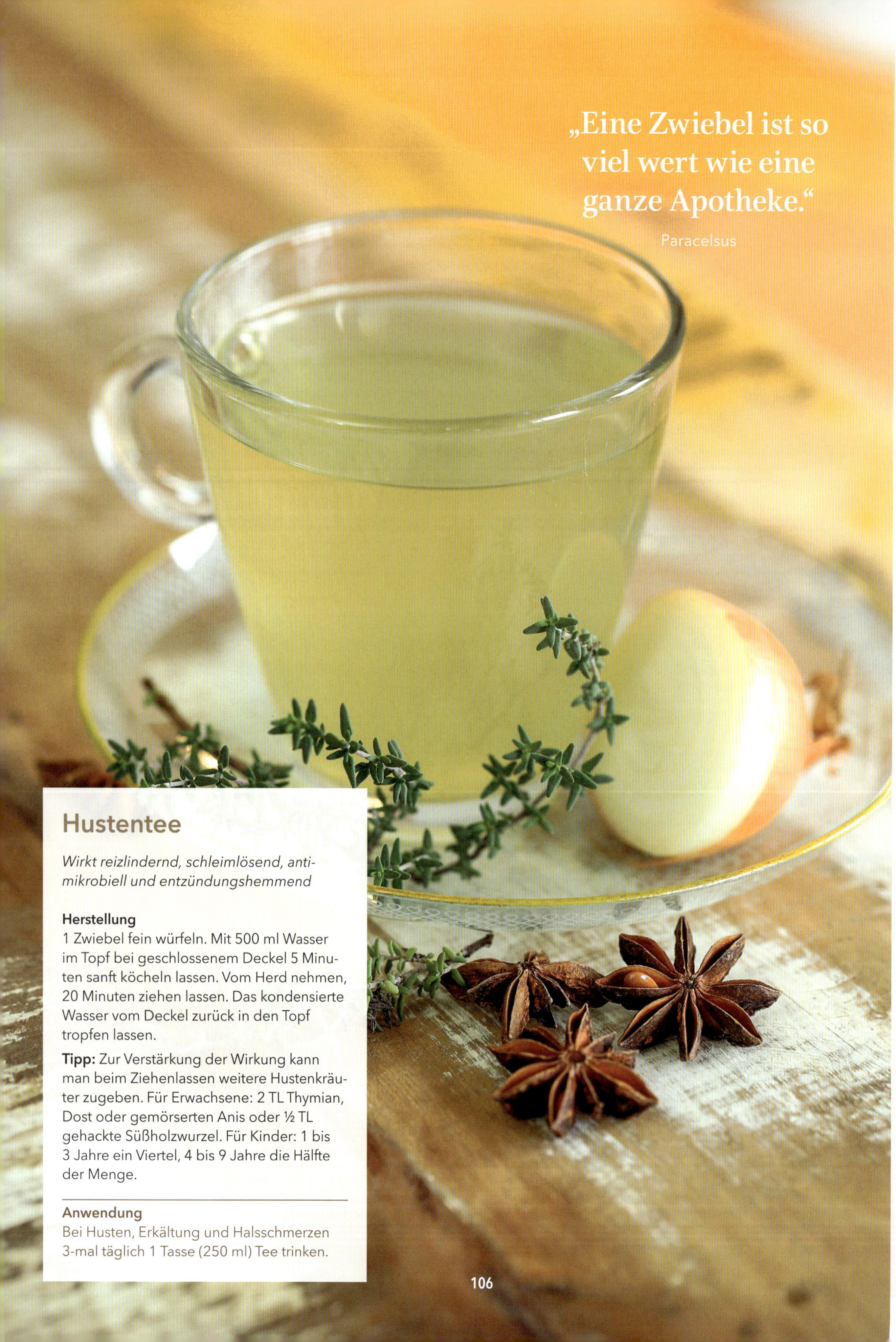

> „Eine Zwiebel ist so viel wert wie eine ganze Apotheke."
>
> Paracelsus

Hustentee

Wirkt reizlindernd, schleimlösend, antimikrobiell und entzündungshemmend

Herstellung

1 Zwiebel fein würfeln. Mit 500 ml Wasser im Topf bei geschlossenem Deckel 5 Minuten sanft köcheln lassen. Vom Herd nehmen, 20 Minuten ziehen lassen. Das kondensierte Wasser vom Deckel zurück in den Topf tropfen lassen.

Tipp: Zur Verstärkung der Wirkung kann man beim Ziehenlassen weitere Hustenkräuter zugeben. Für Erwachsene: 2 TL Thymian, Dost oder gemörserten Anis oder ½ TL gehackte Süßholzwurzel. Für Kinder: 1 bis 3 Jahre ein Viertel, 4 bis 9 Jahre die Hälfte der Menge.

Anwendung

Bei Husten, Erkältung und Halsschmerzen 3-mal täglich 1 Tasse (250 ml) Tee trinken.

Die Rezepte

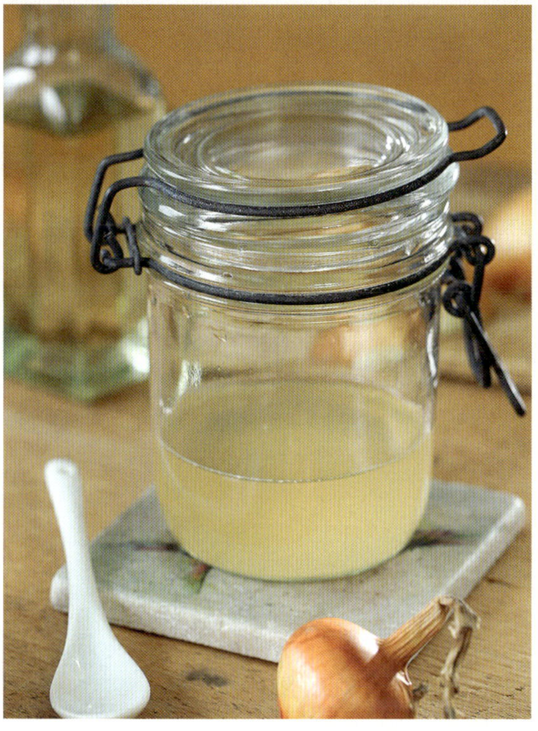

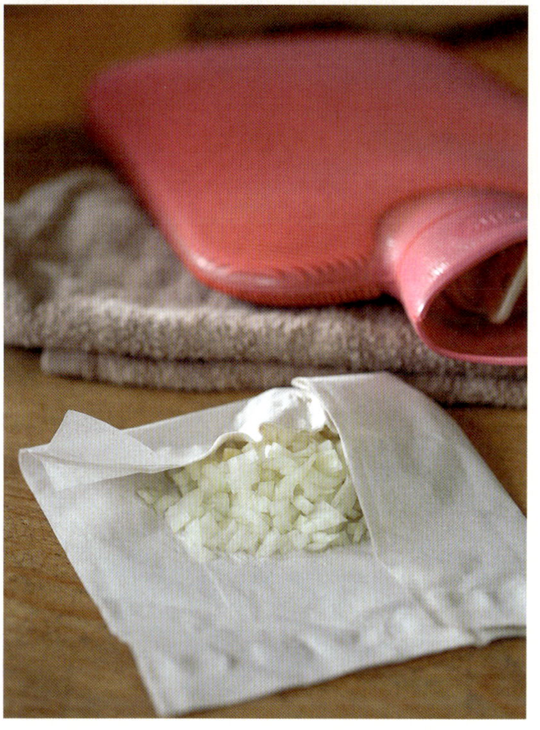

Zwiebelsirup bei Erkältung

Lindert den Hustenreiz und wirkt schleimlösend

Herstellung
3 scharfe Zwiebeln fein würfeln. In einem Weckglas mit 9 EL Bienenhonig verrühren. 8 bis 12 Stunden zugedeckt bei Zimmertemperatur ziehen lassen. Die dann entstandene Flüssigkeit durch ein Teesieb abgießen. Lichtgeschützt aufbewahren.

Anwendung
Der Sirup wirkt reizlindernd, schleimlösend, antimikrobiell und entzündungshemmend. Bei Erkältung und Husten mehrmals täglich 1 TL einnehmen.

Tipp: Die abgesiebte Zwiebel-Honig-Mischung kann man im Salat oder für ein süß-saures Gericht verwenden.

Brustauflage bei Husten

Löst den Schleim, lindert den Husten und bekämpft die Keime

Herstellung
1 bis 2 scharfe Zwiebeln fein würfeln. In ein dünnes Baumwolltuch oder Küchenpapier einschlagen.

Anwendung
Im Liegen anwenden: Im oberen Brustbereich auf die Haut legen, mit einem Gästehandtuch bedecken. Dann eine nicht zu heiße Wärmflasche auflegen. Bei Husten 1- bis 2-mal täglich 30 bis 60 Minuten anwenden. Die verdunstenden Inhaltsstoffe werden sowohl eingeatmet als auch über die Haut aufgenommen.

❖ TIPP ❖

Wenn sich eine Erkältung ankündigt, bei verstopfter Nase oder nächtlichem Husten: Eine scharfe, fein gewürfelte Zwiebel auf einem Teller nachts möglichst nah ans Bett stellen. Das Einatmen der Dämpfe wirkt reizlindernd und dezimiert die Keime. Auch tagsüber anzuwenden.

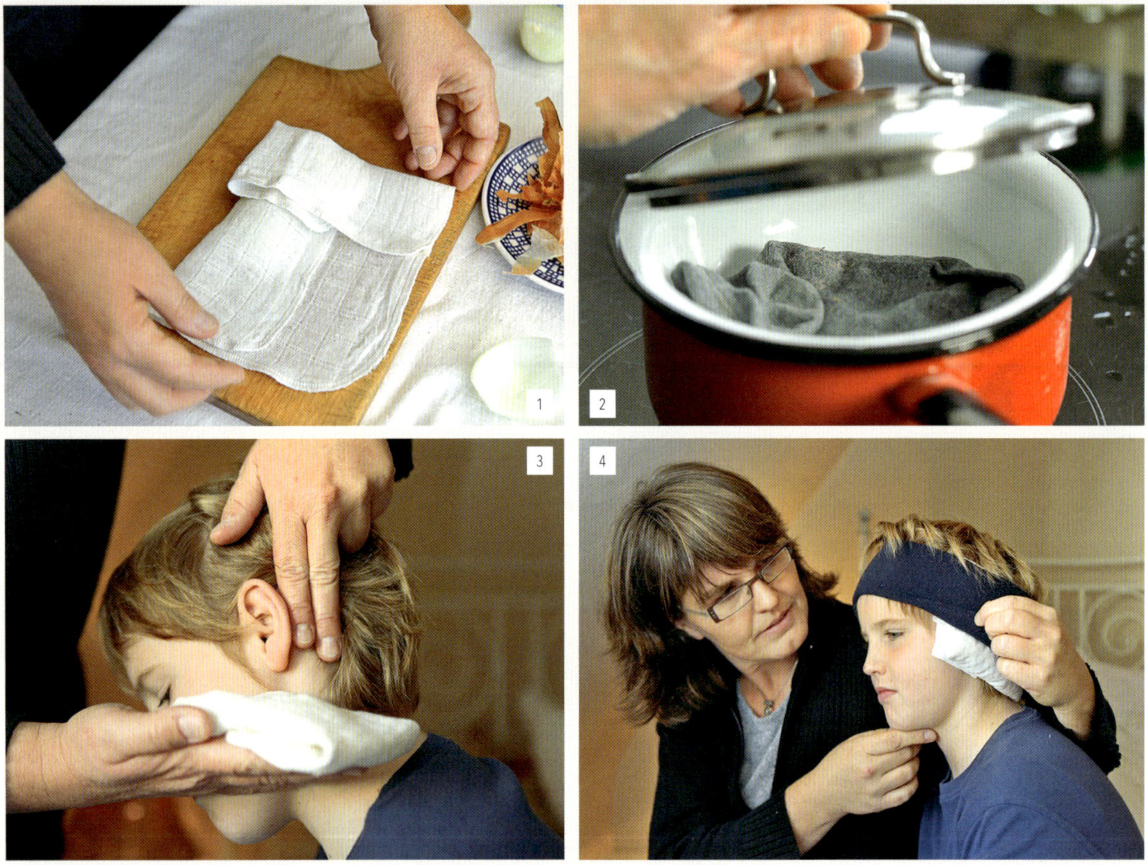

Zwiebelpäckchen bei Ohrenschmerzen

Hilft bei beginnenden Ohrenschmerzen oder Mittelohrentzündung bzw. als Notfalllösung bis zum Arztbesuch

Herstellung
1 Zwiebel würfeln. In ein dünnes, kleines Baumwolltuch oder eine dünne Baumwollsocke geben und zusammenklappen (Bild 1). Wasser in einem kleinen Topf erhitzen. Eine Schüssel oder einen Teller auflegen, das Zwiebelpäckchen hinein- und den Deckel auflegen (Bild 2). Die Zwiebeln so über Wasserdampf auf etwa 40 Grad erwärmen; mit einer Wärmeprobe am inneren Unterarm die Temperatur prüfen.

Anwendung
1- bis 3-mal täglich für 20 bis 30 Minuten auflegen. Das warme Päckchen auf das Ohr legen, es sollte noch zwei Fingerbreit hinter der Ohrmuschel abdecken (Bild 3). Mit Stirnband, Mütze oder einem Tuch befestigen (Bild 4).
Eine Alternative ist die Anwendung im Liegen: Das Zwiebelpäckchen auf eine nicht zu heiße Wärmflasche legen und das schmerzende Ohr direkt auf das Päckchen legen. So bleibt die Wärme gut erhalten und die antimikrobiellen und entzündungshemmenden Zwiebeldämpfe können direkt ins Innenohr eindringen.

Weitere Anwendungsmöglichkeiten: Bei Migräne auf die Stirn oder in den Nacken legen, bei Blasenentzündung oberhalb des Schambeins auflegen. Mit einer Wärmflasche abdecken.

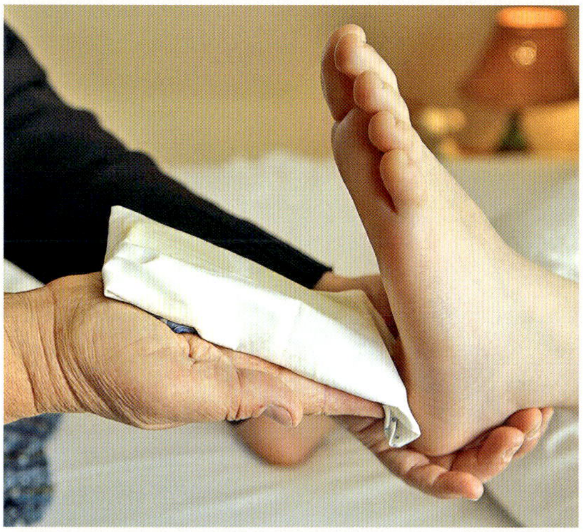

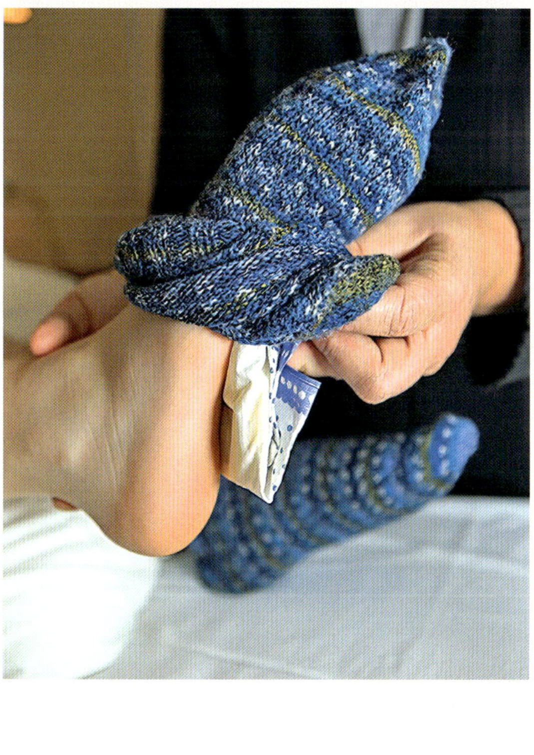

Zwiebelsocken bei Erkältung

Bei Erkältung, Husten, Schnupfen und Nasennebenhöhlenentzündung

Herstellung
Die Füße gut vorwärmen, zum Beispiel mit einem Fußbad. 1 bis 2 große Zwiebeln in etwa 1 cm dicke Scheiben schneiden, in ein Stofftaschentuch einschlagen und etwas pressen (z.B. mit einem Nudelholz), damit Zwiebelsaft austritt. Über Wasserdampf erwärmen (s. Rezept Zwiebelpäckchen links). Auf die Fußsohlen legen. Das klappt gut, wenn die kranke Person im Liegen das Bein senkrecht nach oben streckt. Um das Päckchen zu fixieren, eine dünne Socke überziehen, darüber eine dicke Socke.

Anwendung
Für Kinder ab 6 Monate geeignet: 30 Minuten bis 3 Stunden tragen. Erwachsene können die Socken mehrere Stunden tragen, auch über Nacht. Während der Einwirkzeit warm halten und möglichst hinlegen. Eine Wärmflasche an den Füßen verstärkt den Austritt der ätherischen Öle und Schwefelstoffe.

Wirkweise: An den Fußsohlen befinden sich zahlreiche Nervenendigungen, die mit Organen in Beziehung stehen. Diese werden durch die Inhaltsstoffe stimuliert, ähnlich wie bei einer Fußreflexzonenmassage. Die Blutgefäße und Lymphbahnen transportieren die Inhaltsstoffe der Zwiebel ins Kreislauf- und Organsystem. Dort entfalten sie antimikrobielle, schleimlösende, immunstärkende und entzündungshemmende Wirkungen.

Tipp: Bei Fieber gekühlte Zwiebelscheiben auf die warmen Fußsohlen legen, sofern das als angenehm empfunden wird.

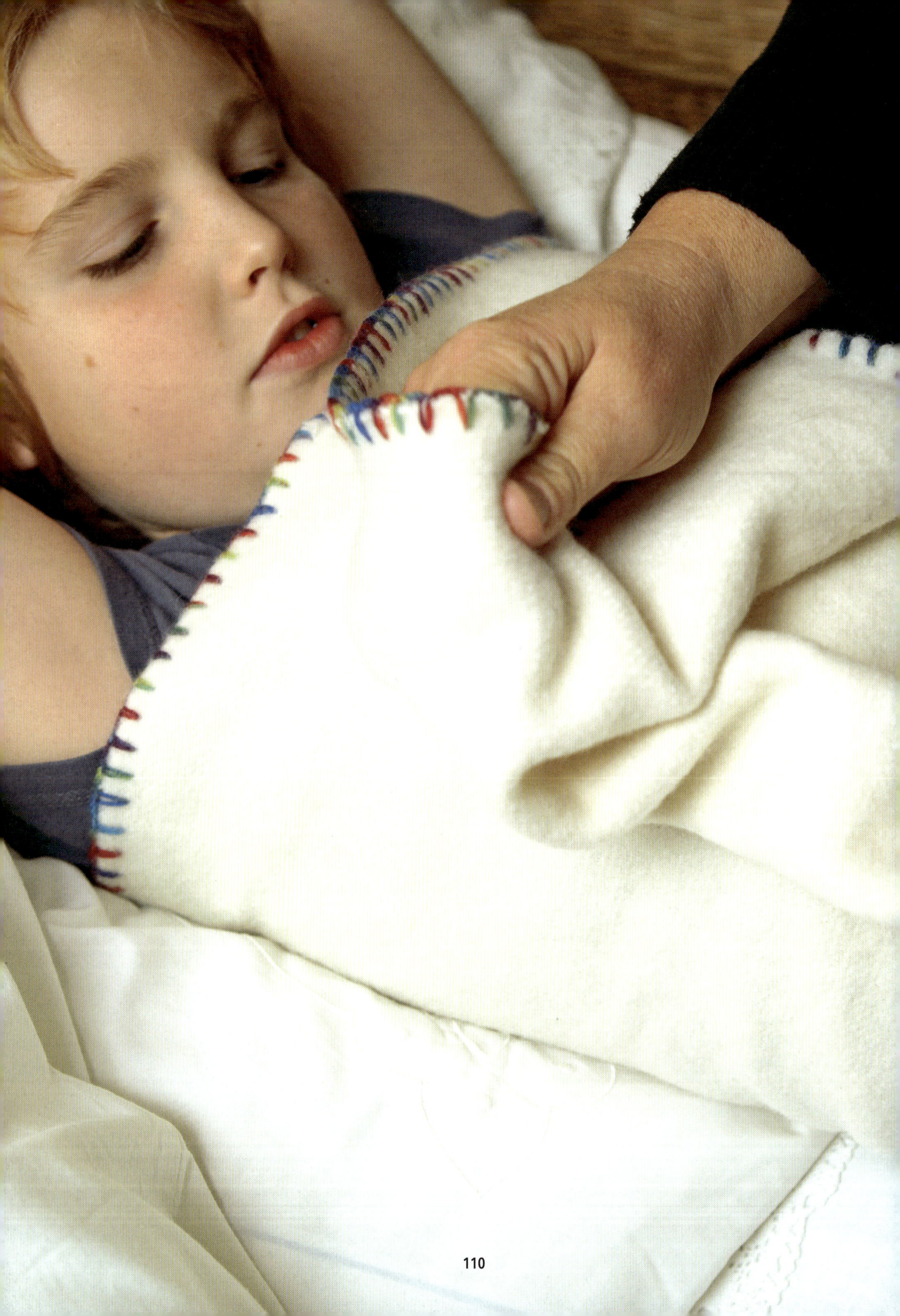

Wickel & Auflagen

Heilsame Packungen haben sich unter anderem bei fiebrigen Erkältungen, Hals- und Kopfschmerzen bewährt.

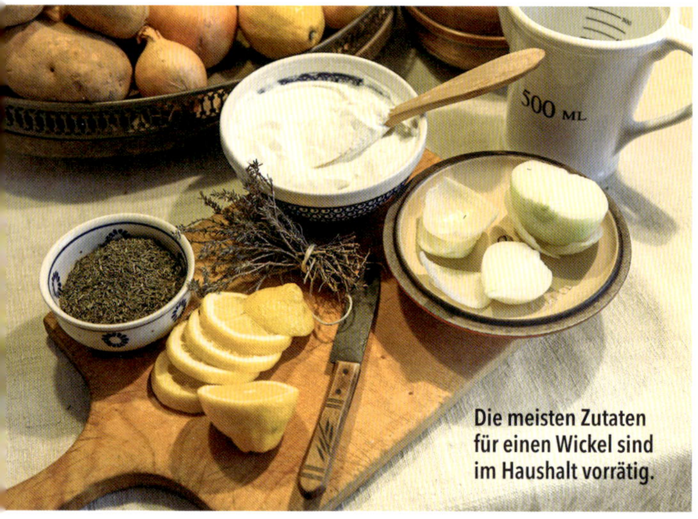

Die meisten Zutaten für einen Wickel sind im Haushalt vorrätig.

Wickel und Auflagen sind einfache Heilmethoden. Früher leisteten solche Auflagen, auch Umschlag oder Kompresse genannt, gerade auf dem Land gute Dienste. Dort war auf die Schnelle meistens weder mit einem Arzt noch mit Medikamenten zu rechnen. Klassiker unter den Anwendungen ist der kalte Wadenwickel, der Fieber schonend senkt, aber auch bei Entzündungen hilft.
Für jedes Stadium einer Erkältung hat man mit ein paar Handgriffen den passenden Wickel oder Umschlag parat. Dazu braucht es nur heißes Wasser, zwei Wärmflaschen, Frottee- und Baumwolltücher und – je nach Beschwerden – Zwiebeln, Zitronen oder Thymiantee aus der Küche. Jede dieser Anwendungen fordert dazu auf, sich Ruhe zu gönnen. Einige Anwendungen eignen sich auch, um Krankheiten vorzubeugen und fit zu bleiben.

WICKEL ODER AUFLAGE?

Wickel werden rund um das jeweilige Körperteil gelegt. Das innere Tuch ist dabei entweder kalt oder warm und oft mit einem Wirkstoff getränkt, etwa einem Aufguss aus Heilkräutern, zum Beispiel Thymiantee.
Eine Auflage ist auf eine kleine Fläche begrenzt. Sie wird dann gut umwickelt, damit alles an seinem Platz bleibt und die Wärme wirken kann.

HEIß ODER KALT?

Die Temperatur spielt eine große Rolle. Sie beeinflusst die Durchblutung der Haut und regt den Stoffwechsel an.
Heiß: Bei heißen Wickeln weiten sich die Gefäße. Das hilft zu entkrampfen und zu entspannen.
Warm: Die milde Wärme bei temperierten Anwendungen dient vor allem dazu, ätherischen Ölen aus Heilkräutern den Weg durch die Haut zur betroffenen Region oder Stelle zu bahnen.
Kalt: Feucht-kalte Wickel verschaffen vor allem Kühlung.

❖ HINWEISE ❖

Bei Wickeln und Auflagen gilt es, einige Vorsichtsmaßnahmen zu beachten:

- *Wickel und Auflagen sind grundsätzlich für Menschen jeden Alters geeignet. Besondere Vorsicht und Sorgfalt gelten bei Babys, Kleinkindern und alten Menschen. Ältere Menschen leiden häufig unter Gefäßveränderungen, Lähmungserscheinungen oder Verwirrtheit. Sehr intensive Wärme- oder Kälteanwendungen sind in diesen Fällen nicht immer möglich.*
- *Für eine erfolgreiche Behandlung ist es wichtig, die passende Anwendung zu wählen und nicht gleichzeitig verschiedene Methoden auszuprobieren. Das stresst den geschwächten Körper sonst zusätzlich.*
- *Genauso wichtig wie der Wickel selbst ist die Nachruhe nach der Behandlung. Hierfür sollten mindestens 30 Minuten eingeplant werden. Dabei wird das Innentuch entfernt, das Außentuch belässt man am Körper.*
- *Manchmal genügt warmes oder kaltes Wasser aus dem Hahn. Ob der Kranke die Hitze oder Kälte des Tuchs verträgt, wird zuerst an der Innenseite des Unterarms geprüft.*

Die Rezepte

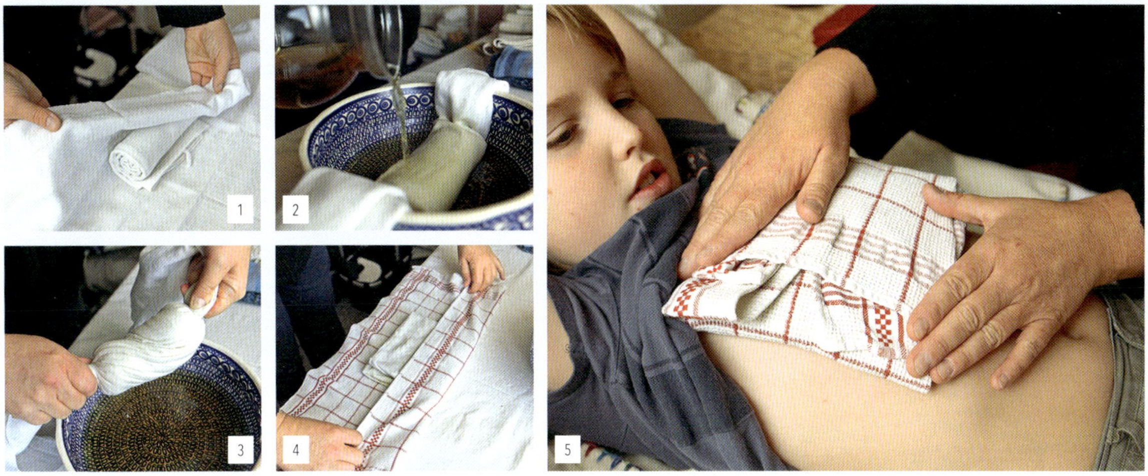

Dampfkompresse bei Husten

Löst den Schleim und Verkrampfungen im Bronchialbereich und erleichtert damit das Abhusten

Herstellung
5 EL getrocknetes Thymiankraut mit 300 ml siedendem Wasser in einem Kochtopf übergießen. Den Sud 20 Minuten ziehen lassen, noch einmal kurz erhitzen und abseihen.
1. Ein Innentuch mehrmals falten, zusammenrollen und in ein Auswringtuch hüllen.
2. Tuch in einer Schüssel mit dem Sud übergießen.
3. Auswringen, dabei können Gummihandschuhe die Hände vor der Hitze schützen.
4. Das heiße Innentuch aufrollen und in ein trockenes Geschirrtuch aus Waffelpikee einschlagen, das zuvor zwischen zwei Wärmflaschen angewärmt wurde. Die Kammern dieses Stoffs sind luftdurchlässig, puffern aber die Wärme. Das Päckchen noch einmal zwischen die Wärmflaschen legen, damit die Auflagefläche nicht abkühlt.
5. Die Kompresse auf die Brust legen und mit einem großen Schal umwickeln.

Anwendung
Bei der feucht-heißen Auflage strömt die heiße Nässe des Innentuchs als Dampf in eine trockene Tuchschicht. Das macht die Hitze erträglicher. Die Kompresse ist schon nach 10 Minuten wieder abgekühlt. Feucht-heiße Anwendungen geben einen schnellen, kurzen Reiz. 1-mal täglich anwenden, solange die Beschwerden andauern. Nach dem 5. Tag 2 Tage Pause einlegen.

Materialien für Auflagen

als Innentuch:
Taschentuch oder Geschirrtuch aus Baumwolle oder Leinen

als Zwischentuch:
Flanell-, Biber- oder Frotteetuch

als Außentuch:
Frotteehandtuch

als zusätzlicher Wärmespeicher bei Kompressen und Auflagen:
Heil- bzw. Rohwolle (Apotheke bzw. Drogeriemarkt), Wollschal oder Kirschkernkissen

als Nässeschutz:
Unterlage aus dichtem Molton

zum Fixieren:
Stirnband oder Mütze

zum Anwärmen:
2 Wärmflaschen

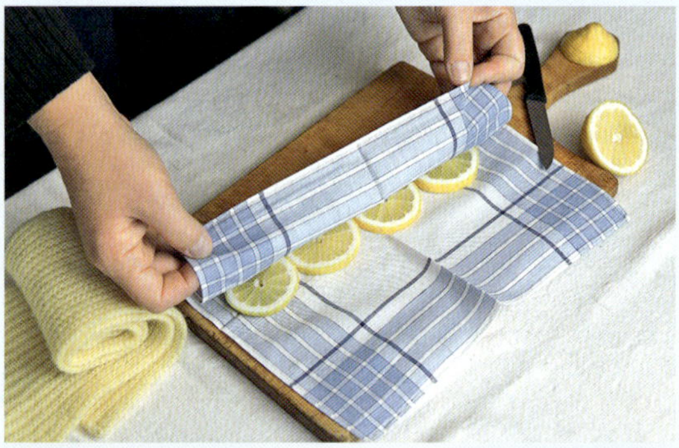

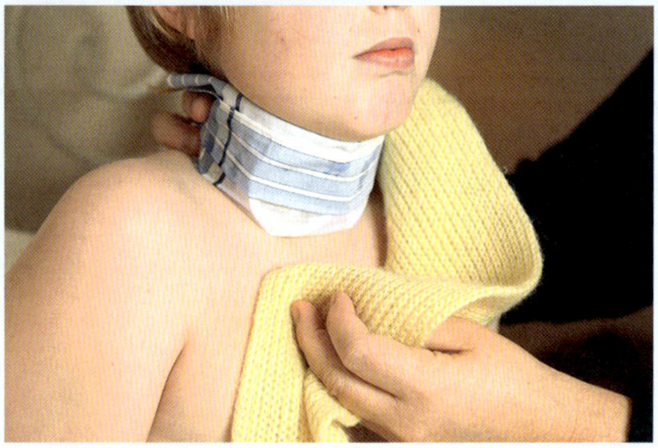

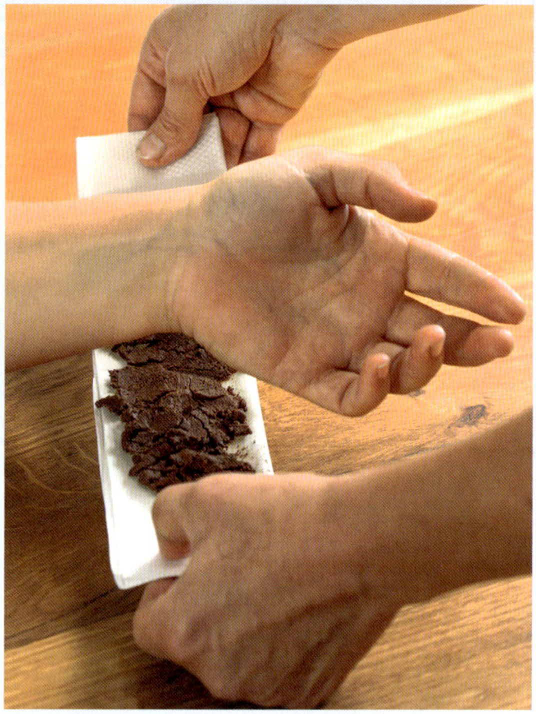

Zitronenwickel bei Halsschmerzen

Entzündungshemmende, zusammenziehende und abschwellende Inhaltsstoffe lindern die Beschwerden.

Herstellung
1 unbehandelte Zitrone in Scheiben schneiden. Scheiben nebeneinander auf ein Taschentuch oder Küchenpapier legen. Ein längliches Päckchen falten und den Saft ein wenig in den Stoff drücken.

Anwendung
Die Auflage im vorderen Halsbereich von Ohr zu Ohr legen und den Hals mit einem Schal umwickeln. 1-mal täglich bis zu 1 Stunde anwenden. Der Wickel wirkt entzündungshemmend und mindert die Schluckbeschwerden. Der frische Duft macht munter.

Hinweise: Nur anwenden, wenn Kälte als angenehm empfunden wird. Wenn es etwas juckt, ist der Betroffene vielleicht gegen Zitrusfrüchte allergisch.

Tipp: Der Zitronenwickel kann auch bei Kopfschmerzen angewandt werden, um die Anspannung aus dem Körper zu leiten. Dafür das Päckchen mit einer übergezogenen Socke an den Fußsohlen fixieren. 1-mal täglich anwenden, jeweils 30 bis 60 Minuten einwirken lassen.

Auflage mit Nelken und Zimt bei Verspannungen

Hilft bei Hexenschuss und Sehnenscheidenentzündung

Herstellung
5 Nelken gut zerstoßen. Mit 2 EL Zimtpulver, 1 EL Olivenöl und 1 EL Doppelkorn oder Obstler zum Brei vermengen.

Anwendung
Die Masse auf ein Tuch oder Küchenpapier streichen. Für 1 Stunde auf die schmerzende Stelle legen. Eine aufgelegte Wärmflasche unterstützt die durchblutungsfördernde und schmerzlindernde Wirkung noch weiter. So werden die ätherischen Öle noch besser über die Haut aufgenommen. Der Zimtduft entspannt zusätzlich.
Die Brei-Auflage bietet erste Hilfe bei Hexenschuss und Muskelverspannungen. Auch bei Sehnenscheidenentzündung am Handgelenk oder Entzündung des Daumengrundgelenks kann ein Umschlag Erleichterung verschaffen.

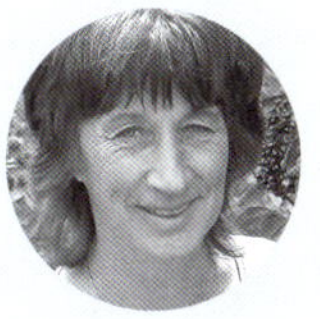

„Wadenwickel und Holundersaft waren in meiner Kindheit das erfolgreiche Duo gegen hohes Fieber."

Ellen Huber

Kalter Wadenwickel

Ein kalter Wadenwickel ist ab 39 Grad Fieber hilfreich.

Zu Beginn des Fiebers sollte noch kein Wickel angelegt werden, sonst bekommt es keine Chance, Erreger zu bekämpfen. Bei weniger als 39 Grad Fieber sollte man die Methode nur einsetzen, wenn der Kranke sehr leidet. Der Wickel sollte keinesfalls eiskalt sein, sondern nur etwa 1 bis 5 Grad unter der Fiebertemperatur liegen. Zunächst darauf achten, dass die Füße warm sind; eventuell Socken anziehen oder ein Fußbad anbieten. Dann einen Nässeschutz unter die Unterschenkel legen; dabei kein Plastik, sondern lieber ein dichtes Moltontuch verwenden. Man legt unter jedes Bein ein Handtuch, das nachher den feuchten Wickel umhüllt.

Herstellung

1. Zwei Geschirrtücher der Länge nach einmal falten, jedes zusammenrollen und nebeneinander in eine Schüssel mit Wasser tauchen.
2. Leicht auswringen, bis die Rolle nicht mehr tropft.
3. Das feuchte Tuch zwischen Knöchel und Knie locker um die Wade legen, damit die Wärme über die Verdunstungskälte abgeleitet wird.
4. Den umwickelten Unterschenkel sanft in das Handtuch einschlagen.
5. Beim zweiten Bein genauso verfahren. Die Bettdecke luftig über die Beine legen.

Anwendung

Sobald die Innentücher körperwarm sind, werden sie abgenommen, ausgespült und noch einmal befeuchtet. Diesen Vorgang sollte man innerhalb von 30 bis 40 Minuten 2- bis 3-mal wiederholen. Anschließend ruht der Kranke ohne Wickel 30 Minuten. Dann noch einmal die Temperatur kontrollieren: Ist das Fieber um 0,5 Grad gesunken, hat der Wickel gut gewirkt. Steigt das Fieber trotzdem weiter, ist ärztlicher Rat gefragt.

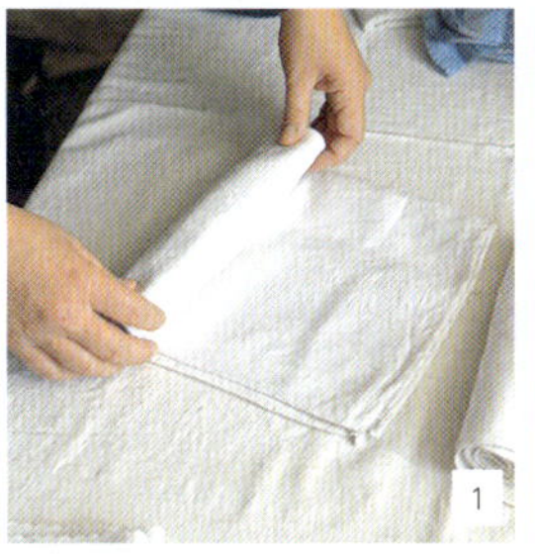
1

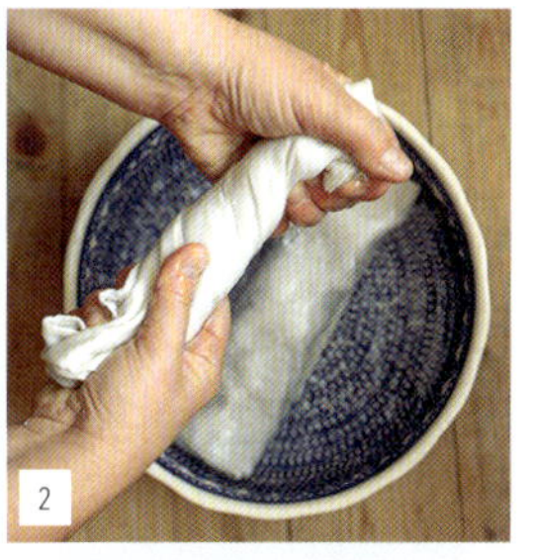
2

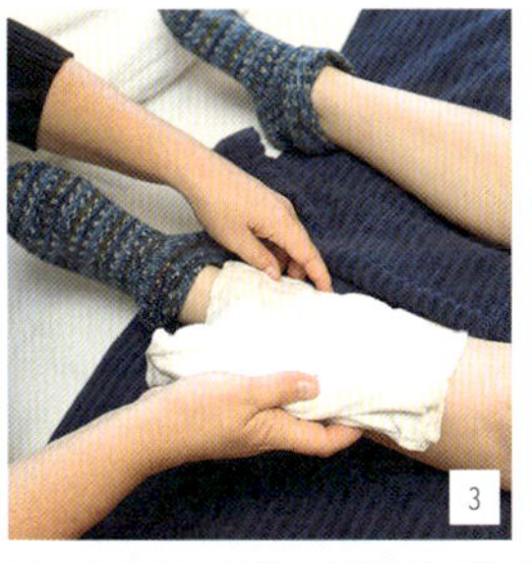
3

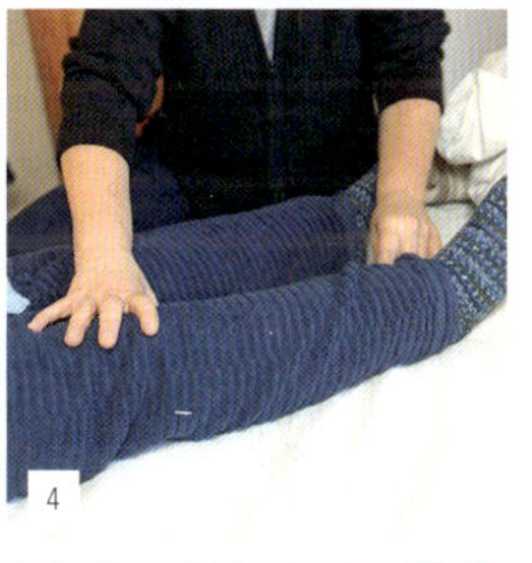
4

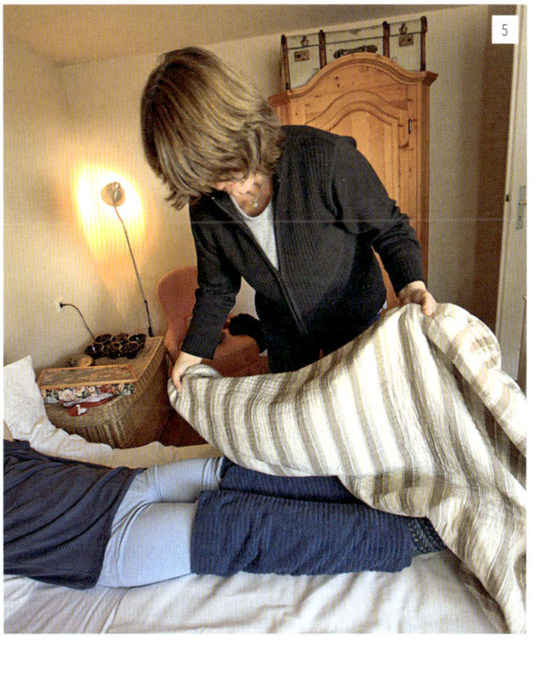
5

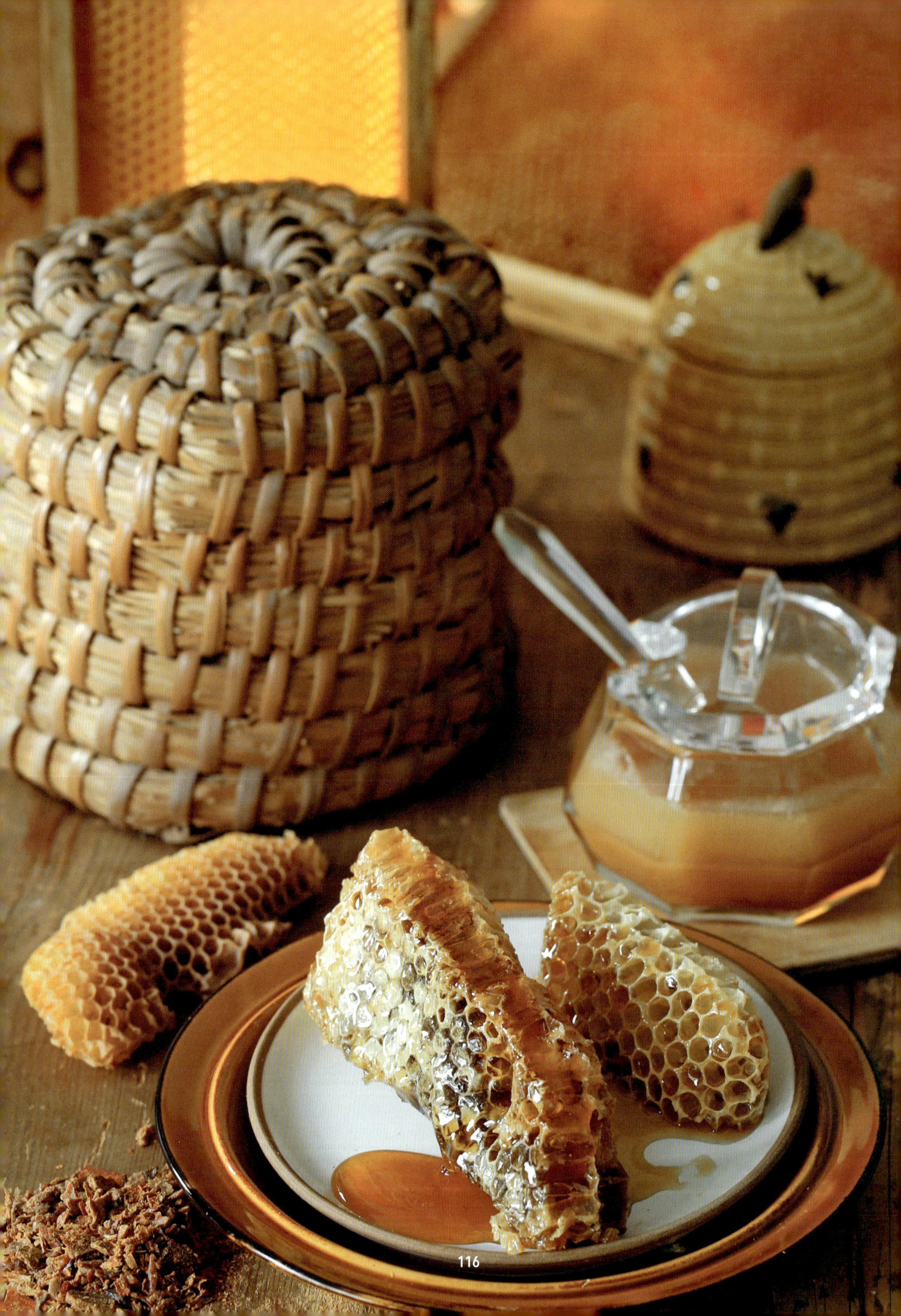

Aus dem Bienenstock

Honig ist eine süße Medizin. Auch andere Bienenprodukte wie Pollen und Propolis entfalten heilsame Wirkungen.

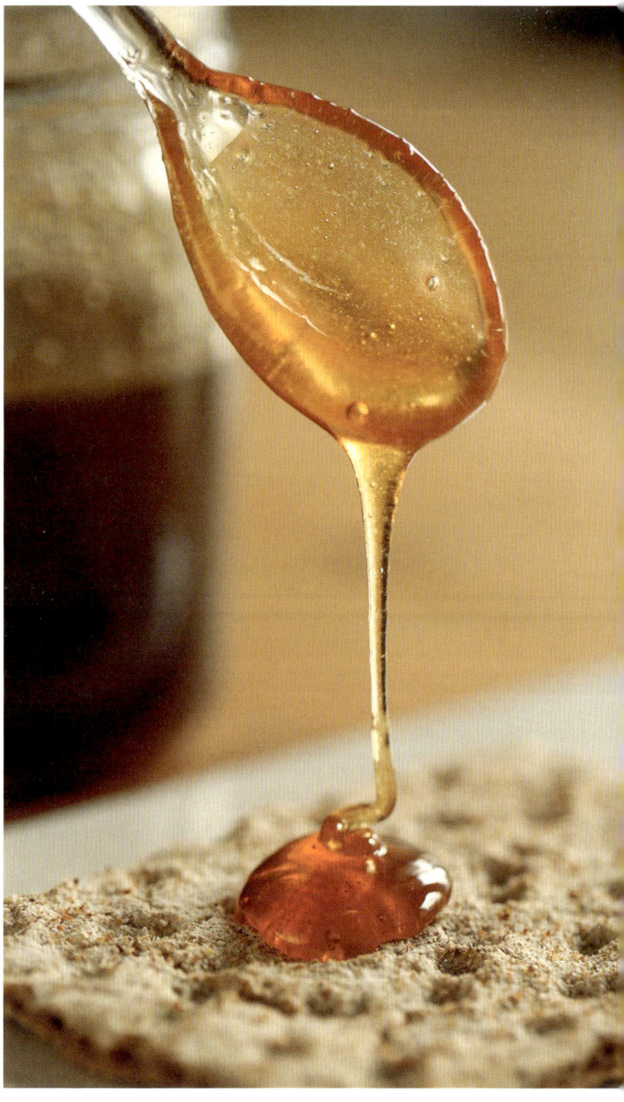

Löffelweise Gutes – über 200 Inhaltsstoffe stecken im Honig. Seine Einfachzucker sind für den Körper leicht zu verwerten und spenden direkt Energie.

Seit alters wird Honig als Nahrungsmittel, Schönheitselixier und sanfte Medizin geschätzt. Das Wort Honig kommt vom althochdeutschen Begriff „honang" und bedeutet „der Goldfarbene". Honig gibt es aber in vielen Farbnuancen von fast weiß bis sehr dunkel. Grund dafür ist das Angebot an Pflanzen in einer Region. Auch das Wetter spielt dabei eine Rolle. Die Bienen fliegen nur aus, wenn es weder anhaltend regnet noch zu kalt ist. Kein Honig ist deshalb wie der andere.

BLÜTENTREUE BIENEN

Farbe und Geschmack des Honigs spiegeln das Blütenangebot im Umfeld des Bienenstocks wider. So ernten die Imker nach der Obstbaumblüte einen milden, hellen Honig. Für ein Kilogramm Honig besuchen die Sammlerinnen 10 bis 15 Millionen Blüten im Umkreis von drei Kilometern um den Bienenstock. Dabei bleiben die Bienen bei ihrer Sammeltätigkeit bestimmten Bäumen oder anderen Pflanzen treu. Während der Obstblüte fliegen sie vor allem zu den blühenden Bäumen, die ihnen große Mengen an Nektar bieten, und vernachlässigen kleinere Trachtquellen.
Viele Imker wandern mit ihren Bienenstöcken in Gebiete mit großem Blütenangebot wie Rapsfelder oder blühenden Linden. Wenn die Tracht endet, wird geschleudert. So können die Imker Sortenhonige ernten. Sie sollen zu etwa 60 Prozent vom Nektar der auf dem Etikett angegebenen Pflanze stammen. Das gilt auch für den aus Honigtau gewonnenen Waldhonig. Blattläuse scheiden vor allem auf Nadelbäumen süße Pflanzensäfte aus. Sie werden wie der Nektar von den Bienen zum Stock transportiert. Ein hoher Honigtauanteil gibt dem Honig einen würzigen Geschmack.

HEILWIRKUNGEN DES HONIGS

Heilsame Wirkstoffe aus den Pflanzen gehen in den Honig über. So ist Tannenhonig bei Husten und Heiserkeit zu empfehlen. Bei fiebrigen Erkältungen lässt sich die heilende Wirkung von Lindenblütentee mit einem Löffel Lindenblütenhonig steigern. Das Getränk sollte jedoch nur handwarm sein, wenn der Honig eingerührt wird. Viele wertvolle Inhaltsstoffe gehen sonst verloren.

SCHNELLER ENERGIESPENDER

Den Großteil der Inhaltsstoffe im Honig macht mit 75 bis 80 Prozent der Zucker aus. Dank der beigemischten Sekrete aus dem Bienenorganismus wird der Mehrfachzucker Saccharose aus dem Nektar in gut verdauliche Einfachzucker wie Fructose und Glucose umgewandelt. Mehrfachzucker wie Saccharose müssen vom menschlichen Körper erst aufgespalten werden. Einfachzucker dagegen spenden direkt Energie. Damit ist Honig ein idealer Energielieferant für Sportler, ebenso wie für kranke oder alte Menschen.

Kinder lieben die „süße Medizin“ aus dem Bienenstock. Sie sollen ihn aber frühestens nach dem ersten Lebensjahr bekommen, wenn ihr Verdauungstrakt ausgereift ist.

HONIG WIRKT ANTIBAKTERIELL

Für die keimhemmenden Eigenschaften des Honigs sorgen verschiedene Enzyme aus dem Bienenorganismus. Beim Trocknen und Umlagern reichern die Bienen den Honig aus körpereigenen Drüsen mit Enzymen an. Dazu gehört die Glucose-Oxidase, die im Zusammenspiel mit der Glucose und dem Wasser im Honig kleine Mengen von Wasserstoffperoxid entstehen lässt. Wasserstoffperoxid wirkt gemeinsam mit anderen Stoffen gegen Bakterien und Viren. Das macht den Honig bei Halsentzündungen und Hustenreiz wertvoll.
Seit der Antike wird Honig wegen seiner antibakteriellen Eigenschaften auch für die Wundbehandlung genutzt. Er nimmt Wasser auf und entzieht – auf Wunden gestrichen – den Bakterien die Flüssigkeit.

ZUR WUNDHEILUNG

In der Medizin wird sterilisierter Honig genutzt. Im Hausgebrauch sollte der Honig nur auf Schürfwunden oder kleinere Verletzungen aufgetragen werden. Wie ein Film schließt er die Wunde ab und fördert die Heilung. Besonders gut hilft er bei leichten Verbrennungen. Der Honig wird auf die Haut aufgetragen und wirkt wie ein Pflaster. Alle paar Stunden kann die Behandlung wiederholt werden. Am besten eignet sich für die Heilbehandlung naturbelassener und möglichst frischer Honig vom Imker. Um die keimhemmende Wirkung des Honigs zu erhalten, muss er zu Hause kühl und dunkel gelagert werden.
Auch auf der Grundlage von Bienenwachs werden seit Jahrhunderten Salben und Pflaster hergestellt. Bienenwachs sorgt für weiche und glatte Haut. Weil es Spuren von Blütenpollen und Propolis enthält, tut es der Haut gut und hilft bei kleinen Wunden.

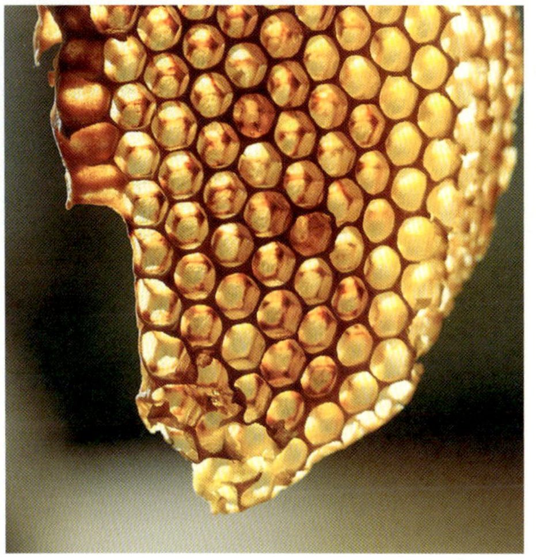

Glossar

Honig
Bienen nehmen Nektar oder andere süße Pflanzensäfte auf, reichern sie mit körpereigenen Stoffen an, entziehen ihnen Wasser und speichern sie in Waben, in denen sie zum Honig reifen.

Nektar
Süßer Pflanzensaft, der von Nektardrüsen in Blüten ausgeschieden wird, um ihre Bestäuber anzulocken. Bienen sammeln ihn zur Honigbereitung.

Pollen
Blütenstaub, der als eiweißreiches Bienenfutter dient. Bei ihren Blütenbesuchen bestäuben die Bienen die Blüten damit.

Stock, Beute
Bienenwohnung aus Holz oder Kunststoff, die meist aus stapelbaren Magazinen zusammengesetzt ist. Früher waren sie aus Stroh, Stein oder Ton.

Wachs
Bienen scheiden das Wachs aus speziellen Wachsdrüsen am Hinterleib aus und bauen damit exakt sechseckige Waben.

Waben
In den Brutwaben befinden sich Eier, Larven und verdeckelte Puppen. Direkt über der Brut ist ein Pollenkranz, darüber der Honigkranz. Das Winterfutter lagern die Bienen in Honigwaben ein.

Propolis
Kittwachs der Bienen, mit dem sie alle Oberflächen im Stock überziehen: Risse im Stock werden damit ausgebessert. Das Flugloch und Fremdkörper im Stock überziehen sie mit einem desinfizierenden Film.

POLLEN, PROPOLIS UND WACHS

Neben Honig gibt es weitere gesunde Produkte aus dem Bienenstock. Apotheken, Reformhäuser und einige Imkereien bieten sie an.

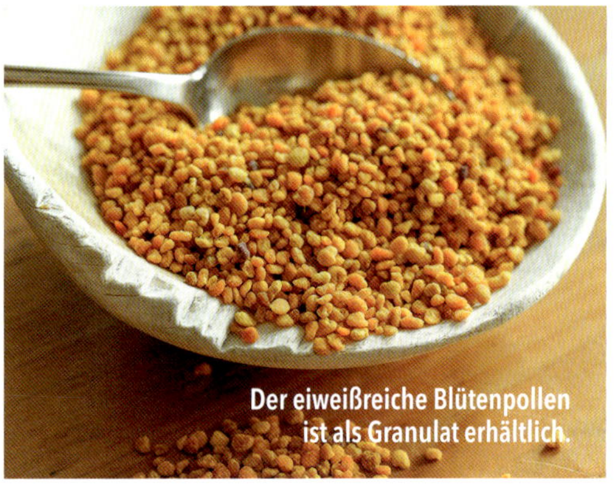

Der eiweißreiche Blütenpollen ist als Granulat erhältlich.

BLÜTENPOLLEN

Die Bienen bringen Blütenstaub als Pollenhöschen an den Hinterbeinen in den Stock. Er besteht aus den männlichen Keimzellen der Blüten. Pollen ist meistens gelb. Es gibt ihn aber auch in vielen anderen Farben. So ist der Pollen von Löwenzahn und Kamille orange und von Kleearten braun.
Pollen ist reich an Eiweiß. Er enthält zudem Fett, Kohlenhydrate, Vitamine, Enzyme, Mineralstoffe und Spurenelemente. Die Bienen brauchen den Pollen vor allem zur Aufzucht ihres Nachwuchses. Um Pollen zu gewinnen, fangen Imker ihn deshalb nur für eine begrenzte Zeit mit speziellen Vorrichtungen am Stockeingang ab. Er wird getrocknet oder meist in etwas Honig eingelegt angeboten.

Anwendung: Der eiweißreiche Pollen kann sich positiv auf die Konzentrations- und Merkfähigkeit auswirken. Blütenpollengranulat kann teelöffelweise pur, in Müsli oder Joghurt eingenommen werden. Auch Honig enthält geringe Mengen von Blütenpollen. Von Pollenallergien Geplagte können deshalb in der kalten Jahreszeit mit Honig aus dem Umkreis ihres Wohnortes vorbeugen. Das Immunsystem gewöhnt sich langsam an die allergieauslösenden Pollen. Es sollte vorsichtig mit einer Messerspitze Blütenhonig begonnen und die Menge bis zu einem Esslöffel täglich gesteigert werden.
Die süße Kur wirkt nur, wenn die krank machenden Pollen im Honig vorhanden sind. Wer gegen Frühblüher allergisch ist, kann sich mit den im April oder Mai geschleuderten Frühjahrstracht-Honigen wappnen, wer im Sommer unter einer Pollenallergie leidet, mit der Sommertracht.

PROPOLIS

Die Bienen leben als soziale Insekten in Völkern von bis zu 60 000 Tieren. Schnell könnten sich auf engem Raum im Bienenstock Krankheiten ausbreiten. Die Natur hat allerdings vorgesorgt: Die Bienen sammeln das Harz von Baumknospen und Rinden verschiedener Bäume und vermengen es mit Wachs, Pollen und einem speziellen Sekret. Diese Mischung wird Propolis genannt, was sich aus dem Griechischen ableitet und vor der Stadt" bedeutet.
Propolis enthält Säuren wie die als Aspirin bekannte Acetylsalicylsäure und viele Flavonoide, die gegen Keime und Pilze wirken. Es hält Krankheitserreger fern und wird von Bienen verwendet, um Risse im Stock zu kitten. Das Flugloch und Fremdkörper im Stock überziehen sie mit einem desinfizierenden Film. Das Kittharz ist für die Imker leicht zu gewinnen. Hierzu legen sie Gitter in die Bienenkästen ein. In alkoholischer Lösung lässt sich Propolis gut aufbewahren und verwenden. Es vermischt sich nicht mit Wasser oder Tee und ist intensiv färbend.

Anwendung: Propolis beugt Erkältungen und Infekten vor und kann bestehende Beschwerden lindern. Als alkoholische Lösung ist es beim Imker oder in der Apotheke erhältlich. Am besten wird die Mischung in der kalten Jahreszeit vorbeugend eingenommen. Hierzu einige Tropfen in Honig einrühren. Äußerlich angewandt ist es bei allen Arten von entzündlichen Prozessen der Haut heilsam. Besonders gut wirkt die Behandlung mit Propolislösung im Mundraum. Bei Zahnfleischproblemen und Parodontosen kann die Behandlung des Zahnarztes damit unterstützt werden. Am besten wird die Lösung direkt mit einem Tupfer auf das Zahnfleisch aufgetragen.

BIENENWACHS

Duftendes Bienenwachs gibt Salben und Cremes die richtige Konsistenz und schützt trockene Haut im Winter.

Die Rezepte

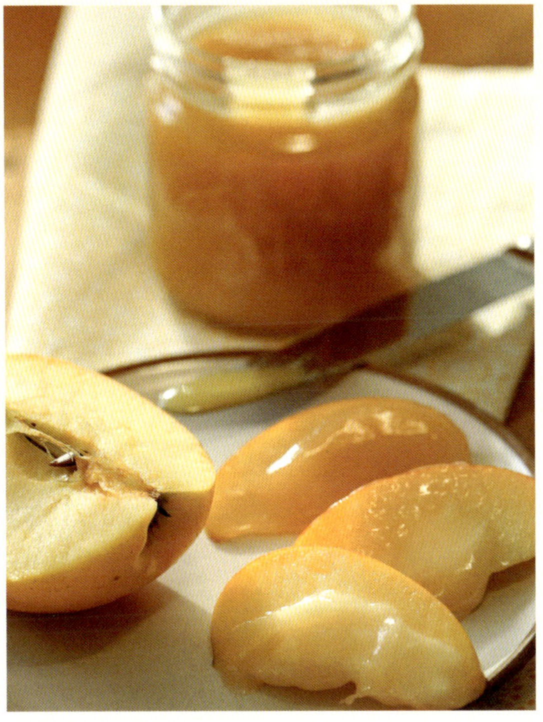

Apfel mit Honig

Gut für die Verdauung

Herstellung und Anwendung
Um die Verdauung anzuregen, ab und zu ein Stück Apfel mit etwas Honig bestrichen essen.

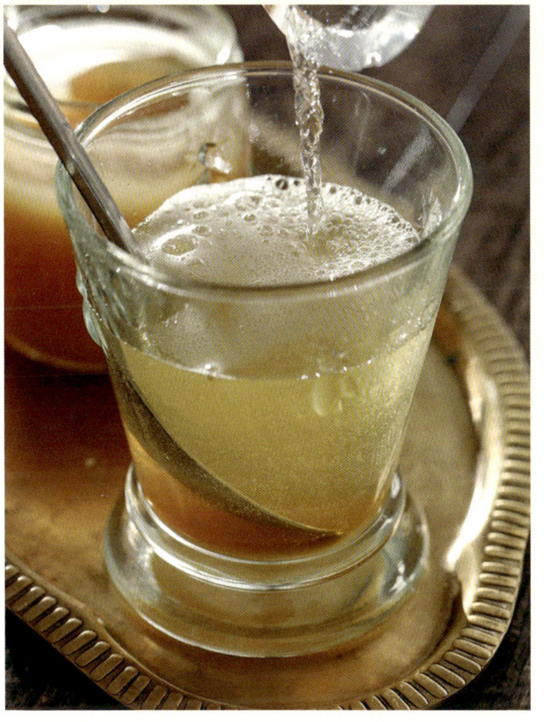

Honig-Apfelessig-Trunk

Stärkt die Abwehrkräfte

Herstellung und Anwendung
Je 1 bis 2 TL Apfelessig und Honig mit etwas Wasser oder Apfelsaft aufgießen. Morgens nüchtern trinken zur Anregung des Stoffwechsels. Stärkt die Abwehrkräfte. Bei Halsschmerzen und Hustenreiz. Vor den Mahlzeiten zur Anregung der Verdauung.

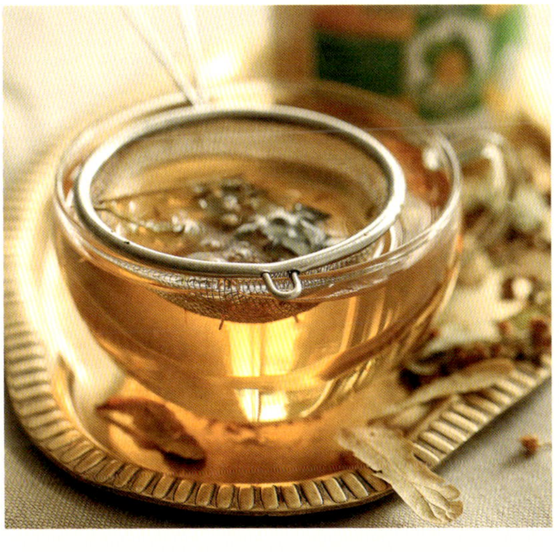

Tee mit Honig

Honig, am besten von Lindenblüten, im Lindenblütentee hilft bei fiebrigen Erkrankungen. Lindenblüten und Honig enthalten Farnesol und Terpene. Honig verstärkt so die Heilkraft der Blüten. Der Tee soll nur noch handwarm sein, wenn der Honig zugegeben wird.

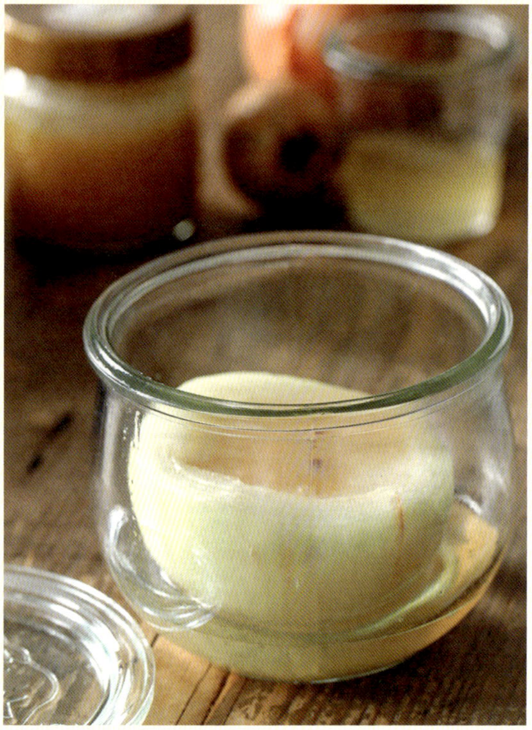

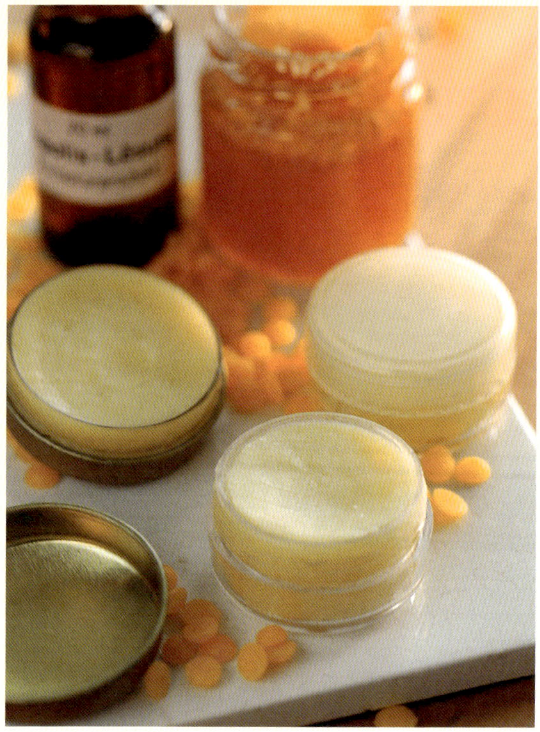

Zwiebelhonig

Wirkt gut gegen Husten

Herstellung
Mehrere große Zwiebeln fast über die gesamte Tiefe aushöhlen und den Hohlraum mit Honig füllen. Je eine Zwiebel mit der Öffnung nach oben in einer Schale oder auf einem tiefen Teller über Nacht stehen lassen. Am Morgen hat sich um die Zwiebel eine beträchtliche Menge sirupartiger Saft gesammelt.

Anwendung
Bei Husten mehrmals täglich 1 EL einnehmen.

Lippenpflege

Schön auch als kleines Geschenk

Herstellung
10 g Bienenwachsplättchen (Apotheke) mit 30 g Olivenöl in ein sauberes Einmachglas geben und im Wasserbad schmelzen lassen. Aus dem Wasserbad nehmen, bis zum Erkalten ständig mit einem alten Holzlöffel rühren. Dabei ½ TL Honig und – wenn gewünscht – 15 Tropfen Propolis in die Masse einrühren. Diese in saubere Tiegel füllen.

Anwendung
Gerade bei rissigen und spröden Lippen ist dieser Balsam sehr wohltuend.

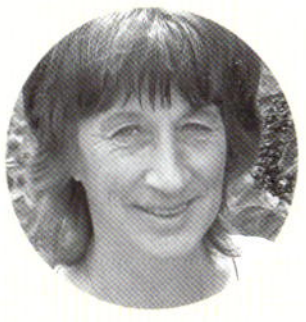

„Der Wachswickel verhilft hustenden Kindern und ihren Eltern zu ruhigen Nächten."

Ellen Huber

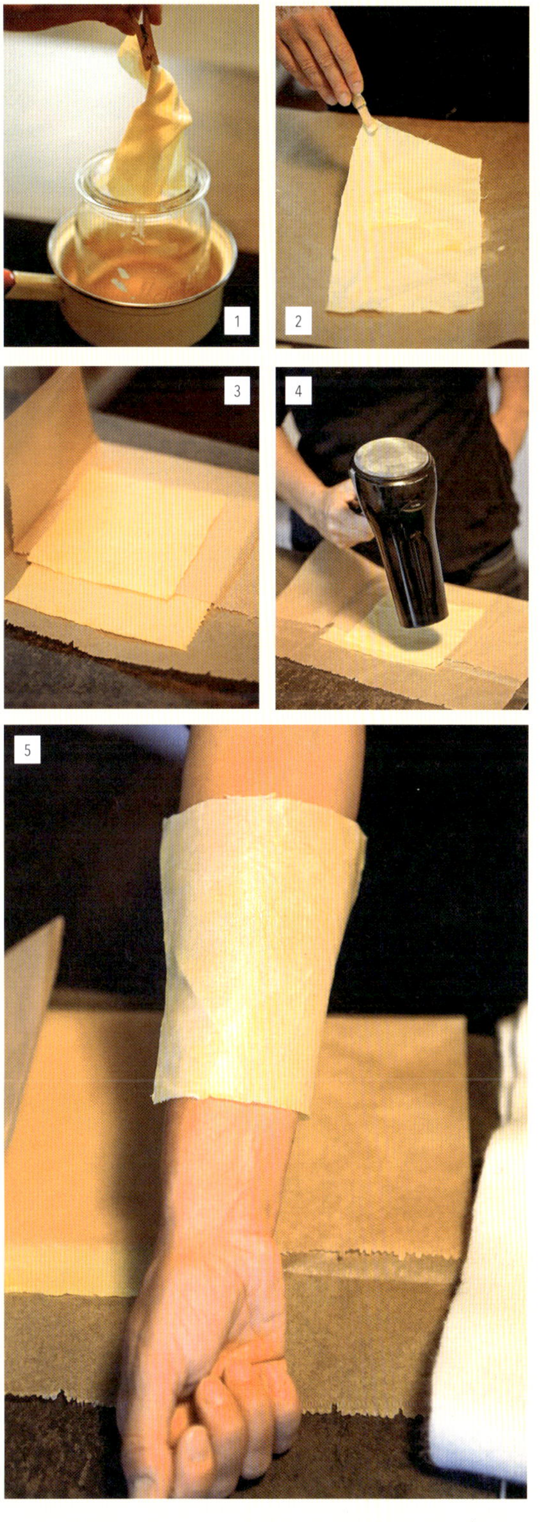

Wachs-Wärmewickel

Bei Erkältung, Husten und Verspannungen

Herstellung
Für die Auflage unbehandelten Baumwoll- oder Leinenstoff zuschneiden: für Kleinkinder etwa 10 × 15 cm, für Erwachsene 20 × 25 cm groß.
1. Im Wasserbad in einem Einmachglas 30 g Bienenwachsplättchen (aus der Apotheke) erwärmen. Den Stoff eintauchen, bis er komplett von Wachs getränkt ist, abtropfen lassen und erneut in das heiße Wachs tauchen. Das Tuch am besten mit einer Wäscheklammer anheben.
2. + 3. Zum Abkühlen auf Backpapier legen und später darin zum Aufbewahren einpacken.
4. Vorsichtig mit einem Fön erwärmen, bis das Wachs deutlich warm ist.
5. Wachswickel auf die Brust oder den verspannten Bereich auflegen, mit einem Wolltuch oder Schal abdecken.

Anwendung
Den Wickel mindestens 1 Stunde auflegen. Er gibt selbst keine Wärme ab, sondern reguliert und verstärkt die körpereigene Wärme. Dadurch entspannt sich der Körper.

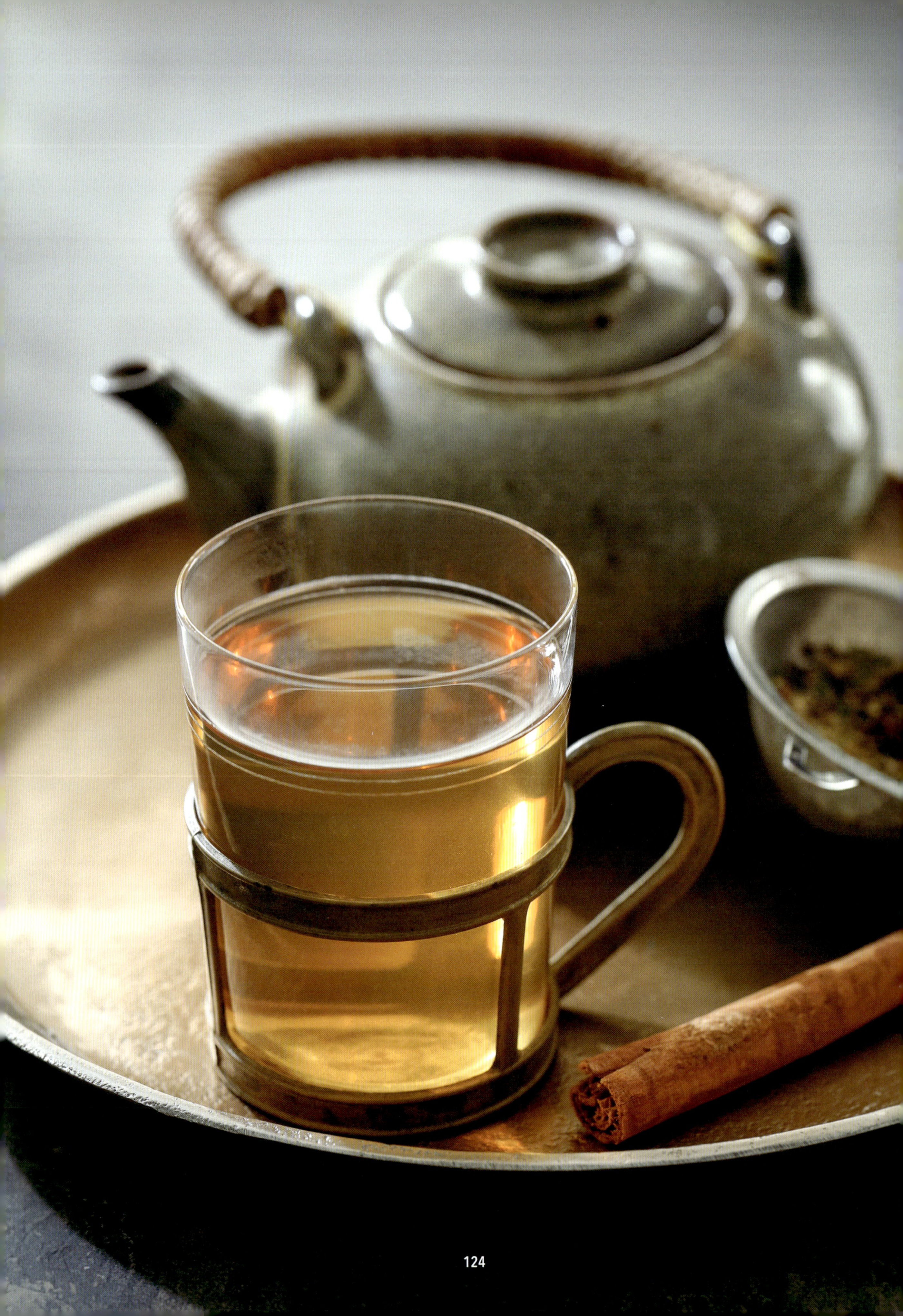

Heiß & Gut

In der kalten Jahreszeit sind heiße Tees oder Punsch eine wahre Wohltat.

FÜRS IMMUNSYSTEM

Die starke Teemischung unterstützt die Abwehrkräfte.

Winterzeit ist Erkältungszeit. Das Immunsystem versucht stets, Krankheitserreger wie Viren, Bakterien und Pilze abzufangen und unschädlich zu machen. Bei niedrigen Temperaturen vermehren sich Viren jedoch schneller als sonst. Wer die körpereigene Abwehr unterstützt, kann einen grippalen Infekt häufig vermeiden und kommt gesund durch die kalte Jahreszeit. Unsere Teemischung kann helfen, leichter mit den Erregern fertigzuwerden. Alle vier Heilpflanzen des Rezeptes – Cystuskraut, Holunderblüten, Ceylon-Zimt und Süßholzwurzel – wirken immunstimulierend und entzündungshemmend. Zur Vorbeugung empfiehlt sich eine vierwöchige kurmäßige Anwendung. Dann ein bis zwei Wochen pausieren. Die Kur kann man in der kalten Jahreszeit mehrmals wiederholen. Der Tee kann auch bei Bedarf, wie in Zeiten erhöhter Ansteckungsgefahr oder bei Kontakt mit vielen Menschen, getrunken werden.

❖ HINWEISE ❖

- *Die Rezeptbestandteile sind in der Apotheke, im Reformhaus und Kräuterhandel erhältlich. Einige Apotheken stellen auf Wunsch Teemischungen wie diese zusammen.*
- *Für den Tee weiches Wasser oder stilles Mineralwasser verwenden und keine Milch zugeben. Milch und kalkhaltiges Wasser hemmen die Aufnahme der gesundheitsfördernden Polyphenole aus dem Cystuskraut.*
- *Süßholzwurzel ist nicht zum Dauergebrauch geeignet. Die Tageshöchstdosis liegt bei 2,5 g. Wer den Geschmack nicht mag, kann auf Süßholz verzichten. Bei Bluthochdruck oder Herzproblemen vorsichtig oder gar nicht verwenden.*

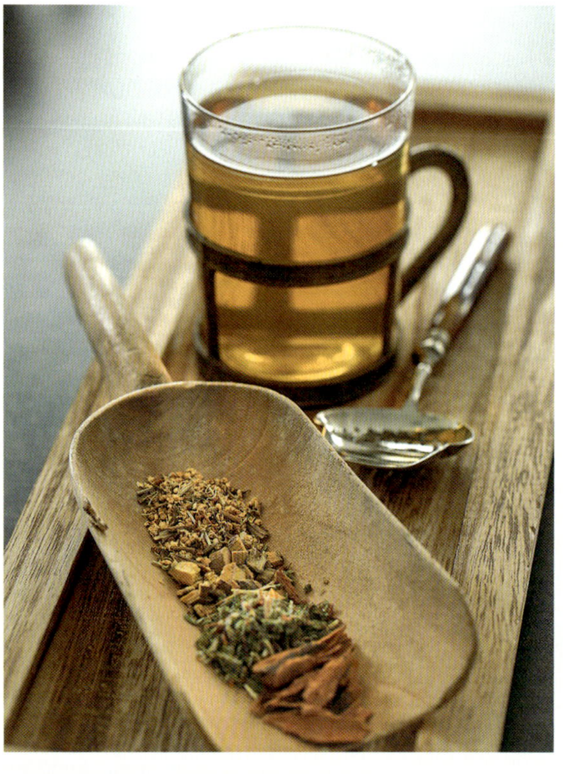

Kräutertee „Schutzschild"

Zur Unterstützung der körpereigenen Abwehr

Zutaten für eine Vier-Wochen-Kur
150 g Cystuskraut, geschnitten
100 g Holunderblüten, gerebelt
75 g Ceylon-Zimtrinde, zerkleinert
75 g Süßholzwurzel, geschnitten

Herstellung
Für 1 Tasse Tee 1 gehäuften EL (ca. 3,5 g) der Mischung mit 250 ml siedendem (nicht kochendem) Wasser aufgießen. Etwa 7 Minuten bedeckt ziehen lassen, dann abseihen.

Anwendung
3 bis 4 Tassen täglich trinken. Man kann die Tagesmenge (ca. 1 Liter) auch morgens aufbrühen und in eine Thermoskanne füllen. Während der Erkältungssaison und in Zeiten erhöhter Ansteckung empfiehlt sich eine vierwöchige Teekur.

VIER PFLANZEN FÜR DAS IMMUNSYSTEM

Die Heilpflanzen des Teerezeptes – Cystuskraut, Holunderblüten, Süßholzwurzel und Ceylon-Zimt – wirken anregend auf das Immunsystem und entzündungshemmend.

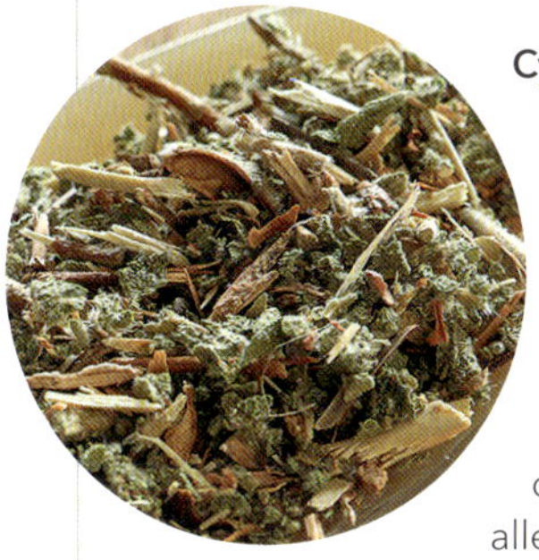

Cystuskraut
Die Kretische Zistrose, auch Graubehaarte Zistrose *Cistus incanus* genannt, ist ein rosa- oder weiß-blühender Halbstrauch aus dem Mittelmeerraum. Cystus- oder Zistrosenkraut hilft vor allem vorbeugend gegen virale und bakterielle Infektionen der Atemwege. Die enthaltenen Polyphenole wirken entzündungshemmend und antioxidativ, stabilisieren den Zellstoffwechsel und stärken die Widerstandskraft von Haut und Schleimhaut.

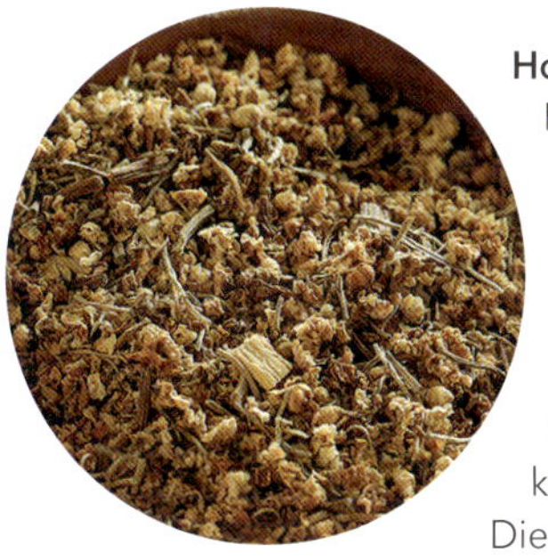

Holunderblüten
Holunder *Sambucus nigra* findet man häufig am Feld- und Waldrand. Seine Blüten (Blütezeit Mai/Juni) wirken stark schweißtreibend, fiebersenkend und schleimlösend. Die enthaltenen Flavonoide stärken das Immunsystem und hemmen Entzündungen. Holunderblütentee wird bei Erkrankungen eingesetzt, die durch Ausschwitzen gebessert werden können: Husten, Schnupfen und Grippe.

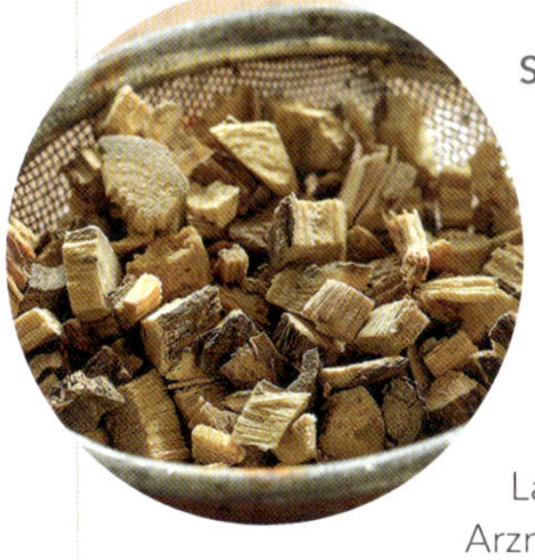

Süßholzwurzel
Das Echte Süßholz *Glycyrrhiza glabra* ist im Mittelmeerraum, in China und Russland beheimatet. Aus dem eingedickten Saft der Süßholzwurzel wird Lakritz hergestellt. Als Arzneimittel kommt die getrocknete Wurzel zum Einsatz. Zu den wichtigen Inhaltsstoffen gehört das Saponin Glycyrrhizin. Es besitzt eine wesentlich stärkere Süßkraft als Zucker. Deshalb fügt man Süßholz häufig Teemischungen zu, um deren Geschmack zu verbessern. Einsatzgebiete für die Süßholzwurzel sind Husten mit Schleimbildung und andere Erkrankungen der Atemwege. Ihre Saponine entfalten immunstärkende, antivirale, entzündungshemmende und schleimhautschützende Effekte. Zusätzlich verstärken sie die Wirkungen der anderen Bestandteile unserer Teerezeptur.

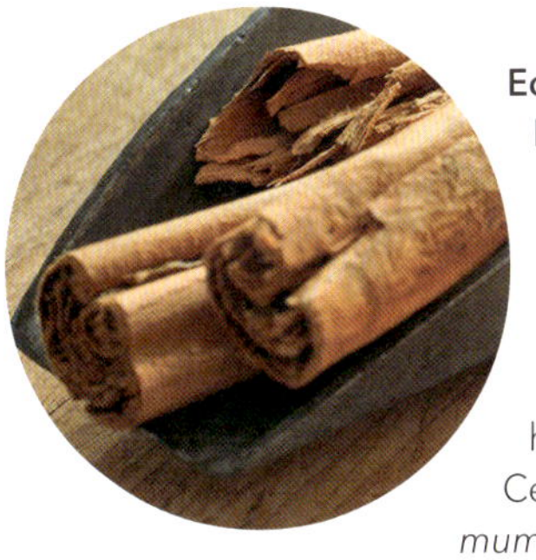

Echter Ceylon-Zimt
Im Handel gibt es zwei Zimtsorten: den häufig etwas preisgünstigeren Cassia-Zimt aus China und den hochwertigen Echten Ceylon-Zimt *Cinnamomum verum* aus Sri Lanka, der geschmacklich besonders fein ist und den wir für die Verwendung empfehlen. Seine Stangen bestehen aus den feinen inneren Rindenschichten des Zimtbaumes, von denen mehrere ineinandergeschoben und getrocknet werden. Sie lassen sich leicht klein brechen oder schneiden. Zimtrinde wirkt vor allem aufgrund der ätherischen Öle immunstimulierend und antimikrobiell gegen Viren, Bakterien und Pilze. Sie lindert Husten und Halsschmerzen, aber auch Verdauungsprobleme. Zimt wirkt durchblutungsfördernd, erwärmend und schweißtreibend.

GRIECHISCHER BERGTEE

Ein guter Helfer bei Erkältung und Magen-Darm-Problemen

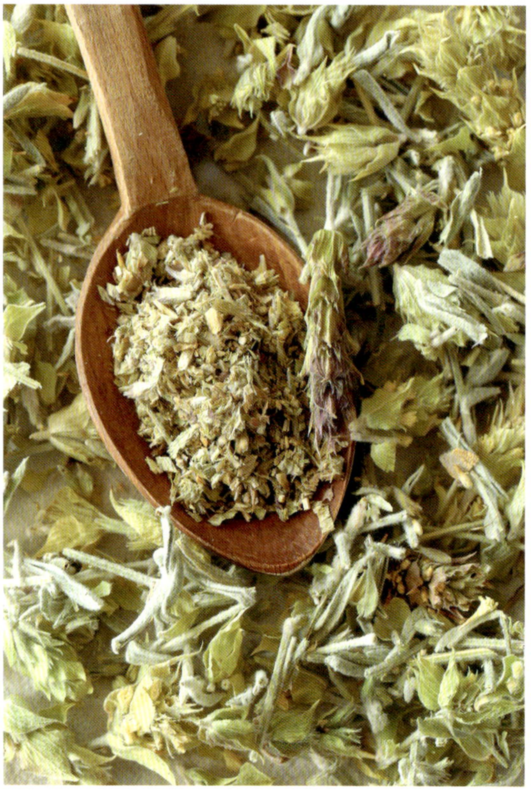

Für den Tee verwendet man das getrocknete Bergtee-Kraut: Stängel, Blüten und Blätter.

Bereits seit der Antike nutzen griechische Hirten und Bergbauern den „Griechischen Bergtee" zur Wundversorgung. Auch heute noch werden die buschigen Kräuter in Griechenland zu Heilzwecken verwendet, aber auch als wohlschmeckender Abendtee zum Entspannen.

WOLLIG UND WÜRZIG

Als „Griechischer Bergtee" werden mehr als 150 verschiedene Arten der Gattung *Sideritis* bezeichnet. Viele werden als Kräutertee verwendet: Ihr Geschmack reicht von zitronig bis zimtartig, von mild bis würzig. Das Heilkraut ist in Griechenland, im gesamten Mittelmeerraum, auf dem Balkan und bis nach China beheimatet. Die robusten Pflanzen wachsen wild in steinigen, sonnigen Regionen ab einer Höhe von 800 Meters. Dicht graufilzig behaart sitzen die Blätter an ebenfalls behaarten, kräftigen Stängeln. Die am Grund verholzenden kleinen Sträucher wachsen bis 50 Zentimeter hoch. Wie der Lavendel gehört der Bergtee zur Familie der Lippenblütler. Seine großen, kerzenförmigen Blütenstände ähneln einer Ähre. Daran sind die kleinen, zitronengelben Blüten quirlartig angeordnet. Typisch sind die großen Hochblätter, die den Scheinquirl eng umfassen.

GLIED- ODER EISENKRAUT

Hirtenkraut, Griechisches Eisenkraut oder Balkan-Gliedkraut wird der Griechische Bergtee auch genannt. Der Gattungsname *Sideritis* leitet sich vom griechischen Wort „sideros" für „Eisen" ab. Im Deutschen erhielten der Griechische Bergtee und andere Arten der Gattung den Namen Gliedkräuter. Ursprünglich war der Bergtee ein wichtiges Wundkraut, um durch eiserne Waffen wie Speere, Messer oder Pfeile verletzte Glieder zu heilen.

ALTE HEILPFLANZE

Die traditionellen Anwendungsgebiete der Herkunftsländer sind inzwischen durch Untersuchungen belegt: Der entzündungshemmende Griechische Bergtee lindert Magen-Darm-Beschwerden und wirkt bei Erkältung schweißtreibend, fiebersenkend und antimikrobiell. Daneben stärkt er das Immunsystem, erhält die körperliche wie geistige Fitness, wirkt sanft anregend, aber auch entspannend. Durch den regelmäßigen Genuss von

❖ UNSER TIPP ❖

Der „griechische Bergtee" ist eine wärmeliebende mediterrane Pflanze. Sie kann bei uns kultiviert werden. Ideal ist ein sonniger Standort im Kräuterbeet, im Steingarten oder auf einer Trockenmauer. Der Boden sollte kalkreich und nährstoffarm sein.

Bergtee kann man chronischen Stress und dadurch bedingte Konzentrations- und Schlafstörungen lindern.

SCHÜTZENDE PFLANZENSTOFFE

In trockenen Höhenlagen ist die Pflanze der Sonne ausgesetzt. Um sich gegen die hohe UV-Strahlung zu wappnen, bildet sie neben der Behaarung sekundäre Pflanzenstoffe mit antioxidativen Mechanismen. Dazu gehören die reichlich enthaltenen Flavonoide mit antiallergischer, entzündungshemmender, antioxidativer, krebshemmender und antimikrobieller Wirkung. Auch die menschlichen Körperzellen werden durch die Flavonoide vor Schäden und Alterungsprozessen geschützt, zudem stärken sie das Herz-Kreislauf-System.
In den Blüten und Blättern – weniger im Stängel – stecken ätherische Öle wie Myristicin, Thymol, Carvacrol, Pinen, Limonen und Cineol. Sie tragen zu den antimikrobiellen, schleimlösenden, entzündungshemmenden und beruhigenden Effekten des Bergtees bei. Gesundheitsfördernde Bitterstoffe regen die Verdauungssäfte an und Gerbstoffe wirken antimikrobiell und wundheilend.

FÜR SEELE UND GEIST

Im Bergtee enthaltene aromatische Verbindungen sorgen dafür, dass der Serotoninspiegel im Körper lange hoch bleibt. Das Hormon hellt die Stimmung auf, hilft beim Entspannen und beim Einschlafen. Bei Frauen, die unter Stimmungsschwankungen – vor allem in der zweiten Zyklushälfte – leiden, kann der Tee ebenfalls unterstützend wirken. Die Beschwerden können durch ein Absinken des Serotoninspiegels bedingt sein. Bei längerer Einnahme erhöht sich die Widerstandsfähigkeit gegenüber Stress. Gleichzeitig verbessert sich die Konzentration, die geistige Aktivität und die Gedächtnisleistung. So ist der Tee auch bei Aufmerksamkeitsstörungen, beispielsweise ADHS, hilfreich. Bei Alzheimer-Demenz hat sich die Kombination mit Johanniskrauttinktur bewährt.

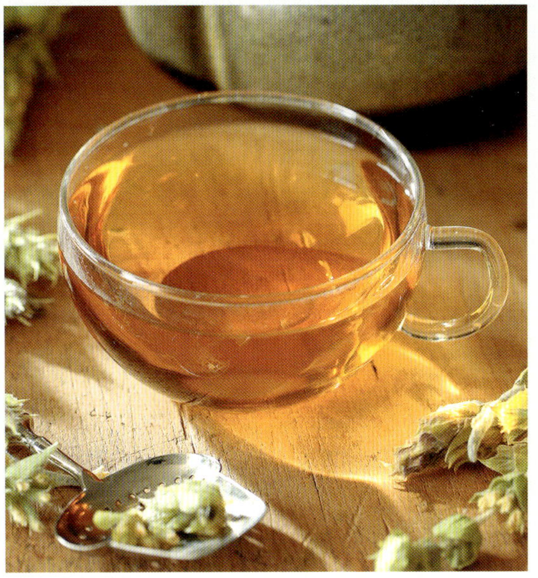

Bergtee aus dem Kraut

Herstellung
Traditionell verwendet man das ganze Bergtee-Kraut: Für 1 Liter Tee 4 ganze getrocknete Stängel mit Blättern und Blüten zerkleinern. In einem Topf mit kaltem Wasser zugedeckt aufkochen lassen. 5 Minuten sanft köcheln, ausschalten, weitere 5 Minuten abgedeckt ziehen lassen. Abseihen.

Blüten-Bergtee

Herstellung
Für 1 Tasse Tee 1 bis 2 EL zerkleinerte getrocknete Bergtee-Blüten mit 250 ml siedendem Wasser aufgießen. 10 Minuten abgedeckt ziehen lassen. Abseihen.

Anwendung

Bergtee trinkt man kurweise 3 bis 4 Wochen oder nach Bedarf bis 1 Liter Tee täglich. Schmeckt auch mit Honig, Zimt oder Zitronensaft.

Innerlich: Hilft bei Erkältungskrankheiten, Magen-Darm-Beschwerden oder leichtem Magen-Darm-Infekt. Außerdem regt der Tee die Verdauung an, wirkt stimmungsaufhellend und entspannend, ist hilfreich für Konzentration und Gedächtnis, fördert den Knochenaufbau und wirkt Osteoporose entgegen.

Äußerlich: Als Auflage oder Wickel konzentrierten Tee (doppelte Pflanzenmenge) auf ein Baumwolltuch geben, 30 Minuten auf die betroffene Stelle legen. Hilft bei Rheuma bzw. entzündlichen Beschwerden im Bewegungsapparat. Ergänzend Tee trinken: Der harntreibende Bergtee schwemmt unerwünschte Stoffwechselprodukte über die Nieren aus.

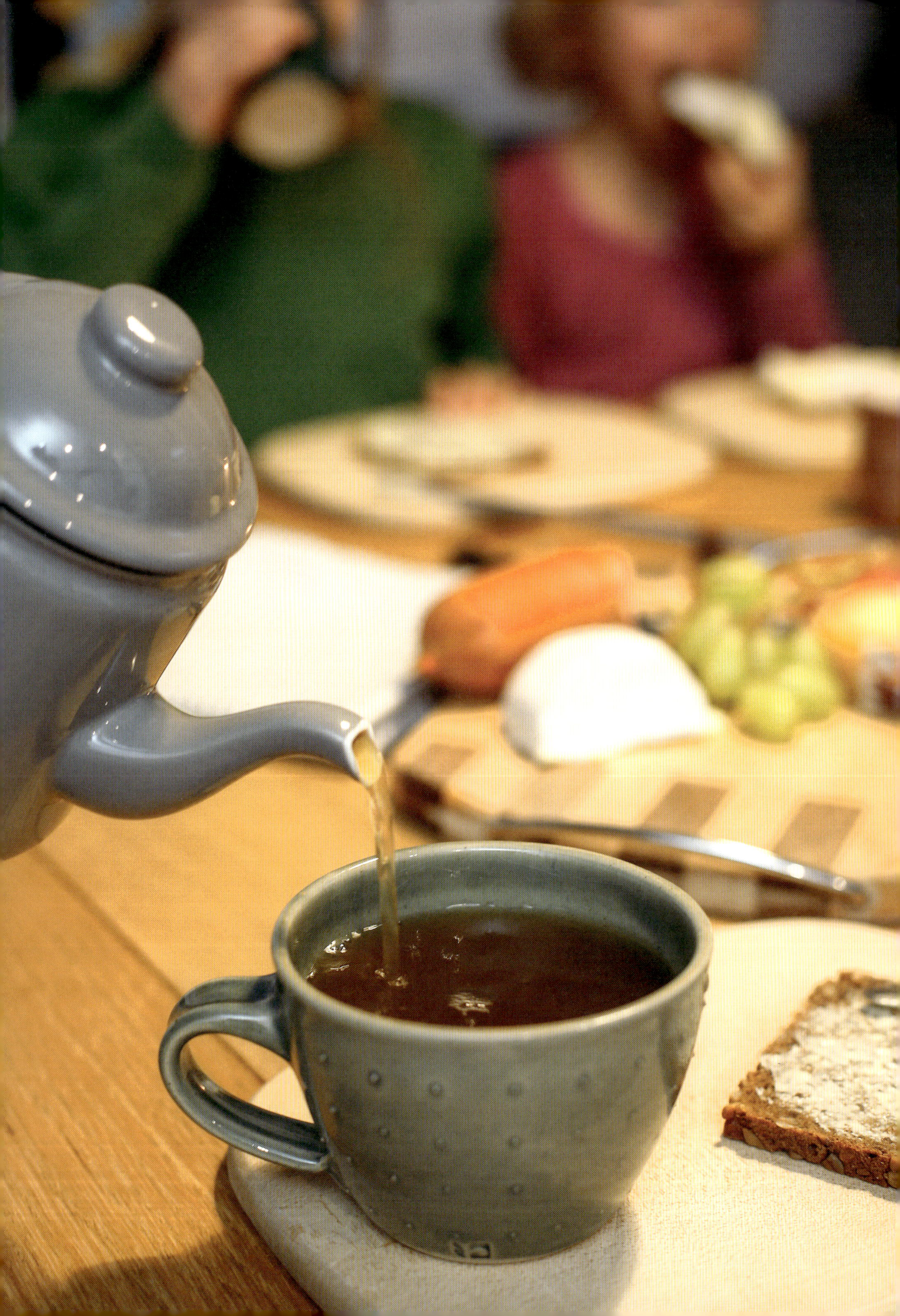

ABENDTEES

Mit diesen Kräuter-Mischungen kann der Tag gut ausklingen.

Das Abendessen ist für viele Familienzeit zum Ausklang des Tages. Ein Tee zum Essen ist bekömmlich, erwärmt den Körper und entspannt. Einige Kräuter haben sich für den Abend besonders bewährt – wir haben drei verschiedene Tees gemischt.

KRÄUTER MIT ENTSPANNENDER WIRKUNG

Die Inhaltsstoffe der gewählten Kräuter wirken beruhigend und eignen sich somit besonders dafür, am Abend getrunken zu werden. Dabei gibt es altbekannte Schlafkräuter wie Zitronenmelisse, Lindenblüten und Baldrian. Aber auch Pflanzen, bei denen diese Wirkung noch nicht so bekannt ist, wie etwa Zitronenverbene und Passionsblume. Die in den verwendeten Pflanzen enthaltenen Flavonoide, ätherischen Öle und verschiedene andere Inhaltsstoffe helfen dem Körper, zur Ruhe zu kommen und sich zu entspannen.

FÜR UNRUHIGE KINDER

Kinder erleben viele Momente intensiver als Erwachsene. Gesehenes und Gehörtes beschäftigt sie mehr. Einige Kinder träumen unruhig. Ihnen können Kräuter wie Zitronenmelisse und Orangenblüten helfen, die Unruhe vor dem Zubettgehen zu mildern. Ältere Kinder, die zur Schule gehen und sich auf Prüfungen vorbereiten, sind abends manchmal nervös. Haferkraut und Passionsblume wirken durch verschiedene sekundäre Pflanzenstoffe gegen Unruhe, die ätherischen Öle des Lavendels wirken entspannend und schlaffördernd.

WENN MAN SCHLECHT SCHLAFEN KANN

Der Abendbrot-Tee ist eine Kräutermischung für jeden Tag und für die ganze Familie. Dagegen werden die beiden anderen Teemischungen nur bei Bedarf getrunken: Wenn es schwer fällt, zu entspannen und in einen ruhigen Schlaf zu finden. Es dauert etwa zwei bis drei Wochen, bis sich die Wirkung des Tees voll entfaltet. Da ihre Wirkung ähnlich ist, können beide Teemischungen auch abwechselnd getrunken werden.

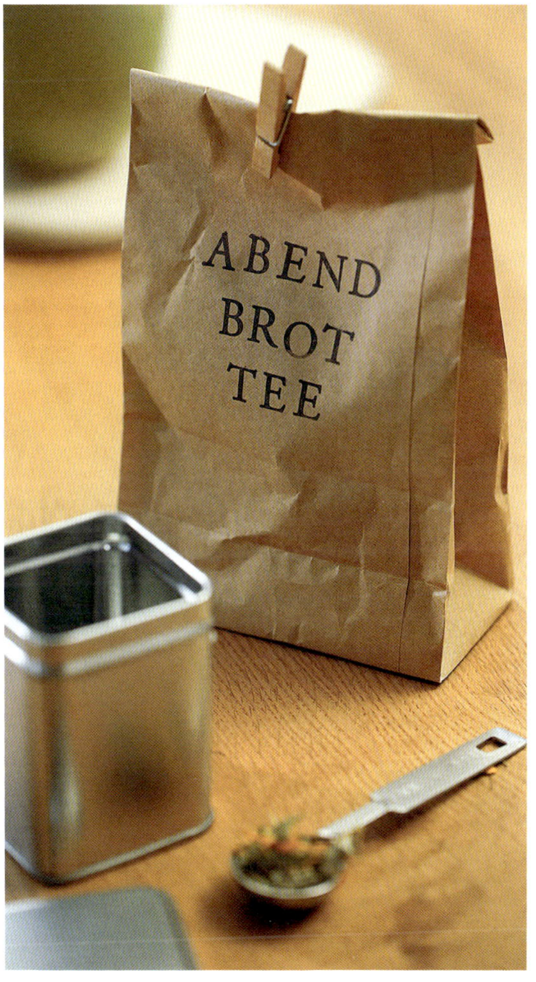

Der Abendbrot-Tee für jeden Tag mit Zitronenverbene und Orangenschale schmeckt Erwachsenen und Kindern.

Hinweis: Wie bei anderen Heilpflanzen gilt auch bei diesen Teemischungen, dass etwa nach sechs Wochen eine mehrwochige Pause eingehalten werden sollte, damit sich der Körper nicht zu sehr an die Wirkstoffe gewöhnt.

Die Rezepte

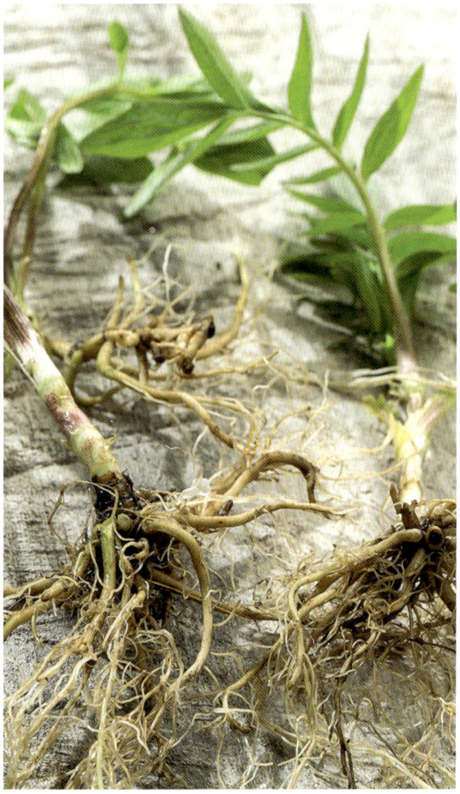

Schlafkraut Baldrian

In den beiden Rezepten auf der rechten Seite wird Baldrian verwendet. Baldrian *Valeriana officinalis* wird schon seit dem Mittelalter als Heilpflanze bei Schlafstörungen eingesetzt. Arzneilich genutzt wird die getrocknete Wurzel des Baldriangewächses. Seine Inhaltsstoffe, vor allem Valerensäure, Gerbstoffe und Alkaloide, helfen nervösen Menschen zu ruhigem Schlaf und zu besserer Konzentration. Besonders gut wirkt er, wenn er mit anderen Kräutern wie Melisse oder Passionsblume kombiniert wird.
Der intensive Geruch der Wurzel brachte Baldrian den Beinamen „Stinkwurz" ein und scheidet die Geister: Die einen Menschen mögen ihn gern, die anderen meiden ihn. Daher sollte, bevor der Baldrian in den Tee gemischt wird, eine „Riechprobe" gemacht werden.

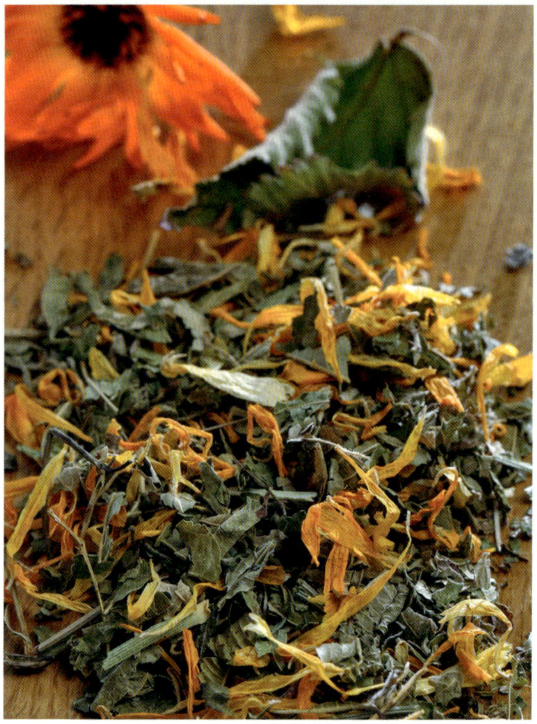

Abendbrot-Tee

Eine bekömmliche Teemischung für die ganze Familie zum Abendessen. Zitronenverbene und Stücke der Orangenschale geben dieser Teemischung einen frisch-fruchtigen Geschmack.

Zutaten für 100 g Teemischung
50 g Zitronenverbene
20 g Brombeerblätter
20 g Ringelblumenblüten
10 g unbehandelte Orangenschalenstücke

Herstellung
3 EL der Mischung mit 1 Liter siedendem Wasser übergießen, abgedeckt 6 Minuten ziehen lassen.

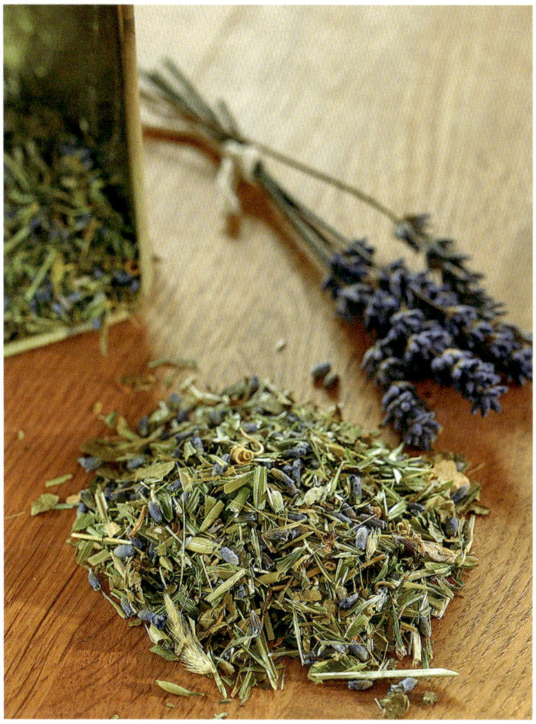

Gute-Nacht-Tee

Eine Mischung für Erwachsene und Kinder, die unter Druck stehen. Die Kräuter nehmen die Spannung und machen den Kopf frei für eine erholsame Nacht.

Zutaten für 100 g Teemischung
50 g Baldrianwurzel
20 g Grünes Haferkraut
20 g Passionsblumenkraut
10 g Lavendelblüten

Herstellung
Den Tee abgedeckt 8 Minuten ziehen lassen.

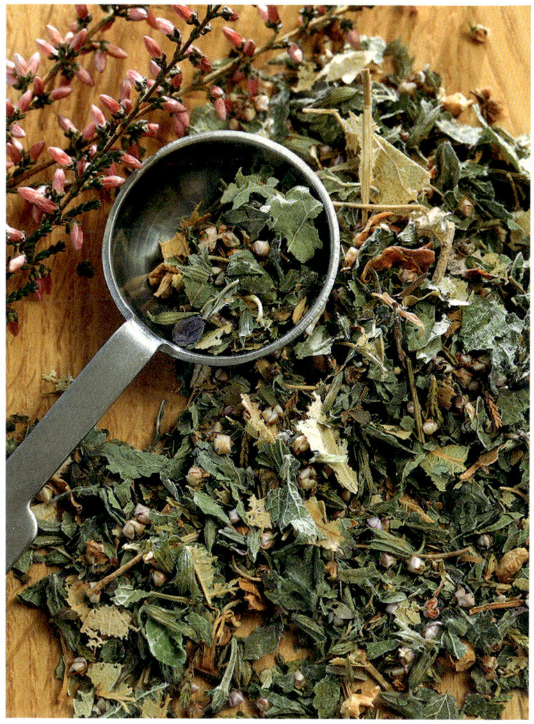

Süße-Träume-Tee

Diese Mischung hilft Erwachsenen und Kindern, die nachts unruhig sind und von Träumen geplagt werden. Die enthaltenen Kräuter wirken beruhigend.

Zutaten für 100 g Teemischung
50 g Baldrianwurzel
20 g Zitronenmelisse
15 g Heidekrautblüten
10 g Lindenblüten
5 g Orangenblüten

Herstellung
Den Tee abgedeckt 8 Minuten ziehen lassen.

Anwendung

In akuten Fällen empfiehlt sich die kurmäßige Anwendung über 4 bis 6 Wochen, bei Bedarf kann man beide Rezepte abwechseln.

Für Erwachsene und Kinder über 12 Jahre:
Auf 1 Tasse (250 ml) Tee nimmt man 1 gehäuften EL der Teemischung.

Für jüngere Kinder wird die Dosis reduziert:
Säuglinge: 1/8 der Erwachsenendosis, 1 bis 3 Jahre: 1/4 der Erwachsenendosis, 3 bis 6 Jahre: 1/3 der Erwachsenendosis, 6 bis 9 Jahre: 1/2 der Erwachsenendosis, 10 bis 12 Jahre: 2/3 der Erwachsenendosis

WOHLFÜHLTEE

Sechs Pflanzen, die für gute Laune sorgen

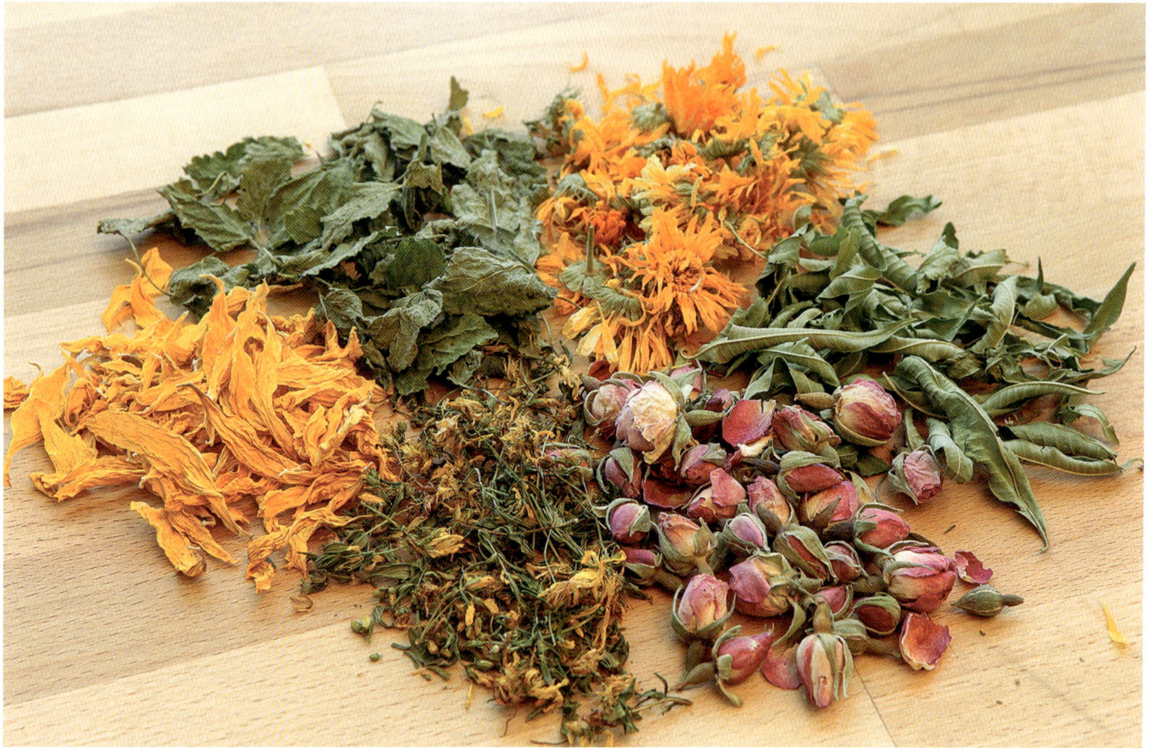

Pflanzen für den Wohlfühltee (im Uhrzeigersinn): Rose, Johanniskraut, Sonnenblume, Melisse, Ringelblume, Zitronenverbene

Diese Kräuter tun in der dunklen Jahreszeit Körper und Geist gut. Als Tee wärmt die Mischung von innen. Einige Pflanzen scheinen Sonnenstrahlen speichern zu können. Ihre Blüten leuchten in den Farben des Sommers: Orange, Rosa und Gelb. Bei anderen Kräutern erinnert der Duft an die warmen Monate. Es sollten nur unversehrte Blätter und Blüten gepflückt werden.

PFLANZEN FÜRS WOHLBEFINDEN

Verschiedene Pflanzen beeinflussen die Stimmung positiv. Auf vielerlei Weise sprechen sie die Sinne an und sorgen für Wohlbefinden. Wer an den Blättern der Melisse *Melissa officinalis* reibt, denkt an Zitronen. Neben den ätherischen Ölen wirken weitere Inhaltsstoffe aufheiternd.
Die stimmungsaufhellende Wirkung des Johanniskrauts *Hypericum perforatum* ist medizinisch anerkannt. Die Inhaltsstoffe der Rosen sind für ihre harmonisierende Wirkung bekannt. Für arzneiliche Anwendungen werden historische Duftrosen oder Wildsorten wie *Rosa canina* verwendet.
Zitronenverbene *Lippia citriodora* sorgt in vielen Tees für Geschmack und ein frisches Aroma. Die Blüten der Ringelblume *Calendula officinalis* und die Blütenblätter der Sonnenblume *Helianthus annuus* bringen Farbe in Teemischungen und erfreuen das Auge.

Tipp: Wer eine fruchtige Komponente wünscht, kann der Teemischung noch etwa 10 Gramm getrocknete Apfelstückchen (z. B. Apfelringe) beifügen. Vermengt man die Stückchen vor dem Untermischen mit einer Messerspitze gemahlener Bourbonvanille, entfaltet sich beim Aufgießen des Tees ein sinnlicher Duft.

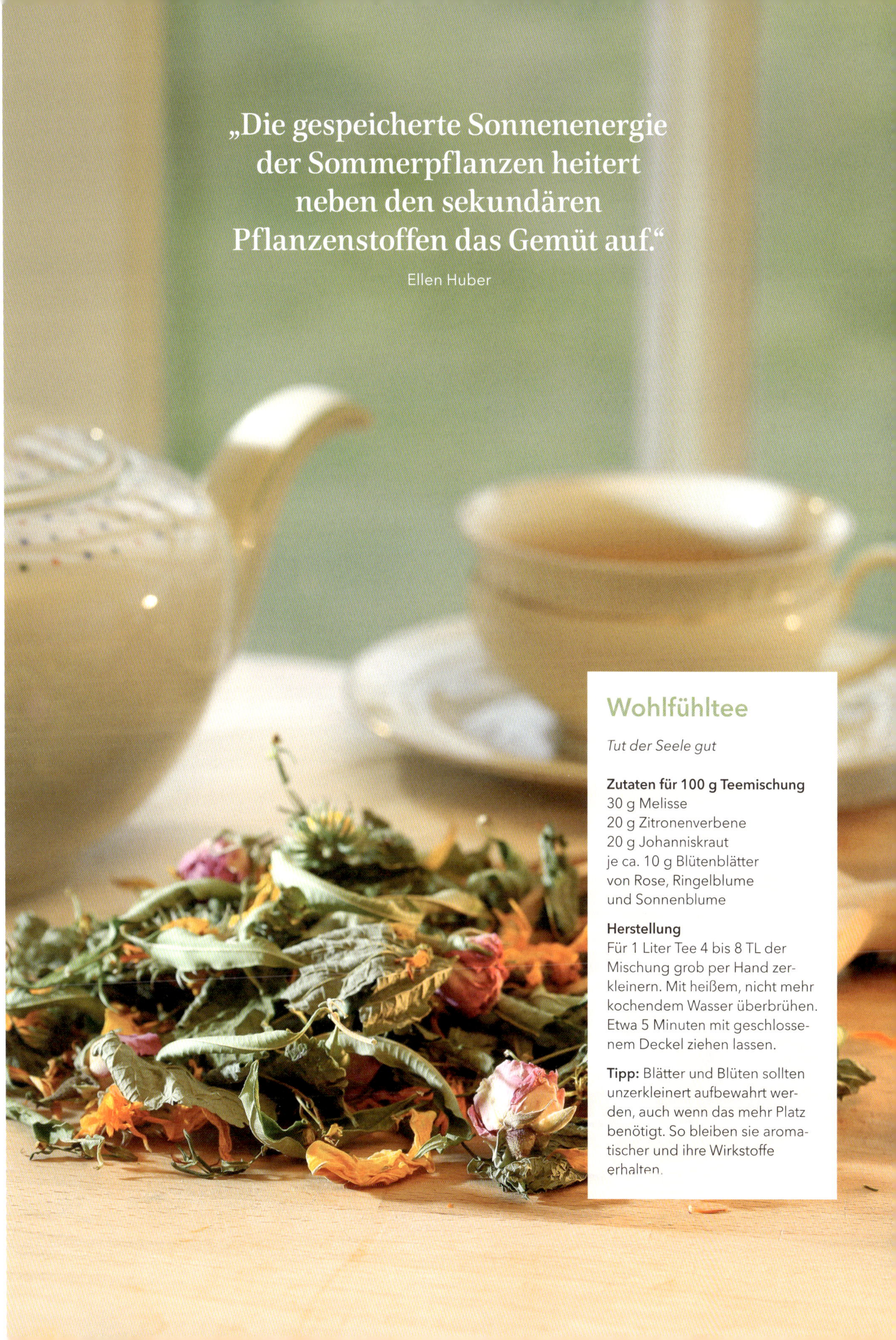

„Die gespeicherte Sonnenenergie der Sommerpflanzen heitert neben den sekundären Pflanzenstoffen das Gemüt auf."

Ellen Huber

Wohlfühltee

Tut der Seele gut

Zutaten für 100 g Teemischung
30 g Melisse
20 g Zitronenverbene
20 g Johanniskraut
je ca. 10 g Blütenblätter von Rose, Ringelblume und Sonnenblume

Herstellung
Für 1 Liter Tee 4 bis 8 TL der Mischung grob per Hand zerkleinern. Mit heißem, nicht mehr kochendem Wasser überbrühen. Etwa 5 Minuten mit geschlossenem Deckel ziehen lassen.

Tipp: Blätter und Blüten sollten unzerkleinert aufbewahrt werden, auch wenn das mehr Platz benötigt. So bleiben sie aromatischer und ihre Wirkstoffe erhalten.

GEWÜRZTEES

Duftende weihnachtliche Gewürze entfalten als Tee heilsame Wirkung.

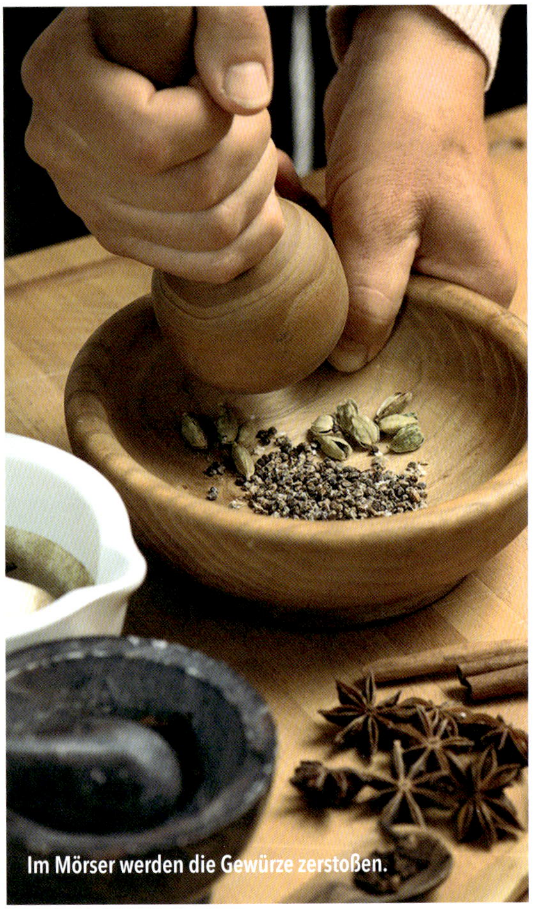

Im Mörser werden die Gewürze zerstoßen.

Die klassischen Gewürze aus der Weihnachtsbäckerei wie Zimt und Anis sind zugleich bewährte Heilmittel: Sie helfen, schweres Essen besser zu verdauen.

Mit ihnen verbindet man alle Wohlgerüche der Weihnachtszeit: Ceylon-Zimt, Gewürznelken, Kardamom, Koriander, Muskat und Ingwer. Sie sind jedoch nicht nur zum Backen zu verwenden, sondern dienen gerade im Winter als Notfall-Apotheke. Die kräftigen Gewürze wirken dank ihrer ätherischen Öle, Flavonoide, Gerb- und Bitterstoffe entgiftend und wärmend und wecken die Lebensgeister.

AUS FREMDEN LÄNDERN

In Indien, Heimat zahlreicher intensiver Gewürze, machte man sich deren heilsame Wirkung schon vor 5 000 Jahren zunutze. Ebenso in China, wo sie bis heute zur traditionellen Medizin gehören. Viele Gewürze wachsen in tropischem Klima und entwickeln dadurch besonders starke Aromen. Gerade in der Vorweihnachtszeit kann das Immunsystem zusätzlich zu den Virenattacken durch Stress und Fehlernährung geschwächt sein. Um an die gesundheitsfördernden Substanzen zu kommen, werden die Gewürze mit einem Mörser, einer Gewürz- oder Kaffeemühle zerkleinert. Dann werden sie mit Milch oder Wasser zu einem heißen Getränk aufgekocht.

Tipps: Um Gewürzduft in der Kaffeemühle wieder zu neutralisieren, kann man eine Handvoll Reiskörner darin mahlen. Mit Granitmörsern lassen sich besonders harte Gewürze wie Sternanis oder Kümmel zerkleinern.

Die Rezepte

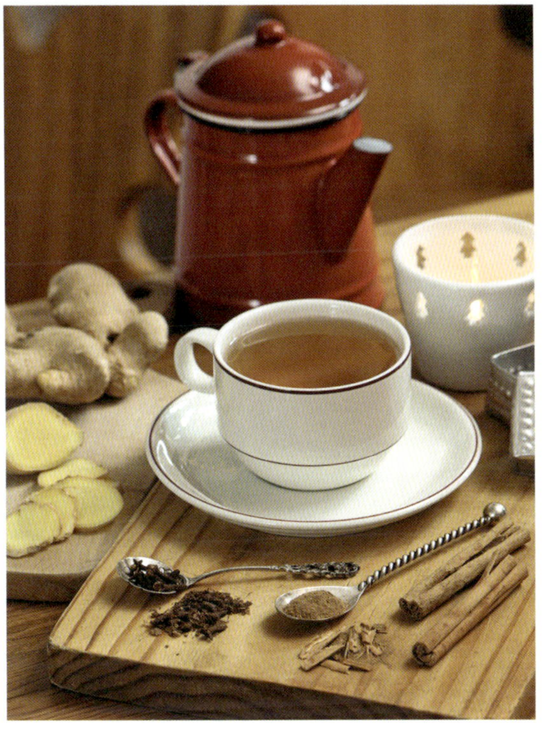

Gewürztee bei Erkältung

Bei Fieber, Husten und Gliederschmerzen hilft dieser schweißtreibende und desinfizierende Gewürztee.

Zutaten für 1 Liter Tee
4 TL gemahlener oder geschnittener Ceylon-Zimt
2 cm frischer Ingwer in Scheiben
12 gemörserte Nelken

Herstellung
Die Zutaten in 1 Liter Wasser aufkochen. Zugedeckt etwa 15 Minuten leicht köcheln lassen. Abseihen. Das „Gewürz-Konzentrat" in eine Thermoskanne füllen.

Anwendung
Alle 2 Stunden 1 Tasse zu einem Drittel mit diesem Konzentrat füllen, mit warmem Wasser verdünnen und langsam trinken.

Tipp: Schmeckt trotz Ingwer und Nelken weder zu scharf noch bitter und ist auch ohne grippalen Infekt zu empfehlen.

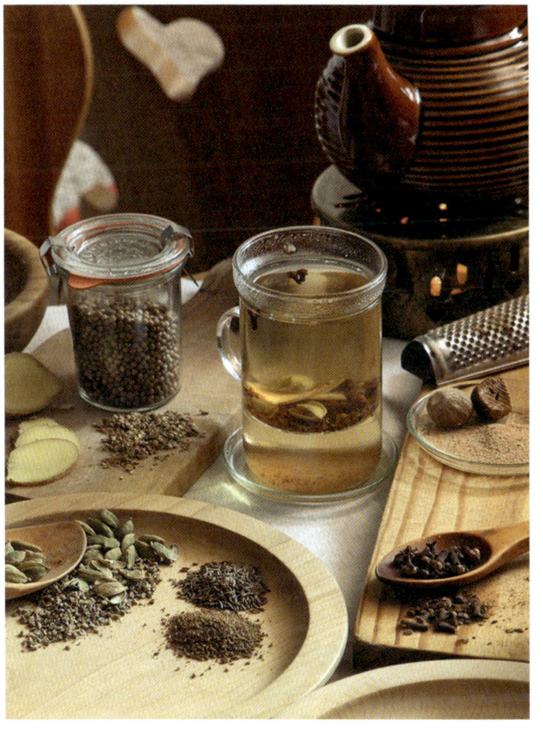

Gewürztee bei Völlegefühl

Der aromatische Tee lindert Krämpfe, beruhigt den Magen und fördert die Verdauung.

Zutaten für etwa 6 Tassen
je 1 TL Kardamomkapseln und Nelken
je 2 TL Koriandersamen und gemahlener Kümmel
1 Messerspitze geriebene Muskatnuss
außerdem ca. 1 cm Ingwerwurzel pro Tasse

Herstellung
Kardamom, Nelken und Koriander zerstoßen.
Alles mischen. Für 1 Tasse Tee 1 gestrichenen TL der Mischung mit 200 ml kochendem Wasser aufgießen.
Pro Tasse 1 cm Ingwer in dünnen Scheiben zugeben.
Zugedeckt 10 Minuten ziehen lassen, abseihen.

Anwendung
Bei Magen- oder Verdauungsproblemen und nach üppigem Essen 3 bis 4 Tassen täglich trinken. Ingwer beruhigt, desinfiziert und verbessert wie Kardamom die Verdauung. Muskatnuss lindert Krämpfe und Entzündungen. Koriander wirkt antibakteriell. Kümmel lindert Krämpfe, wirkt antibakteriell und verdauungsfördernd.

ERKÄLTUNGSTEES

Selbst zusammengestellte Kräutermischungen können die Beschwerden lindern.

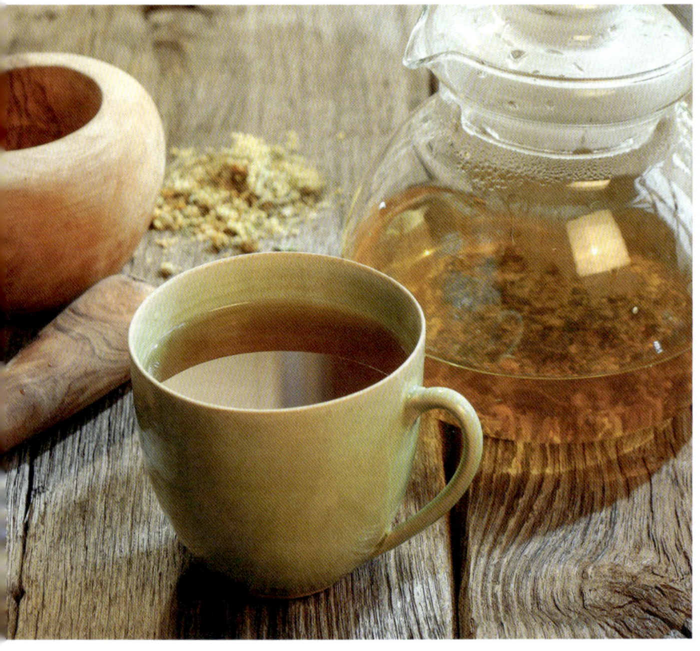

Ein heißer Kräutertee tut bei Erkältung oder Husten gut.

Ein trockener Reizhusten zu Beginn einer Erkältung sollte möglichst gedämpft werden. Denn das Husten reizt wiederum die bereits angegriffenen Schleimhäute. Erleichternd bei Hustenreiz und Heiserkeit wirken Heilpflanzen mit vielen Schleimstoffen. Diese legen sich wie eine Schutzhülle auf die Schleimhäute. Geeignete Pflanzen sind zum Beispiel Spitzwegerich, Huflattich, Duftveilchen, Linde, Malve und Eibisch. Die Eibischwurzel enthält die meisten Schleimstoffe und ist damit eine Kardinalpflanze bei trockenem Husten.

DEN SCHLEIM LÖSEN

Nach einigen Tagen entwickelt sich der trockene Husten häufig zu einem Husten, der abgehustet werden kann. Der Hustenreflex sollte nun nicht mehr unterdrückt werden, im Gegenteil: Das Husten dient der Atemwegsreinigung, denn es befördert Krankheitserreger aus dem Körper hinaus. Bei festsitzendem Sekret in Rachen und Bronchien, aber auch in der Nase und den Nasennebenhöhlen, helfen ätherische Öle und Saponine (Seifenstoffe). Die Saponine wirken gegen Bakterien und Pilze und lösen bzw. verflüssigen den Schleim. Reichlich Saponine stecken zum Beispiel in Schlüsselblumen, Rosskastanienblüten und Gänseblümchen. Stark saponinhaltig sind die Seifenkrautwurzel und Efeublätter (beide nur als Fertigpräparat einnehmen). Thymian und Salbei enthalten reichlich ätherische Öle zur Schleimlösung.

SAMMELN UND VERARBEITEN

Für die Hustenmittel können verschiedene Heilpflanzen, Wild- und Küchenkräuter über das Jahr gesammelt werden: Als Teekraut getrocknet sind die Heilmittel zur „Erkältungssaison“ zur Hand. Sind die Pflanzen für unsere Rezepte nicht in der Natur zu finden, lassen sie sich zumeist durch andere Pflanzen aus der jeweiligen Mischung oder durch getrocknete Kräuter aus der Apotheke oder dem Kräuterhandel ersetzen.

HONIG UNTERSTÜTZT

Hustentees kann man nach Geschmack mit Honig süßen. Der Honig wird erst in den bereits etwas abgekühlten Tee gegeben. Besonders unterstützend bei Husten wirken zum Beispiel Thymian-, Lindenblüten- oder Tannenhonig.

Teezubereitung

Überbrühung: Die bekannteste Zubereitungsform für Tee ist das Überbrühen: Blüten oder Blätter werden mit kochendem oder heißem Wasser übergossen. Der Tee zieht bedeckt und wird danach über ein Sieb abgeseiht.

Kaltwasserauszug: Pflanzen wie Malve, Eibischwurzel und Spitzwegerich, deren Heilwirkung auf Schleimstoffen beruht, werden in kaltes Wasser gelegt und bei gelegentlichem Umrühren 1 bis 5 Stunden ziehen gelassen. Danach abseihen. Der Tee kann auf Trinkwärme erhitzt oder einem anderen Hustentee zugesetzt werden.

Die Rezepte

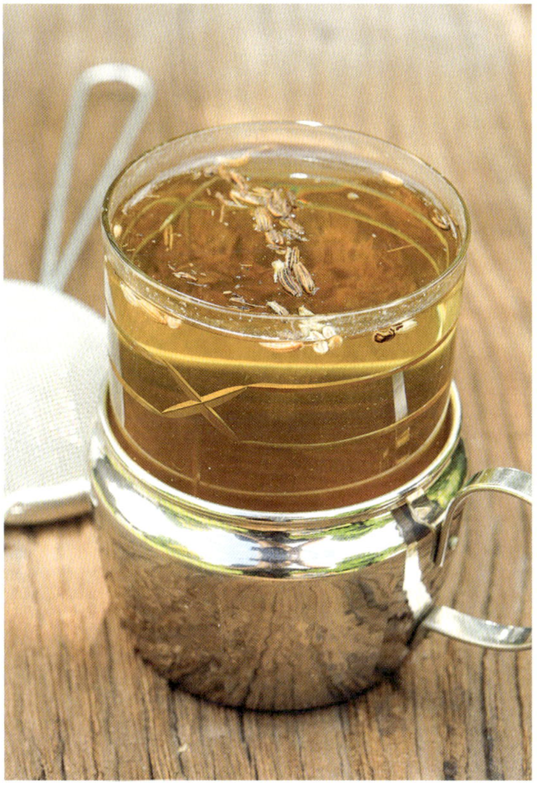

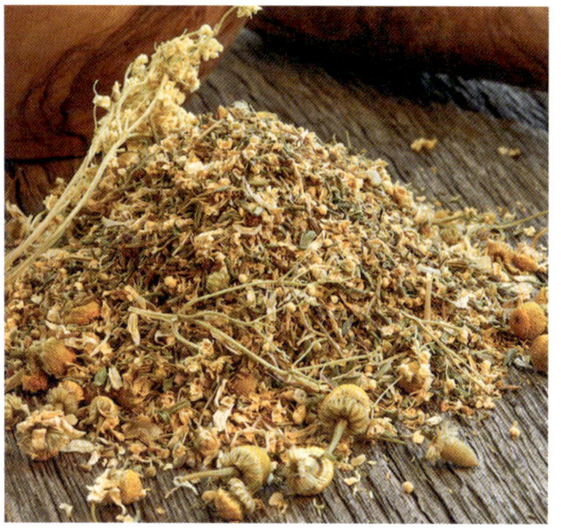

Frisch oder getrocknet

Die Angaben in diesen Teerezepten beziehen sich auf getrocknete Pflanzen. Soweit nicht anders angegeben, genügt für etwa 200 ml Tee 1 gestrichener TL getrocknetes oder 1 gehäufter TL frisches Kraut. Ist ein Kraut nicht zur Hand, lässt es sich meistens durch ein anderes aus der Mischung ersetzen.

Hustenlösender Tee

Bei Husten können diese sekret- und krampflösenden sowie entzündungshemmenden Arzneipflanzen helfen.

Zutaten für 225 g Teemischung
75 g Holunderblüten
50 g Kamillenblüten
50 g Thymian
50 g angestoßene Fenchelsamen

Herstellung
1 TL der Mischung mit 200 ml heißem Wasser übergießen. 10 Minuten bedeckt ziehen lassen.

Anwendung
Bei beginnendem bzw. verschleimtem Husten täglich 3 bis 4 Tassen Tee heiß trinken.

Tee bei Reizhusten

Schleimhaltige Arzneipflanzen lindern Reizhusten. Sie helfen, die entzündete Schleimhaut heilen zu lassen.

Zutaten für 100 g Teemischung
45 g Eibischwurzel
25 g Spitzwegerichblätter
10 g Königskerzenblüten
10 g Malvenblüten
10 g Süßholzwurzel

Herstellung
1 TL der Mischung mit 200 ml kaltem Wasser ansetzen. Etwa 90 Minuten ziehen lassen.

Anwendung
3 Tassen Tee täglich – jeweils frisch zubereitet – schluckweise trinken.

Tee zum Schwitzen

Zu Beginn einer Erkältung kann der Körper mit dieser Mischung zum Schwitzen gebracht werden, um die Abwehrkräfte zu steigern.

Zutaten für 1 Tasse Tee
1 TL Holunderblüten
1 TL Lindenblüten
1 Scheibe frischer Ingwer

Herstellung
Die Mischung mit 200 ml heißem Wasser übergießen. 10 Minuten bedeckt ziehen lassen.

Anwendung
Täglich 4 bis 5 Tassen heißen Tee trinken.

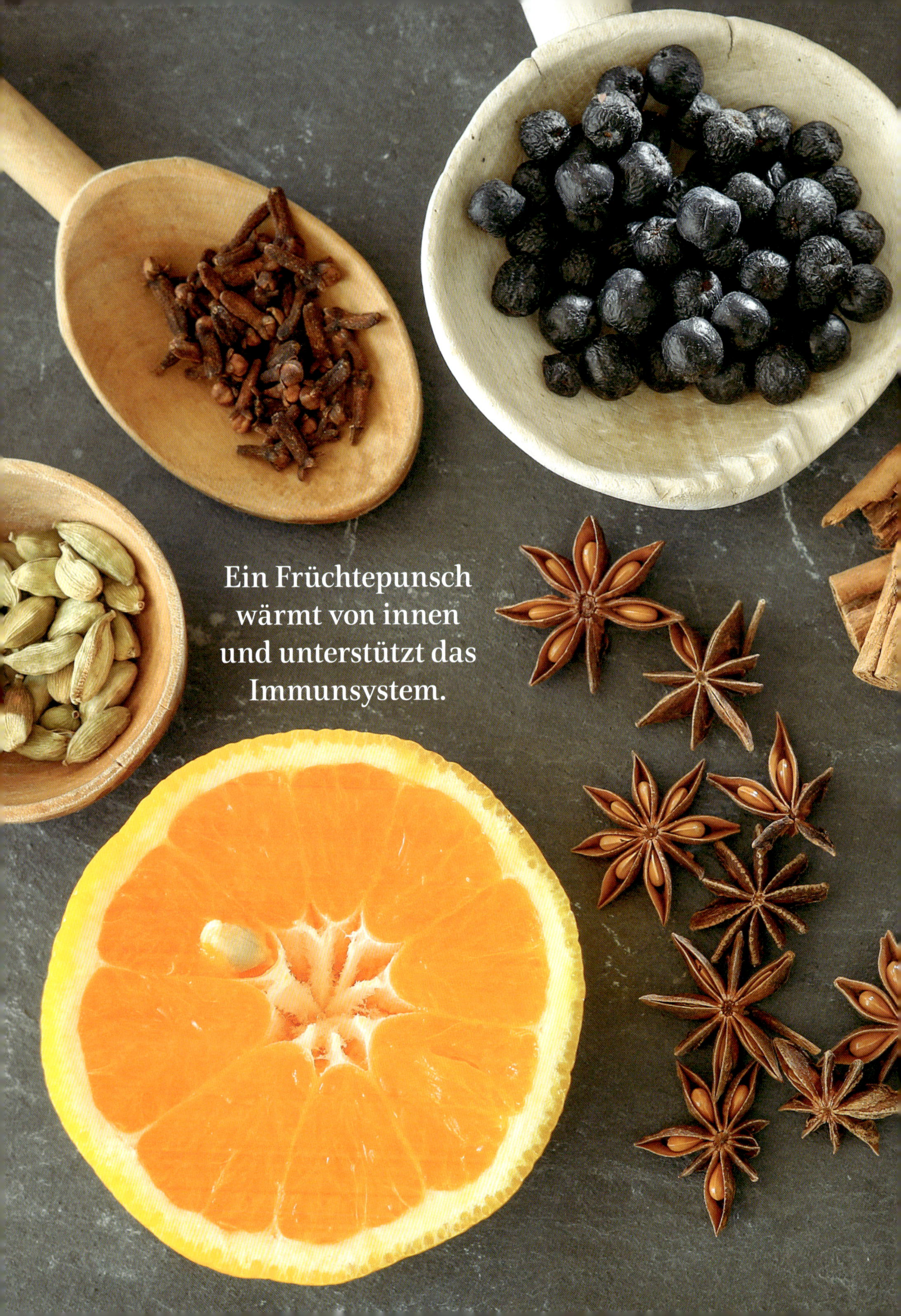
Ein Früchtepunsch
wärmt von innen
und unterstützt das
Immunsystem.

FRÜCHTEPUNSCH

Wärmend und stärkend für kalte Tage

Ein Glas pro Tag – der Punsch lässt sich auch als Kur anwenden.

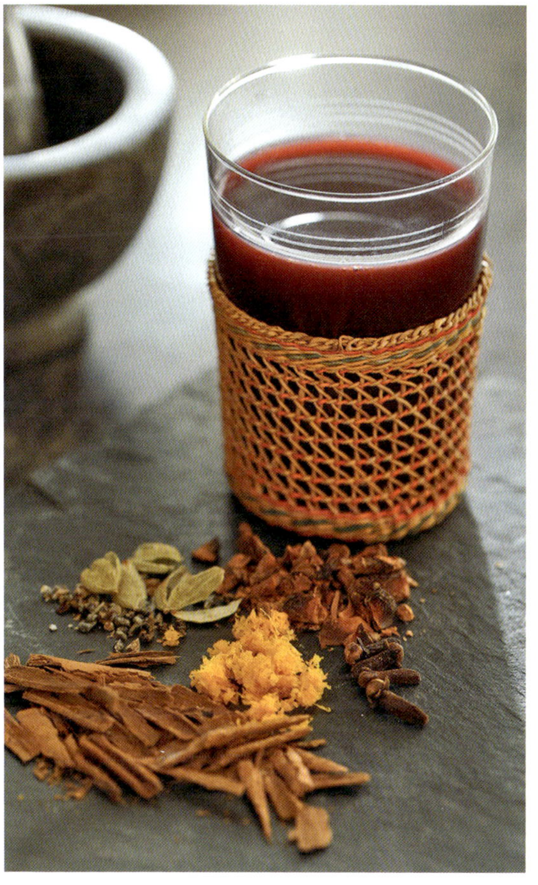

Dieser Punsch wird aus dunklen Fruchtsäften gemischt und mit Glühweingewürzen aromatisiert. Reich an Vitaminen, Anthocyanen und weiteren gesundheitsfördernden Inhaltsstoffen unterstützt er die Immunabwehr. Die Gewürze tragen zur wohlig-wärmenden Wirkung bei, sind abwehrstärkend und stimmungsaufhellend.

SCHÜTZENDE ANTHOCYANE

Rote, blaue und schwarze Früchte enthalten die wertvollen Anthocyane von Natur aus, Wildfrüchte sind besonders reich daran. Die natürlichen Farbstoffe sitzen vor allem in der äußeren Haut der Frucht, sie schützen diese vor UV-Strahlung bzw. Sonnenbrand und oxidativem Stress im Inneren der Früchte.
Als Flavonoide gehören Anthocyane zur großen Gruppe der Polyphenole. Im menschlichen Organismus wirken die sekundären Pflanzenstoffe zellschützend und entzündungshemmend. Sie bewahren die Körperzellen vor Veränderungen durch sogenannte freie Radikale. Indem sie die Cholesterinwerte und den Blutdruck senken, stärken sie das Herz-Kreislauf-System. Zudem helfen sie, Demenz, Diabetes, Krebs und Harnwegsinfekten vorzubeugen.
Für Allergiker sind Früchte mit vielen Anthocyanen besser verträglich.

WERTVOLLE INHALTSSTOFFE

Aroniabeeren enthalten mit 1480 Milligramm auf 100 Gramm sehr viele Anthocyane, ebenso Holunderbeeren mit 1370 Milligramm. Dazu Mineralstoffe, wie Eisen, Zink, Kalium, Kalzium und Magnesium, sowie ätherisches Öl, Folsäure, Provitamin A und reichlich Vitamin C und B-Vitamine. Vitamin C stärkt das Immunsystem und verbessert die Verwertung von Eisen aus Lebensmitteln. B-Vitamine gelten als „Nervenvitamine" und sind für viele Stoffwechselvorgänge im Körper wichtig.

STÄRKENDES TONIKUM

Der wohlschmeckende Punsch hat antivirale und antibakterielle Effekte. Um Erkältungskrankheiten und anderen Infektionen vorzubeugen, trinkt man über vier bis sechs Wochen täglich mindestens 100 Milliliter Saft, nach Belieben heiß, warm oder auch kalt. Die Kur lässt sich bei Bedarf nach einigen Monaten wiederholen. Bei einem akuten Infekt erwärmt man dreimal täglich 250 Milliliter Punsch. Er kann helfen, Halsschmerzen, Husten und Fieber zu lindern. Honig oder Zitrone, kurz vor dem Genuss zugegeben, wirken zusätzlich erkältungswidrig. Beim schonenden Erhitzen des Saftes bis 60 Grad bleiben das Vitamin C und die stark antioxidativen Inhaltsstoffe weitgehend erhalten; Fruchtsäuren und Antioxidantien vermindern deren Abbau.

STÄRKENDE FRÜCHTE

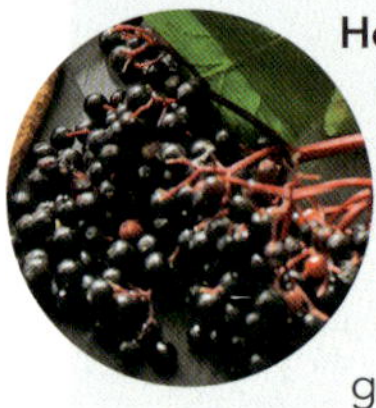

Holunderbeeren: Der Schwarze Holunder *Sambucus nigra* enthält reichlich Anthocyane namens Sambucyanin. Die Wildfrüchte wirken gegen Viren und Bakterien. Sie eignen sich sowohl zur Vorbeugung einer Erkältung als auch zur Abwehr von echter Virusgrippe wie Influenza A. Holunderbeersaft wirkt schweißtreibend und fiebersenkend. Auch bei Nervenschmerzen wie Ischias hat er sich bewährt. Der Vitamin-C-Gehalt des Saftes ist auch nach dem Erhitzen noch hoch.

Hinweis: Wer Holundersaft selbst herstellt, muss die Früchte mindestens 20 Minuten kochen, um den leicht giftigen Stoff Sambunigrin zu beseitigen. Im Dampfentsafter geschieht das „automatisch".

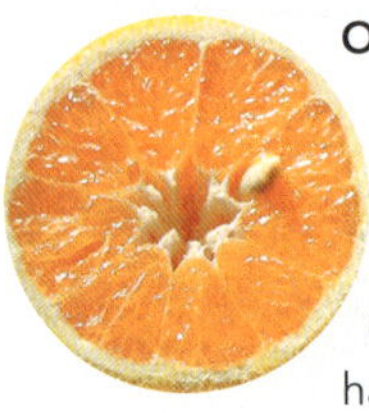

Orangen: Orangen *Citrus × sinensis* L. enthalten reichlich Vitamin C: 100 ml frisch gepresster Saft 40 bis 50 mg. Vitamin C stärkt das Immunsystem und verbessert die Verwertung von Eisen aus Lebensmitteln. Die enthaltenen Carotinoide und Flavonoide können als Antioxidantien dazu beitragen, das Risiko von Krebs- und Herz-Kreislauf-Erkrankungen zu senken.

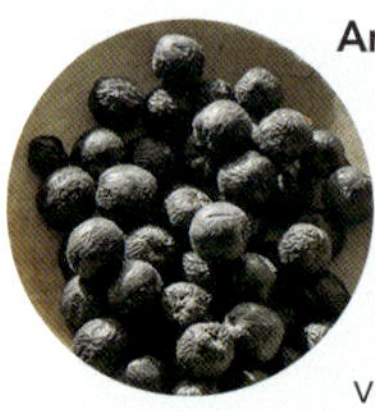

Aroniabeeren: Aroniabeeren *Aronia melanoarpa* werden auch Apfelbeeren genannt. Reichlich Polyphenole, insbesondere Anthocyane, zeichnen die Früchte aus. Man schätzt sie besonders wegen ihrer antioxidativen, gefäßschützenden und blutdrucksenkenden Eigenschaften.

Hinweis: Die Blausäure in den Kernen wird beim Kochen unschädlich gemacht. Die gesunden Inhaltsstoffe dagegen bleiben weitgehend erhalten.

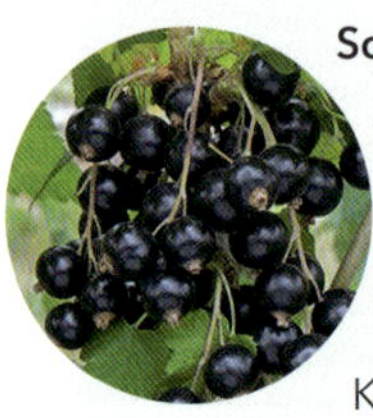

Schwarze Johannisbeeren: 100 g Schwarze Johannisbeere *Ribes nigrum* enthalten 430 mg Anthocyane und mit 177 mg viel Vitamin C, erhitzt immer noch 108 mg. Hinzu kommt ein hoher Gehalt an Eisen und Kalium. Die Kerne enthalten entzündungshemmende Gamma-Linolensäure.

WÄRMENDE GEWÜRZE

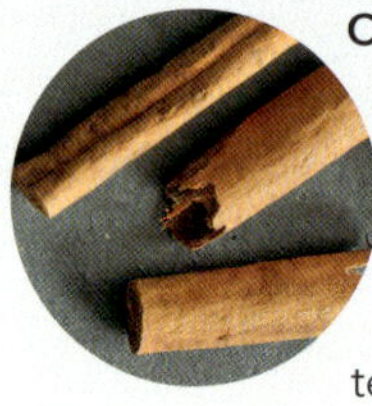

Ceylon-Zimt: *Cinnamomum verum* gilt als geschmacklich besonders fein und hochwertig. Er enthält weniger schädliches Cumarin als der preisgünstige Kassia-Zimt. Gewonnen wird er aus der innersten, dünnsten Rinde des Zimtbaumes. Seine ätherischen Öle wirken desinfizierend. Er löst Husten, hilft bei Halsschmerzen oder Verdauungsproblemen. Bei Erkältung profitiert man von seiner durchblutungsfördernden, schweißtreibenden Wirkung.

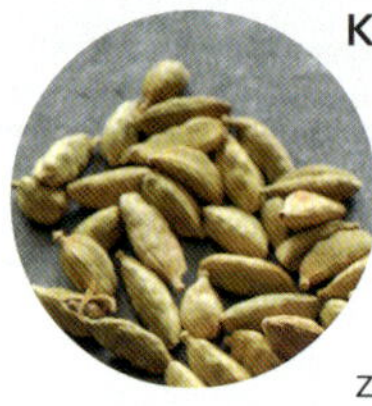

Kardamom: Der grüne Kardamom *Eletteria cardamomum* gilt als Stimmungsaufheller mit wärmender Wirkung. Getrocknete Kapseln werden im Mörser zerstoßen und dabei die enthaltenen Samen zerrieben. Deren ätherisches Öl entfaltet ein süßlich-frisches Aroma, das den Appetit und die Verdauung anregt. Kardamom sorgt zudem für frischen Atem, hilft bei Erkältung, Bronchitis und als Krampflöser bei Blähungen und Menstruationsbeschwerden.

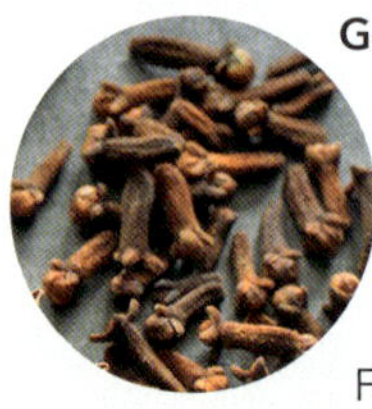

Gewürznelken: Die getrockneten Blütenknospen der Gewürznelke *Syzygium aromaticum* duften stark würzig und schmecken brennend scharf. Gute, frisch getrocknete Knospen schwimmen wie kleine Fallschirme senkrecht im Wasser. Ihre ätherischen Öle haben desinfizierende Wirkung und helfen bei Erkältung, Husten, Verdauungsstörungen und Erschöpfung. Wer eine Gewürznelke lutscht oder kaut, kann Zahnschmerzen bis zum Arztbesuch lindern.

Hinweis: Nicht bei hohem Blutdruck verwenden. Manche reagieren allergisch auf Nelken.

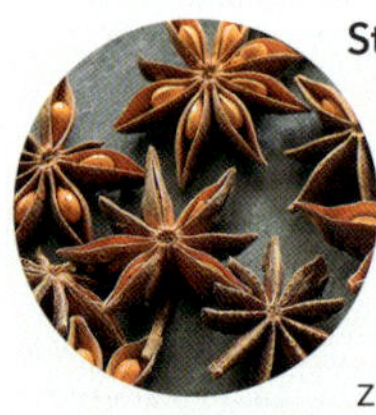

Sternanis: Sternanis *Illicium verum* ist ein Magnoliengewächs mit strahlenförmigen Fruchtblättern, die getrocknet werden. Der leicht bittere Geschmack ist etwas feiner als der von Anis. Beim Zerstoßen zerkleinert man auch die glänzenden, braunen Samen in den Sternzacken. Sie enthalten das ätherische Öl, das bei Husten die Atmung erleichtert und schleimlösend wirkt.

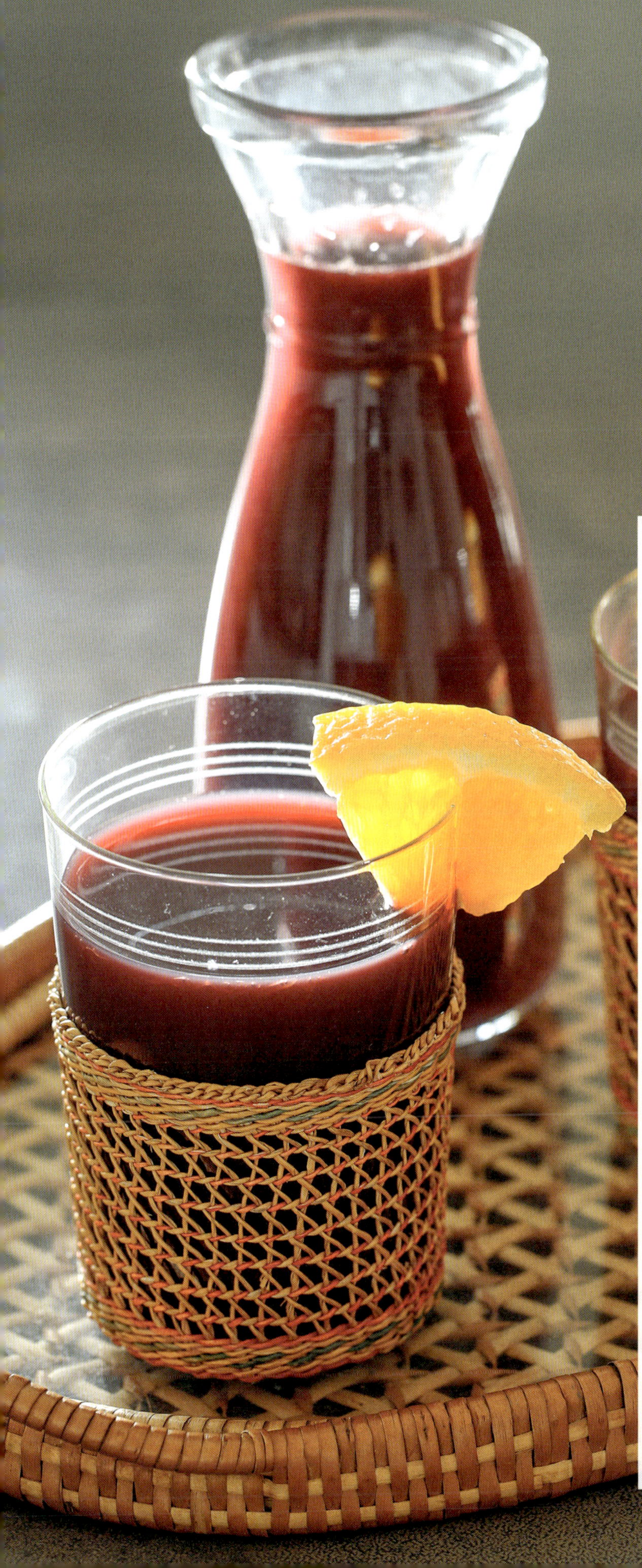

> „Die Gewürze erst kurz vor der Nutzung zerkleinern oder mörsern. So bleibt das volle Aroma enthalten.“
>
> Ellen Huber

Früchtepunsch

Unterstützt die Immunabwehr

Zutaten für 1 Liter
300 ml Holunderbeersaft
200 ml Aroniabeerensaft
200 ml schwarzer Johannisbeersaft
300 ml Orangensaft
1 EL Orangenabrieb
4 Gewürznelken
1 zerkleinerte Zimtstange (Ceylon-Zimt)
4 zerstoßene Kardamomkapseln
2 gemörserte Sternanis

Herstellung
Die Säfte in einen Topf geben, erhitzen, nicht aufkochen. Die Gewürze zugeben und 20 Minuten zugedeckt bei geringer Hitze durchziehen lassen. Dann die Gewürze durch ein feines Sieb abseihen.
Varianten: Für mehr Süße bzw. um die Säure abzumildern, kann etwas Honig, Birnen- oder Traubensaft zugegeben werden. Wem der Punsch zu intensiv ist, der kann ihn mit der gleichen Menge Früchte- oder Gewürztee mischen.

Anwendung
Vorbeugend zur Stärkung des Immunsystems: 4 bis 6 Wochen täglich 100 bis 200 ml Saft trinken. Die Kur lässt sich bei Bedarf nach einigen Monaten wiederholen. Beim akuten Infekt: 3-mal täglich 250 ml warmen Punsch trinken. Hilft bei Halsschmerzen, Husten und Fieber.

Tipp: Honig oder Zitrone, kurz vor dem Genuss zugegeben, wirken zusätzlich erkältungswidrig.

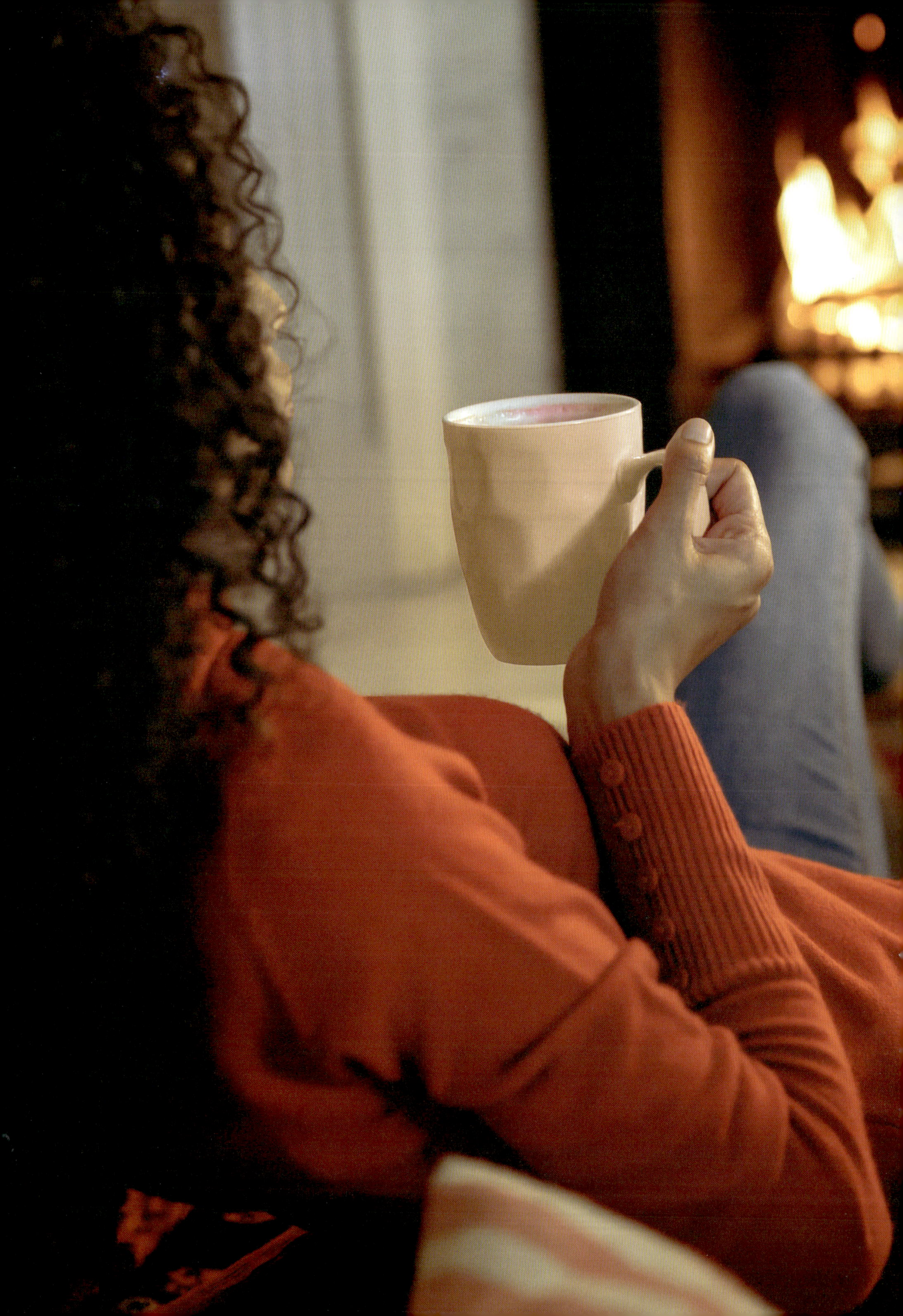

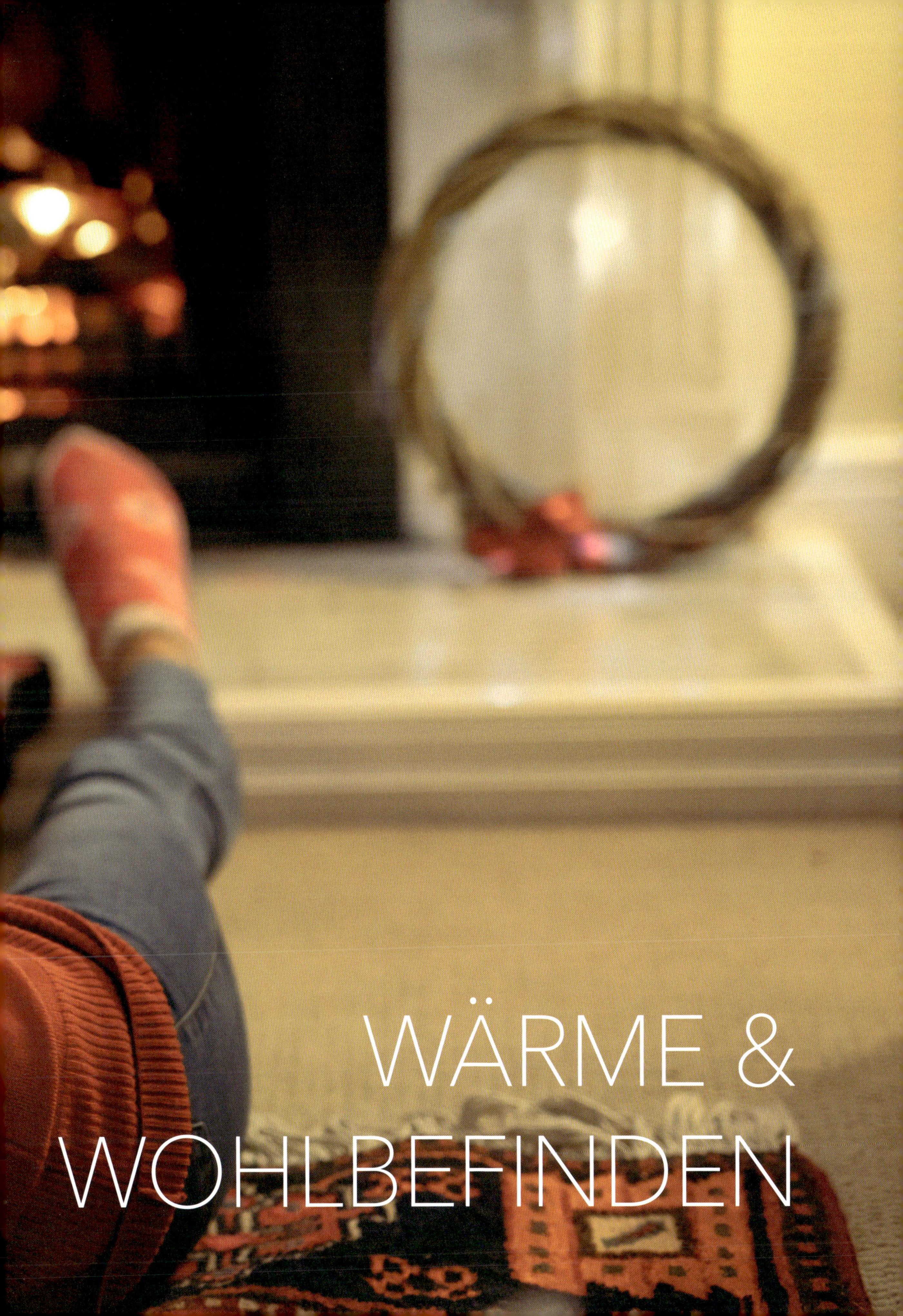

WÄRME & WOHLBEFINDEN

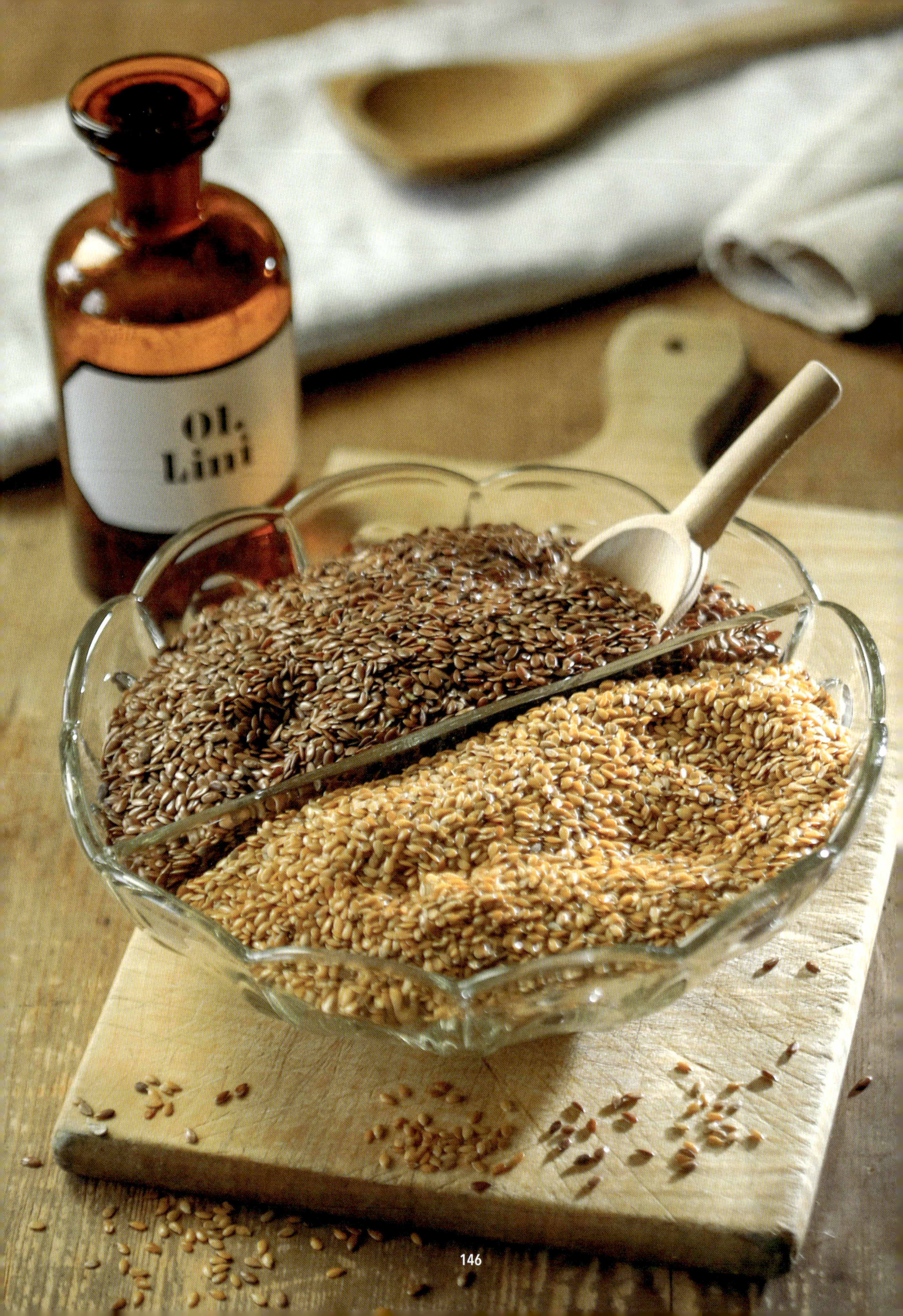
Ol.
Lini

Leinsamen

Leinsamen und Leinöl
sind alte Hausmittel.
Innerlich und äußerlich
dienen sie der Gesundheit.

Der Lein ist eine der ältesten Kulturpflanzen. Er wird seit Tausenden von Jahren als Nahrungs- und Nutzpflanze angebaut. Das aus der Saat des Ölleins gewonnene Öl wird seit Langem als Speiseöl verwendet. Mit Leinsamen kurierten schon die alten Ägypter Darmträgheit und Husten.

HARTE SCHALE, WERTVOLLER INHALT

Die glänzende Samenschale ist meistens braun, es gibt auch eine milder schmeckende gelbe Sorte. Um an die Wirkstoffe der Leinsaat zu kommen, wird sie geschrotet, dabei wird die harte Schale aufgebrochen. Ganze Samen werden oft unverdaut, also vom Körper ungenutzt, wieder ausgeschieden. Die Schale steckt voller Ballaststoffe, unter anderem viele Schleimstoffe. Als Quellstoffe wirken diese regulierend auf die Darmtätigkeit, entzündungshemmend, reiz- und schmerzlindernd. In den Schalenzellwänden haben Wissenschaftler auch östrogenartig wirkende Lignane entdeckt. Mit diesen Phytoöstrogenen lassen sich Wechseljahresbeschwerden lindern. Sie wirken zudem antioxidativ und stärken das Immunsystem. Daneben enthalten die Samen vor allem reichlich Öle und Eiweiße.

FRISCH GESCHROTET

Leinsamen sind bei Verdauungsproblemen ein Mittel erster Wahl. Dafür morgens und abends, aber nicht direkt vor dem Schlafengehen, je zwei Esslöffel frisch geschrotete Leinsamen mit etwas Wasser trinken oder beispielsweise ins Müsli rühren. Geschrotet quellen Leinsamen gut auf – bis auf das Zwei- bis Dreifache ihres Volumens, die gelben etwas stärker als die braunen. Danach sollte man viel trinken, um das Quellvermögen zu fördern.

HEILENDE AUFLAGEN

Ob müde Augen, Gerstenkorn, Abszess oder Stirnhöhlenentzündung – eine Leinsamen-Kompresse hilft bei vielen Beschwerden. Die milde, feuchte Tiefenwärme fördert die Durchblutung, löst Stauungen von Sekreten und lindert Schmerzen, Schwellungen und Entzündungen. Auf größere Körperpartien kann man einen Schrotbrei auflegen, zum Beispiel als Brustwickel bei Husten und Bronchitis oder bei Rückenverspannungen oder Gelenkschmerzen.

WERTVOLLES ÖL

Leinsamen enthalten etwa 40 Prozent Öl, zur Hälfte hochwertige Alpha-Linolensäure – mehr als jede andere Pflanze. Diese mehrfach ungesättigte Omega-3-Fettsäure wirkt antioxidativ und gegen Entzündungen. Leinöl wirkt pflegend bei trockener Haut und heilend bei kleinen Wunden. Das wusste schon im Mittelalter Hildegard von Bingen (1098 – 1179), die mit einem Sud aus der Ölsaat Hautverbrennungen linderte.
Auflagen oder Einreibungen mit Leinöl haben sich bei schmerzenden Gelenken und auch bei leichten Formen des Karpaltunnelsyndroms bewährt. Fünf bis zehn Tropfen Öl auf der betroffenen Stelle sanft einstreichen, aber nicht einmassieren. Über vier Wochen morgens und abends wiederholen. Wer zusätzlich zwei Esslöffel Leinöl täglich zu sich nimmt, kann den Heilungsprozess von innen unterstützen. Entweder pur oder besser in Quark oder Joghurt einrühren. In Verbindung mit Milchprodukten werden die Wirkstoffe besonders gut vom Körper aufgenommen.
Der hohe Ölgehalt der feinen Körnchen ist auch der Grund für die gute Eignung von Leinsamen als Wärmespeicher, beispielsweise als Füllung für Wärmekissen (siehe S. 168 ff.).

❖ UNSER TIPP ❖

Goldleinsamen enthält weniger Omega-3-Fettsäuren und mehr Omega-6-Fettsäuren als der braune Leinsamen. Er besitzt zudem ein höheres Quellvermögen.

SCHÜTZENDER SCHLEIM

Immer wenn zu viel Magensäure produziert wird, zum Beispiel bei Sodbrennen, Reizmagen und Magenschleimhautentzündung, hilft „Leinsamensud“ (siehe S. 151).

ÄUßERST NÜTZLICHER LEIN

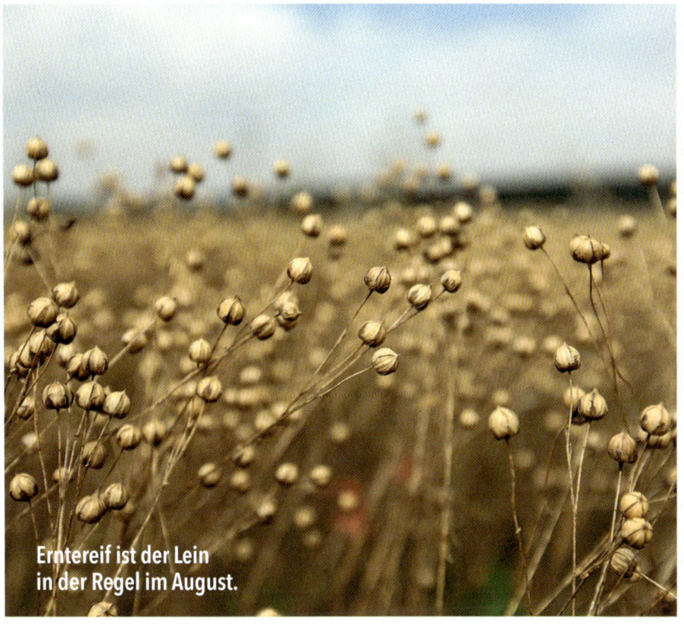

Erntereif ist der Lein in der Regel im August.

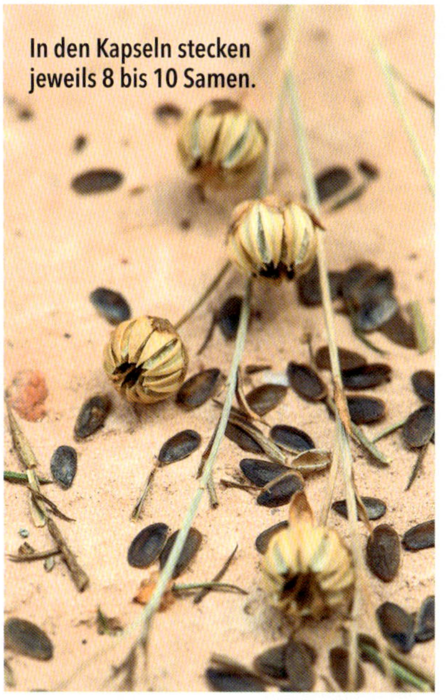

In den Kapseln stecken jeweils 8 bis 10 Samen.

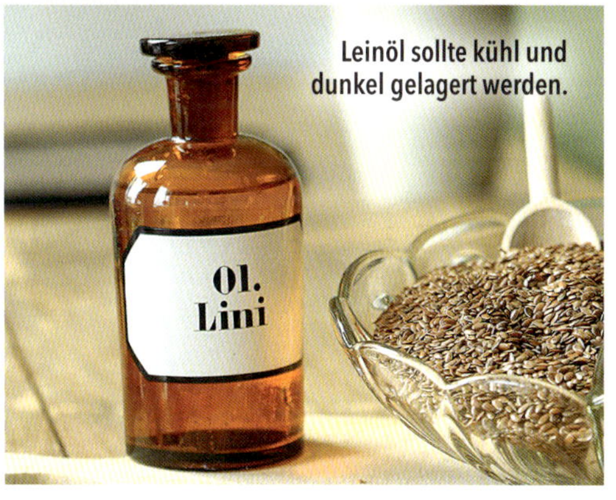

Leinöl sollte kühl und dunkel gelagert werden.

Sein botanischer Name könnte kaum treffender sein. Übersetzt heißt *Linum usitatissimum* so viel wie „äußerst nützlicher Lein". Lein ist eine der ältesten Kulturpflanzen der Menschheit: Seit Jahrtausenden liefert der Lein mit seinen Flachsfasern das Material für Leinenstoffe. Die Samen und das daraus gepresste Öl finden in der Ernährung und der Naturheilkunde ihre Verwendung. Im Gegensatz zu anderen Ländern wird Lein heute in Deutschland in geringem Maße kultiviert. Früher aber waren hier die Landschaften in Blau getaucht, wenn der Lein - sprich der Flachs - im Sommer blühte.

Öllein mit zahlreichen Samen

Der Lein gehört zur Familie der Leingewächse, die mehr als 20 Gattungen umfasst. Beim heutigen Kulturlein unterscheidet man zwischen Faser- und Öllein. Wie die Namen andeuten, liegt der Schwerpunkt der Züchtung entweder auf dem Faser- oder auf dem Samenertrag. Öllein wird bis zu einem halben Meter hoch. Er ist verzweigter als Faserlein, denn seine Aufgabe ist es, viele Blüten zu treiben und später zahlreiche Samen zu produzieren. Ende März, Anfang April erfolgt die Aussaat, und ab Juni stehen die Felder für etwa zwei Wochen in Blüte. Meistens leuchten die Rispen zartblau - die alte Redewendung von der „Fahrt ins Blaue" nimmt hier ihren Ursprung. Aber auch weiße, zartrosa oder violette Farben sind möglich. Die einzelne Blüte zeigt sich jedoch nur kurz, nach wenigen Stunden fällt sie ab.

Breite Verwendung

Der Öllein wird etwa 100 bis 120 Tage nach der Aussaat wie Getreide gemäht und gedroschen. In den ausgereiften, erbsengroßen Kapseln stecken acht bis zehn Samen. Das Leinöl aus gepressten Samen hat nicht nur in der Ernährung eine Bedeutung. Es wird auch zur Herstellung von Leinölfarben und Firnis verwendet. Und es ist der Hauptrohstoff für den Bodenbelag Linoleum. Die leicht zu schneidenden Linoleumplatten dienten Künstlern zudem als Druckplatte (Linolschnitt).

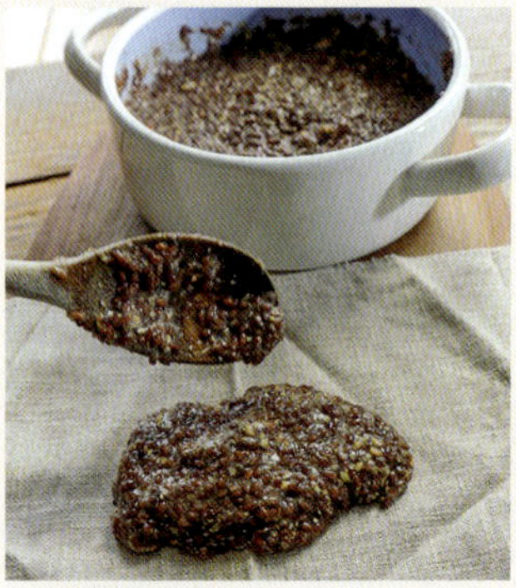

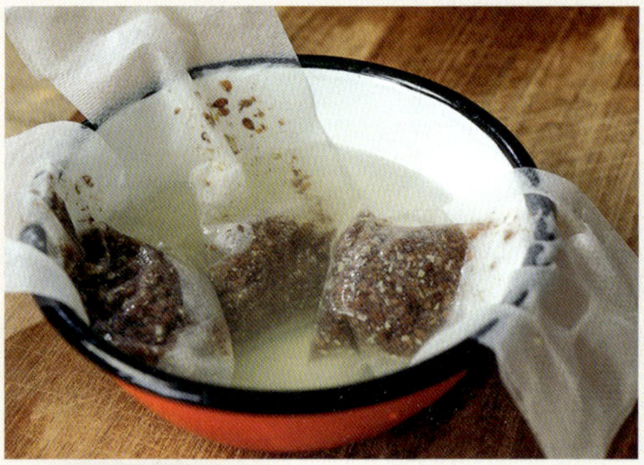

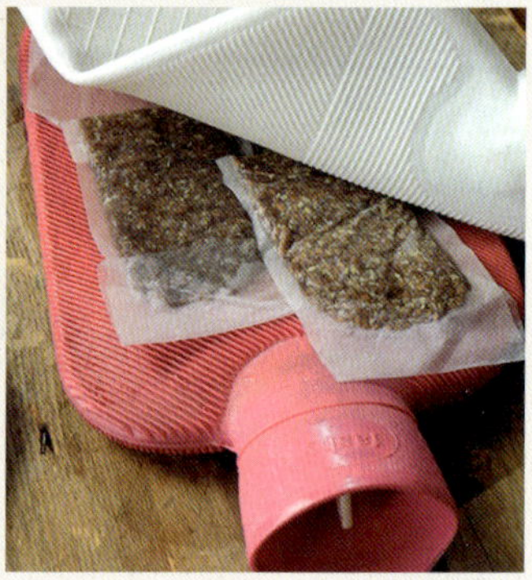

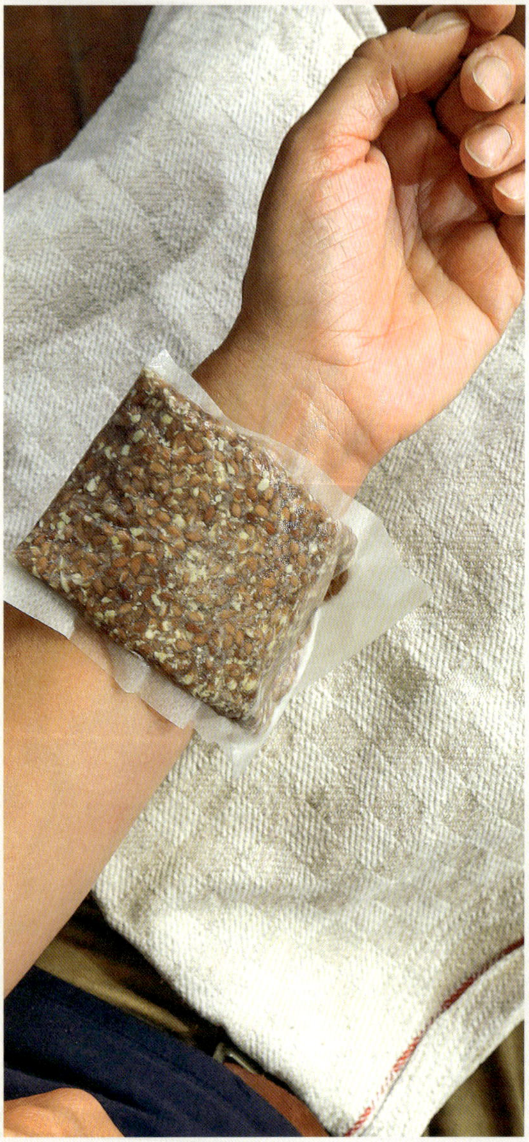

Auflagen und Kompressen mit Leinschrot

Bei leichten, oberflächlichen Entzündungen

Herstellung für kleine Stellen
1 Tasse Leinschrot mit 250 ml Wasser aufkochen. Unter Rühren 10 Minuten ausquellen lassen. Mehrere Papier-Teefilter mit je etwa 2 EL der Masse füllen. Oder auf Küchenkrepp setzen und kleine Päckchen falten. Die Kompressen flach drücken und zwischen zwei Wärmflaschen warm halten. Nach und nach so warm wie möglich auflegen. Vorher testen, ob die Temperatur gut verträglich ist.

Anwendung
Bei müden Augen, Abszessen, Stirn- oder Kieferhöhlenentzündung. Bei einem Gerstenkorn wirkt ein Zusatz von Schafgarbe oder Kamille, den man mit in die Teefilter gibt, desinfizierend.

Herstellung für größere Körperpartien
Unter Rühren etwa 10 Minuten einen zähen Leinschrotbrei kochen (2 Tassen Schrot auf 500 ml Wasser). Den heißen Brei streicht man flach auf ein Lein- oder Mulltuch. Temperatur prüfen.

Anwendung
Die Leinschrot-Auflage kann mehrmals täglich als Brustwickel bei Husten und Bronchitis oder bei Rücken- oder Gelenkschmerzen aufgelegt werden. Mit einem Wolltuch abdecken, um die Temperatur möglichst lange zu halten. Dabei liegt man entspannt.

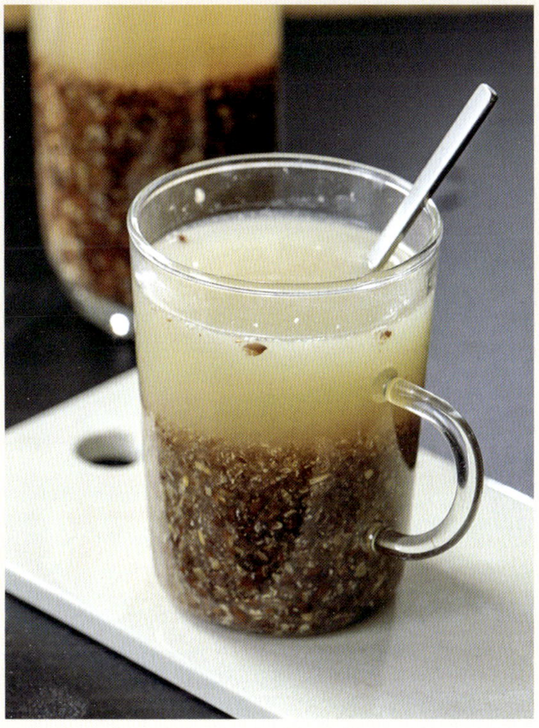

Leinsamensud

Hat eine beruhigende Wirkung auf den Magen-Darm-Trakt

Herstellung
1 bis 2 EL Leinsamen frisch schroten. Mit 200 ml siedendem Wasser aufbrühen. Unter mehrmaligem Umrühren 20 bis 60 Minuten quellen lassen. Dann die milchig-weiße Flüssigkeit abseihen.

Anwendung
Bei Sodbrennen, Reizmagen und Magenschleimhautentzündung 1- bis 2-mal täglich etwa 100 ml trinken. 1 Portion vor dem Schlafengehen mildert das Aufsteigen der Säure in der Nacht. Der Schleim ummantelt die empfindliche Haut von Speiseröhre und Magen mit einem schützenden Film und bindet das Übermaß an Magensäure.

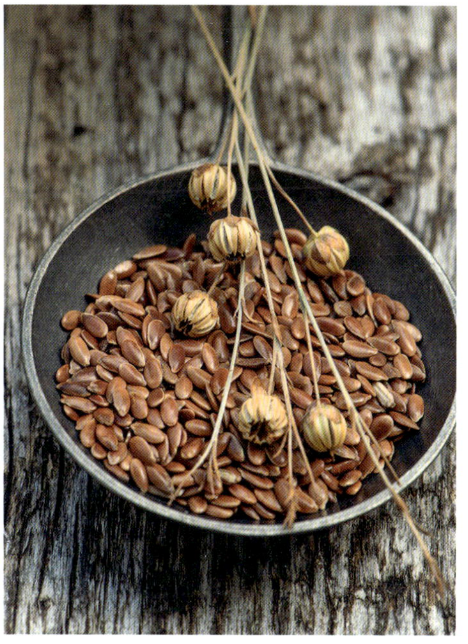

❖ TIPPS UND HINWEISE ❖

- *Ganze Leinsamen in geprüfter Qualität kaufen und selbst schroten. Geschrotete Samen können schnell ranzig werden. Kühl aufbewahren.*
- *Frisch mit einem Zerkleinerer, einer elektrischen Kaffeemühle oder Küchenmaschine schroten. Kleine Mengen kann man im Mörser anquetschen.*
- *Reichlich trinken bei inneren Anwendungen! Eine vorhandene Darmträgheit könnte sich sonst verschlimmern.*
- *Medikamente sollten um ein bis zwei Stunden versetzt eingenommen werden, da der Leinsamenschleim Inhaltsstoffe an sich binden kann, was die Wirksamkeit der Medikamente beeinträchtigen könnte. Bei regelmäßiger Medikamenten-Einnahme oder Schwangerschaft ist eine ärztliche Beratung sinnvoll.*
- *Leinöl: Besonders empfehlenswert ist frisch kalt gepresstes Öl in lichtgeschützten Flaschen. Nicht mehr als 1 bis 2 EL pro Tag verzehren. Nach dem Öffnen im Kühlschrank aufbewahren, Leinöl ist nicht lange haltbar. Es sollte nicht erhitzt werden.*

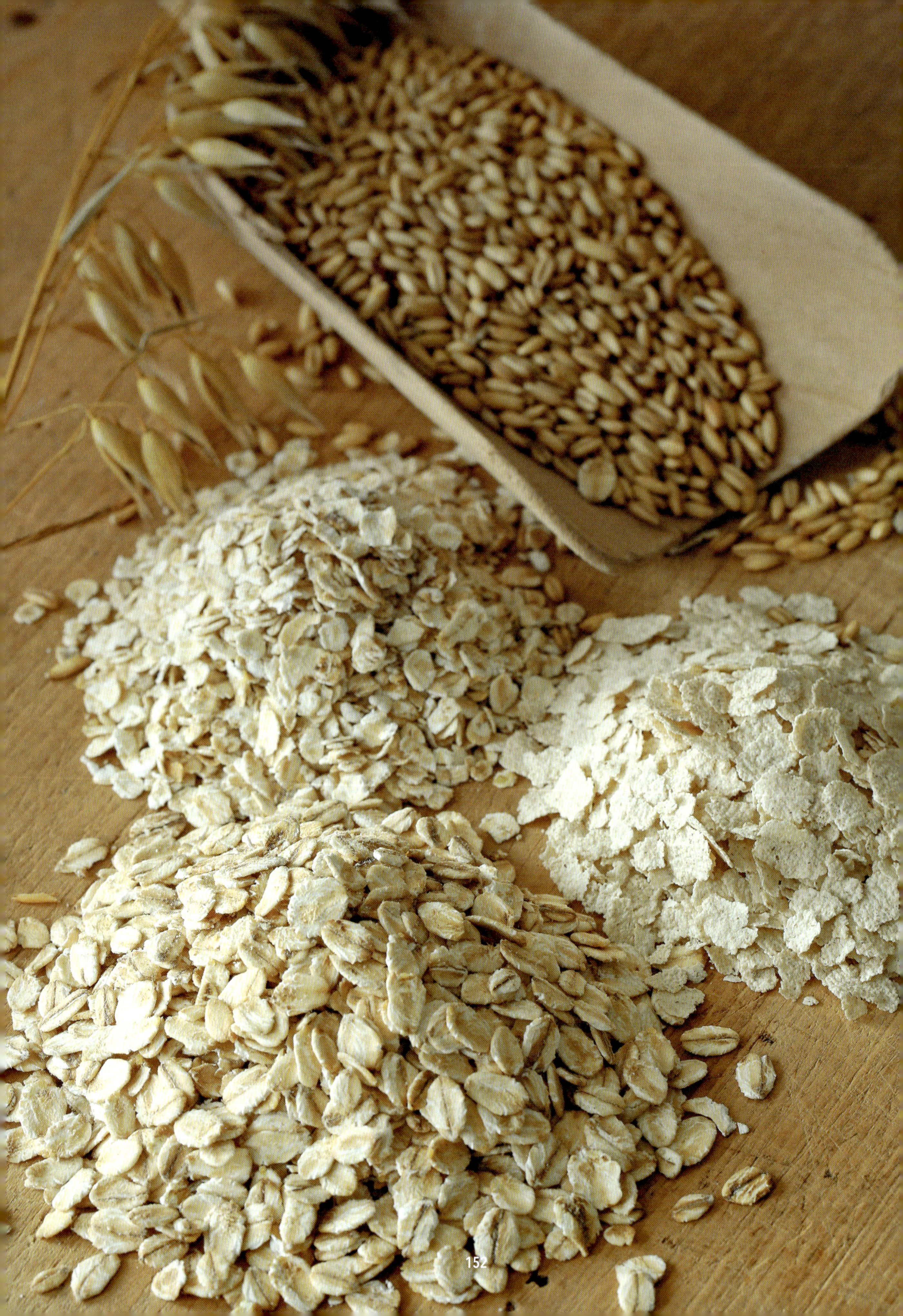

Hafer

Mit seinen wertvollen Inhaltsstoffen kann Hafer viel zu Gesundheit und Wohlbefinden beitragen.

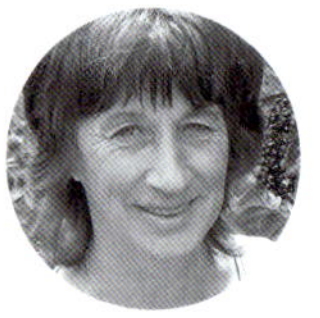

„Hafer ist echtes Kraftfutter für Körper und Geist. Er kommt bei mir fast täglich auf den Tisch.“

Ellen Huber

Hafersuppe ist uns seit Kindertagen als Hausmittel bei Magen-Darm-Problemen oder als Schonkost bekannt. Viele der gesundheitsfördernden Eigenschaften des Hafers entdeckte die Klostermedizin schon im Mittelalter. Warum das Getreide besondere Wirkungen hat, haben Forscher inzwischen herausgefunden: Hafer enthält eine spezielle Art löslicher Ballaststoffe, die sogenannten Beta-Glucane. Sie bilden eine Schutzschicht auf den Schleimhäuten des Magen-Darm-Traktes und sollen den Cholesterin- und Blutzuckerspiegel senken.

VOM HAFERBREI ZUM FUTTERMITTEL ...

Ursprünglich im Schwarzmeerraum beheimatet, breitete sich Hafer in ganz Europa aus. Das Süßgras stellt keine großen Ansprüche an den Boden und liebt ein gemäßigtes, kühles und feuchtes Klima. Kultiviert wird Saat-Hafer oder Echter Hafer *Avena sativa* seit etwa 3000 Jahren. Namen wie Haferkamp weisen auf die früher große Präsenz des Rispengetreides hin. Viele Jahrhunderte diente der nahrhafte „Haberbrei“ bei uns als wichtiges Grundnahrungsmittel – bis Ende des 18. Jahrhunderts die Kartoffel diese Rolle übernahm und Hafer zunehmend als Viehfutter genutzt wurde.

... UND ZURÜCK IN DIE KÜCHE

Größter Beliebtheit erfreute sich Hafer als Lebensmittel stets und auch heute noch in Großbritannien. Viele Briten starten traditionell mit ihrem Porridge, einer breiigen Hafersuppe, in den Tag.
Bei uns wurde der Hafer, wie auch der Dinkel, Ende der 1970er Jahre im Rahmen der Vollwert-Ernährung „wiederentdeckt“. Hafer ist ein besonders wertvolles Vollkornprodukt. Beim Entspelzen der Körner bleiben die Randschichten und der Keim erhalten. Die Körner werden zu Haferflocken gepresst, zu Grütze geschrotet oder zu Mehl gemahlen.
In Hafer stecken besonders viele Ballaststoffe, lösliche und unlösliche zu etwa gleichen Teilen. Das Besondere sind die löslichen Ballaststoffe – schleimbildende Beta-Glucane, die sonst nur noch in Gerste vorkommen.
Hafer enthält mehr Eiweiß, Fett, Vitamine und Mineralstoffe als andere Getreidearten, dabei ist sein Eiweiß besonders hochwertig. Es finden sich reichlich Mineralstoffe wie Magnesium und Vitamin A, E und viele B-Vitamine. Enthalten sind zudem viele gesunde ungesättigte Fettsäuren, darunter essenzielle Linolsäuren. Das Getreide zählt zu den besten pflanzlichen Quellen von Kieselsäure, die für Haut, Haare, Nägel und die Knochengesundheit wichtig ist. Ein weiterer wichtiger Stoff ist das Antioxidans Avenanthramid. Ihm schreiben Forscher die entzündungshemmende und wundheilende Wirkung von Hafer und einen beruhigenden Effekt auf die Haut zu.

SCHONT MAGEN UND NERVEN

Die Beta-Glucane quellen in Verbindung mit Flüssigkeit gelartig auf, binden Magensäure und legen sich als Schutzfilm auf empfindliche oder entzündete Schleimhäute von Magen und Verdauungstrakt. Das erklärt die Heilwirkung der Haferschleimsuppe.
Hafer kann zudem bei Anspannung und Stress helfen: 100 Gramm Haferflocken decken fast die Hälfte des Tagesbedarfs an Magnesium, von dem der Körper bei Stress viel verbraucht. Beta-Glucane schützen die Magenschleimhaut, die vielen B-Vitamine das Nervenkostüm.

WENIGER CHOLESTERIN

Wer täglich einige Esslöffel Haferflocken oder -kleie isst, soll damit laut Untersuchungen eine Senkung des Cholesterinspiegels erzielen können. Erklärt wird dies damit, dass das von den Beta-Glucanen gebildete Gel Gallensäuren bindet und ausscheidet. Neue Gallensäuren muss der Körper aus vorhandenem Cholesterin neu bilden.
Hafer sättigt besonders lang anhaltend, denn seine Kohlenhydrate werden langsam abgebaut.

Der Blutzuckerspiegel steigt langsamer und geringer an, was besonders wichtig bei Diabetes ist. Auch der hohe Gehalt an Magnesium und die enthaltenen Saponine tragen zur Verbesserung der Blutzuckersituation bei. Schon vor mehr als 100 Jahren gab es sogenannte Hafertage für Typ-2-Diabetiker.
Erforscht wurde inzwischen, dass die regelmäßige Aufnahme von Hafer hilft, Stoffwechselkrankheiten wie Diabetes vorzubeugen. Es sollen sogar die Insulingaben bei Typ-2-Diabetes gesenkt werden können.

GUT VERTRÄGLICH

Bei Zöliakie führt das Klebereiweiß Gluten zur Entzündung der Darmschleimhaut. Ähnlich wie Hirse, Mais und Reis, die als „glutenfrei" gelten, enthält Hafer nur etwa 15 Prozent Gluten. Von glutensensitiven Menschen wird das Getreide oft gut vertragen, bei starker Zöliakie wird jedoch vom Verzehr abgeraten.
Menschen mit Laktose-Unverträglichkeit oder Milcheiweiß-Allergie kann ein Hafergetränk als Milch-Alternative dienen. Der Haferdrink enthält wertvolle Inhaltsstoffe wie pflanzliches Eiweiß, Mineralstoffe, B-Vitamine und Kieselsäure. Er ist im Lebensmittelhandel erhältlich oder kann selbst hergestellt werden (siehe S. 158).

SCHÜTZT DIE HAUT

Besonders bei trockener oder gereizter Haut empfehlen sich Shampoos, Cremes und Badezusätze auf Haferbasis. Beta-Glucane legen sich als schützende Schicht auf die Haut und wirken beruhigend, entzündungshemmend und juckreizlindernd – ähnlich wie bei den Schleimhäuten. B-Vitamine, Zink und Kieselsäure beeinflussen den Hautstoffwechsel ebenfalls positiv. Bei Neurodermitis, trockener oder älterer Haut finden sich weniger Ceramide in der obersten Epidermisschicht. Die im Hafer enthaltenen Ceramide ähneln den hauteigenen Ceramiden; man kann sie sowohl äußerlich als auch innerlich zuführen.

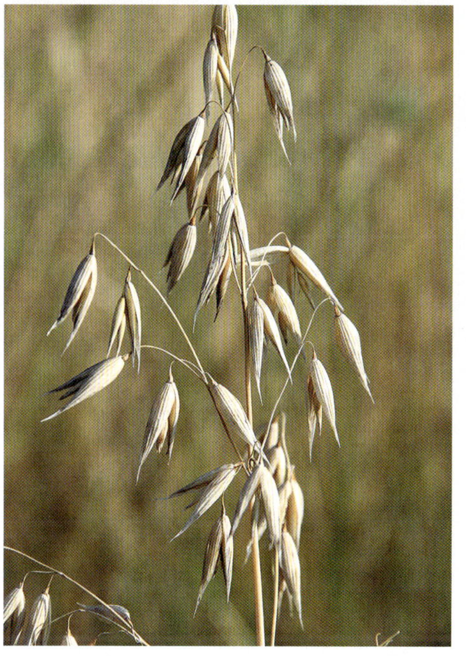

Ein besonderes Getreide

Echter Hafer oder Saathafer *Avena sativa* L. gehört wie alle Getreide zur Familie der Süßgräser. Das hell- bis blaugrüne einjährige Gras wächst etwa einen Meter hoch. Hafer stellt keine großen Ansprüche an den Boden, er wächst besonders gut in gemäßigt kühlem Klima mit relativ hohen Niederschlägen.
Sein Charakteristikum: Haferkörner (botanisch: Früchte) wachsen nicht in einer kompakten Ähre, sondern in vielfach verzweigten Rispen. Die Rispen tragen Ährchen mit zwei bis drei grünen Blüten, aus denen sich die spindelförmigen Früchte entwickeln. Seine Blütezeit beginnt im Juni. Zur Fruchtreife ab Mitte August hängen die 15 bis 30 Zentimeter langen Rispen locker an elastischen Stielchen herab.
Ernte und Verarbeitung des Hafers sind aufwendiger als bei anderen Getreiden. Die einzeln stehenden Körner sind von Hüllspelzen umschlossen, die vor der Nutzung als Nahrungsmittel erst entfernt werden müssen. Beim Nährwert, den Inhaltsstoffen und auch geschmacklich ist Hafer unter den verschiedenen Getreidearten besonders wertvoll.

HAFER -
kleine Produktkunde

Haferflocken (1+2): Das bekannteste Haferprodukt sind Haferflocken. Die ganzen Kerne, durch den Fettgehalt relativ weich, werden zu kernigen oder Großblatt-Haferflocken (1) gepresst. Zarte Haferflocken bzw. Feinblattflocken (2) entstehen aus Grütze. Bei allen Haferflockenarten wird das ganze Korn verarbeitet: Mehlkörper, Keim und Randschichten. Alle Haferflocken sind also Vollkornprodukte. Die Körner werden industriell entspelzt, bei etwa 60 Grad gedarrt (erwärmt), gedämpft und dann unter feuchter Hitze zwischen Walzen zu Flocken gequetscht. Der heiße Dampf kann jedoch Vitalstoffe zerstören. Mit einer Flockenquetsche, auch Flocker genannt, lassen sich zu Hause aus Körnern portionsweise frische Flocken oder Grütze für das Frühstücksmüsli pressen. Auf diese Weise „kalt gewalzt" bleiben alle gesunden Stoffe erhalten.

Schmelzflocken (3): Neben Groß- und Kleinblattflocken sind Schmelzflocken im Handel, auch Instantflocken oder lösliche Haferflocken genannt. Sie werden aus Hafermehl hergestellt. Durch Befeuchten bzw. in Flüssigkeiten lösen sie sich schnell auf. Verwendung finden sie als Babynahrung oder zum Andicken von Suppen oder Soßen.

Hafergrütze (4+5): Sie entsteht durch Zerteilen der Körner in Stücke. Grütze gibt es in verschiedenen Körnungen: fein, mittel und grob. Sie kommt klassischerweise in Suppen, Grünkohlgerichte und Grützwurst und kann wie Milchreis oder Risotto zubereitet werden. Anrösten verstärkt das nussige Aroma.

Haferkleie (6): Sie ist ein Mahlprodukt, hergestellt aus den wertvollen Randschichten und dem Keimling. Die „äußere Hülle" macht 30 % des Korns aus, sie enthält jedoch über 80 % der Ballaststoffe, Vitamine und Mineralstoffe sowie 60 % des Eiweißes. Kleie kommt ins Müsli oder in den Joghurt oder dient als Bindemittel für Suppen und Bratlinge.

Hafermehl (7): Es enthält nur wenig des Klebereiweißes Gluten. Beim Backen können etwa 20 % des gewöhnlich verwendeten Mehls durch Hafermehl ersetzt werden. Frisch gemahlen muss es bald verarbeitet werden, denn mit seinem hohen Fettgehalt wird es leicht ranzig.

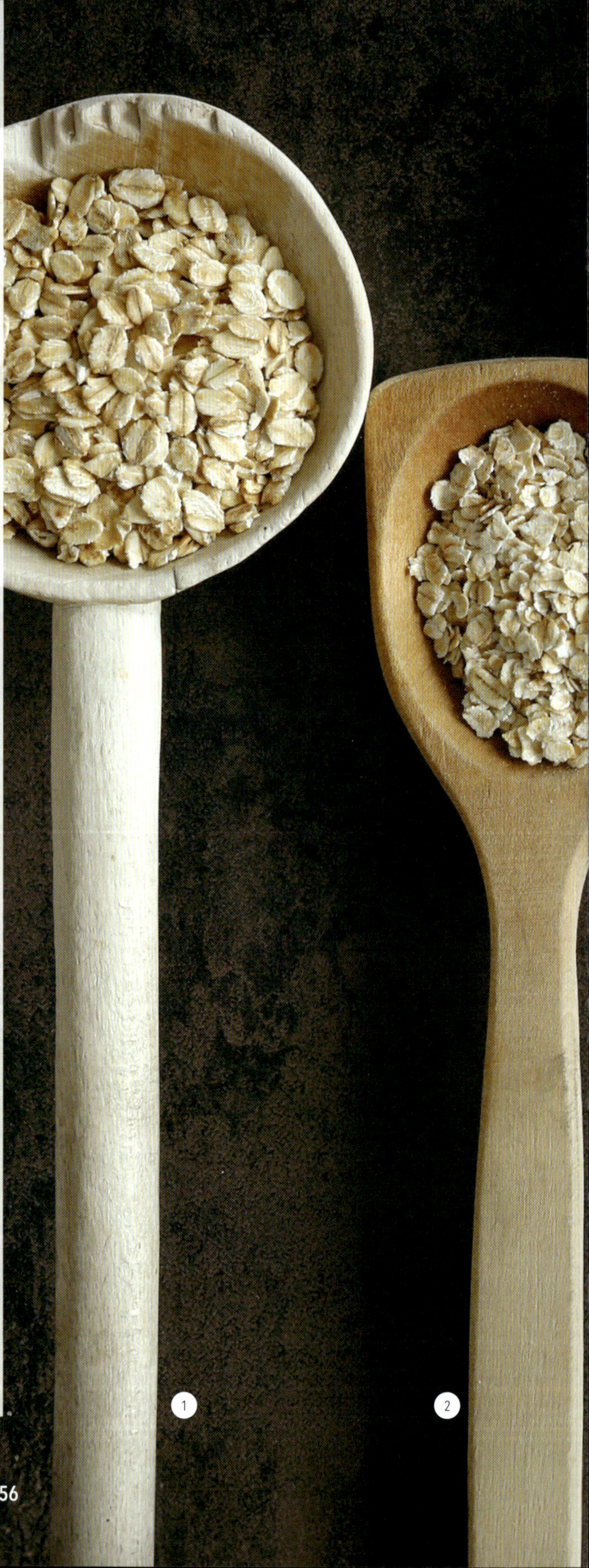

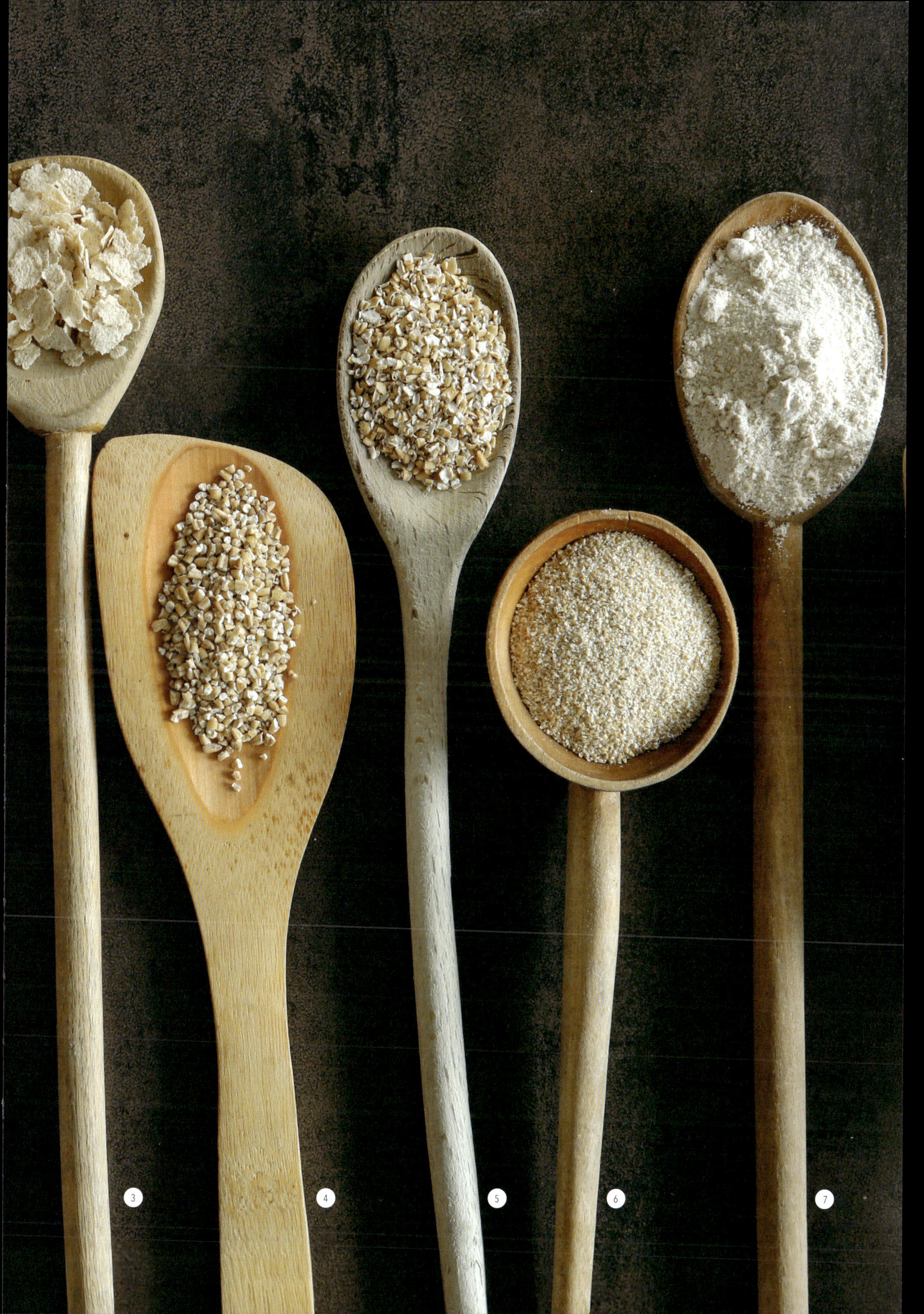
3
4
5
6
7

Die Rezepte

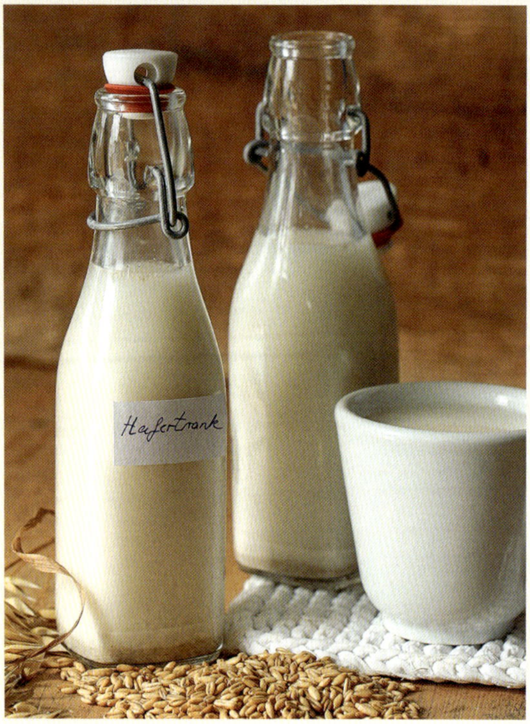

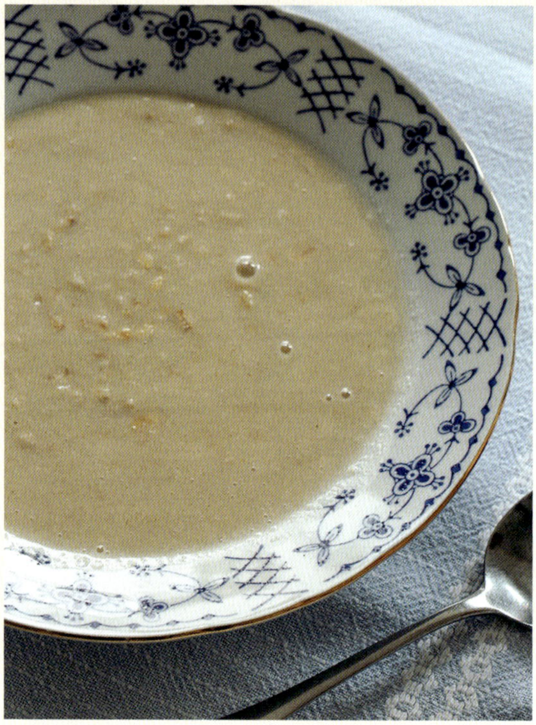

Hafertrank

Eine pflanzliche Alternative zu Kuhmilch

Herstellung
80 g Haferkörner in 1 Liter Wasser 12 Stunden einweichen. Abseihen. Die Körner mit 1 Liter frischem Wasser im Mixer pürieren. Durch ein feines Sieb gießen. Bei Bedarf süßen. Der Hafertrank hält sich im Kühlschrank bis zu 1 Woche.

Anwendung
Bei Laktose-Unverträglichkeit und Milcheiweiß-Allergie kann Hafertrank als Milchersatz dienen.

Haferschleimsuppe

Altbewährtes Heilmittel für Magen und Darm

Herstellung
3 gehäufte EL feine Haferflocken in 500 ml kochendes Wasser (oder Milch) einrühren. 10 Minuten unter Rühren köcheln, weitere 10 Minuten ziehen lassen. Die Suppe soll eine schleimige Konsistenz bekommen. Nach Belieben salzen und mit Kräutern abschmecken.
Man kann die Suppe auch mit Brühe zubereiten, um Salz zuzuführen. Für eine schmackhaftere Variante wird vorher eine gewürfelte Zwiebel in etwas Butterschmalz angebraten und die Flocken kurz mit angeröstet.

Anwendung
Mehrmals täglich 1 Teller Suppe hilft bei Magenschleimhautentzündung, akuten Magen-Darm-Beschwerden (u. a. Durchfall) oder Sodbrennen.
Die Suppe eignet sich als Aufbaukost bei Krankheit und in der Rekonvaleszenz, insbesondere auch für Kinder und alte Menschen. In der Akutphase chronisch-entzündlicher Darmerkrankungen ist sie ebenfalls gut geeignet.

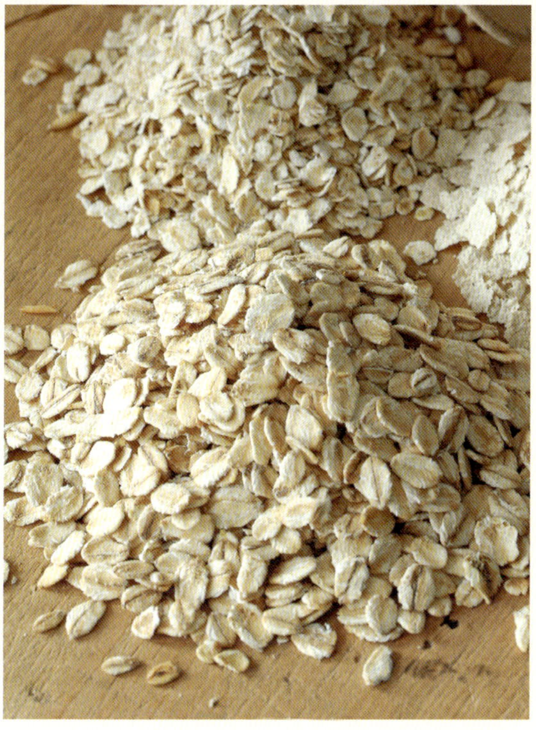

Flocken-Reinigungspaste

Sanfte Hautreinigung

Herstellung
4 EL kernige Haferflocken im Mixer fein zerkleinern. Mit 1 bis 2 EL warmem Kräutertee (z. B. Ringelblume oder Schafgarbe) zur Paste verrühren.

Anwendung
Morgens und abends auf Gesicht und Dekolleté auftragen, kurz einwirken lassen und mit lauwarmem Wasser mit einem Waschlappen in kreisenden Bewegungen abwaschen.

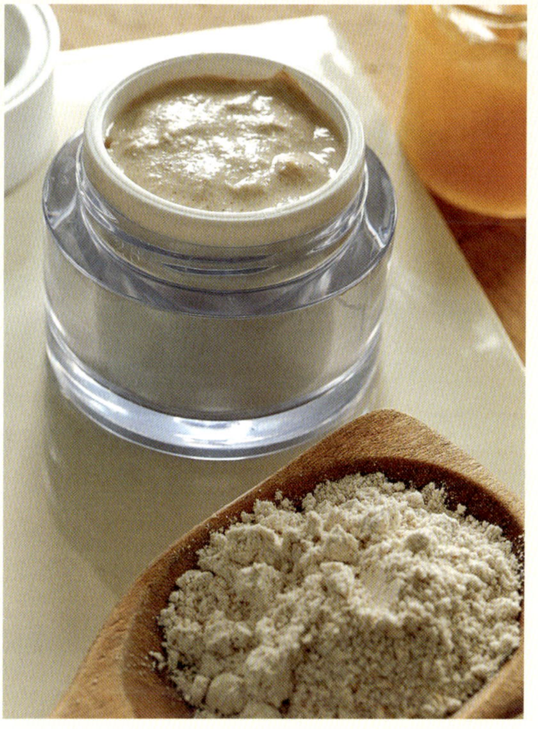

Hafermehl-Gesichtsmaske

Spendet Feuchtigkeit

Herstellung
2 EL flüssigen Honig mit 4 EL Hafermehl (oder im Mixer fein gemahlenen Haferflocken) mischen. Tropfenweise mit Wasser oder Kräutertee zu einer streichfähigen Masse verrühren.

Anwendung
Auf Gesicht und Dekolleté auftragen, Mund- und Augenpartie aussparen. 10 Minuten einwirken lassen, dann mit lauwarmem Wasser in kreisenden Bewegungen abwaschen. Reinigt die Haut und versorgt sie mit Feuchtigkeit, Mineralien und Vitaminen. Der leichte Peelingeffekt fördert die Durchblutung. Anschließend Pflegeprodukte auftragen; die Wirkstoffe ziehen jetzt besser in die Haut ein.

Tipp: Bei fettiger, unreiner oder gereizter Haut verwendet man Schafgarben- oder Lavendelblütentee, bei sensibler Haut Linden- oder Malvenblütentee. Bei trockener Haut ein paar Tropfen Öl, z. B. Mandel- oder Jojobaöl, zugeben.

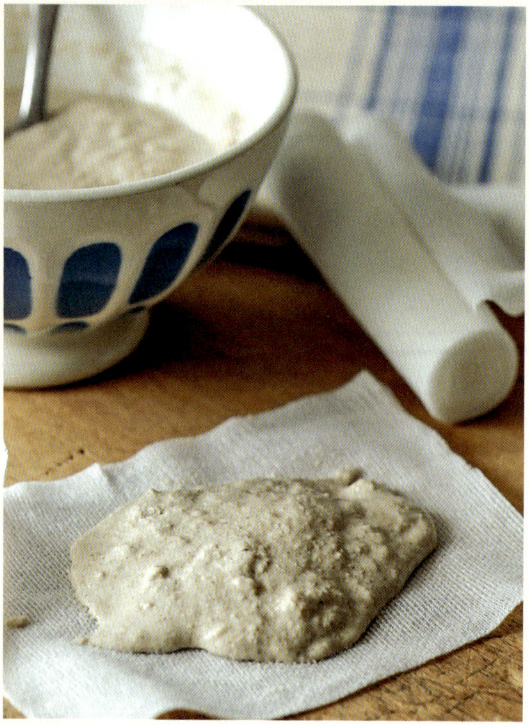

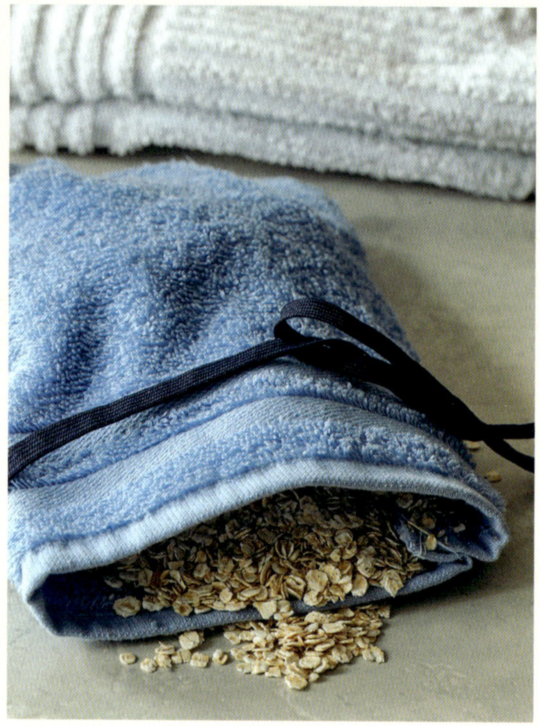

Hafermehl-Kompresse

Entzündungshemmende, beruhigende Wirkstoffe machen Hafer zum Helfer bei Hautproblemen.

Herstellung
Hafermehl oder im Mixer zerkleinerte Haferflocken mit etwas lauwarmem Wasser zum dicken Brei anrühren.

Anwendung
Bei Hautausschlag und Juckreiz, z. B. bei Neurodermitis oder Schuppenflechte, mehrmals täglich anwenden. Dafür den warmen Brei auf eine Mullbinde geben und auf der betroffenen Stelle platzieren. Mit einem Baumwolltuch abdecken und 30 Minuten einwirken lassen. Abnehmen, abwischen und die Reste abwaschen.
Die Kompresse hilft auch bei Abszessen: Hier ist Desinfektion wichtig, deshalb mit Kamillentee und etwas Apfelessig anrühren. Ebenfalls mehrmals täglich anwenden.

Haferflockenbad

Wohltuend, vor allem bei trockener Haut

Herstellung
Etwa 5 EL Haferflocken in einen Waschhandschuh geben und zubinden.

Anwendung
Mit 1 EL Olivenöl ins warme Badewasser geben und den Waschhandschuh durchkneten. Oder die Haut mit dem Waschhandschuh vorsichtig abreiben. Bei maximal 37 Grad höchstens 20 Minuten baden. Lindert Brennen, Rötungen und Juckreiz, bei trockener, schuppiger Haut.

„Presst man Körner in der Flockenquetsche frisch zu Haferflocken, bleiben alle gesunden Stoffe erhalten.“

Ellen Huber

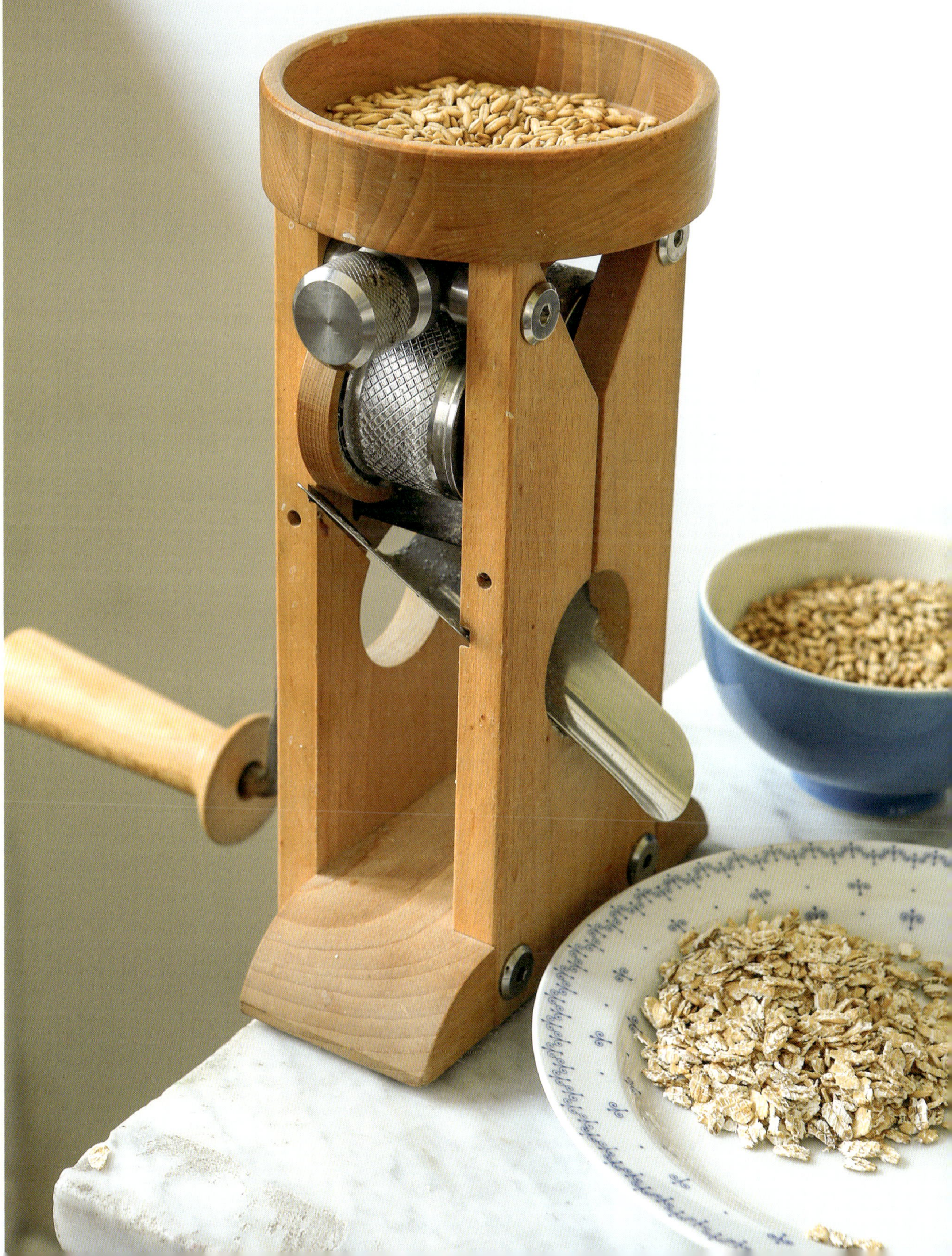

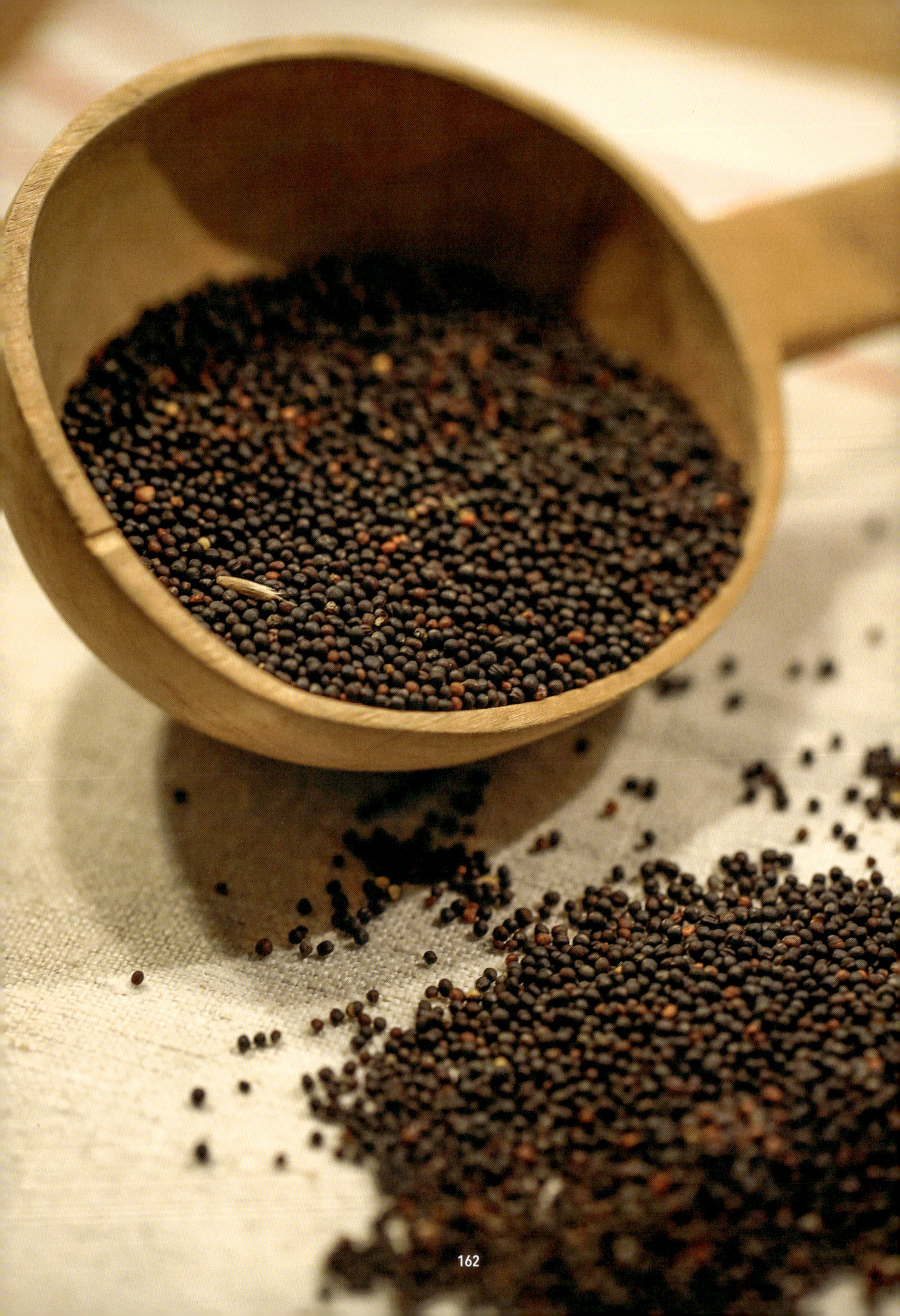

Das Rapsbad

Das „Kneten" von warmen Rapssamen bringt Hand- und Fingergelenken Beweglichkeit und entspannt den ganzen Körper.

Rapssamen sind einige Jahre haltbar, wenn sie dunkel, mäßig warm und trocken gelagert werden.

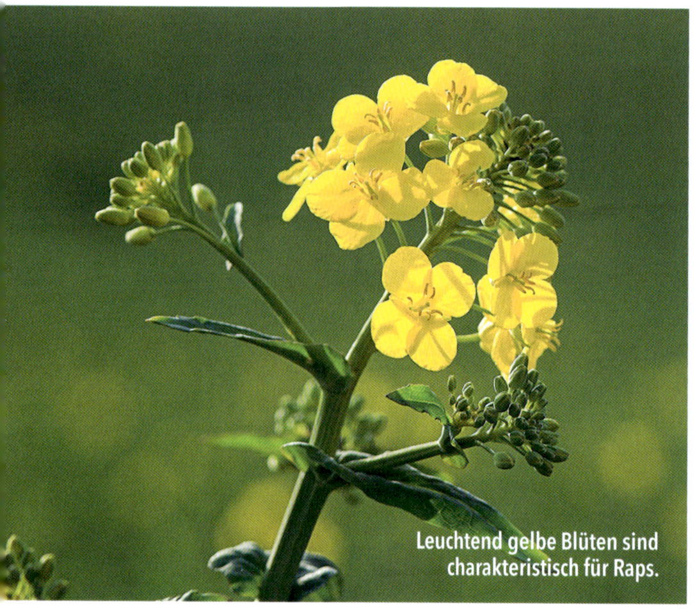
Leuchtend gelbe Blüten sind charakteristisch für Raps.

Langsam und mit knetenden Bewegungen gleiten die Hände durch die warmen Rapssamen – ähnlich wie am Strand beim Spielen mit warmem Sand. Ein wohliges Gefühl stellt sich ein. Die sanften Greifbewegungen im „Rapsbad“ wirken jedoch nicht nur entspannend, sie können auch steife und schmerzende Gelenke mobilisieren (siehe S. 167).

WOHLTUENDES „RAPSKNETEN“

Nach einem anstrengenden Arbeitstag oder an feucht-kalten Wintertagen durchwärmt und entspannt das „Rapsbad“ nach und nach den ganzen Körper. Die kleine „Auszeit vom Alltag“ sollte man sich regelmäßig gönnen: Dazu sucht man sich ein gemütliches Plätzchen im Haus. In bequemer Haltung sitzend führt man die Bewegungen etwa 20 Minuten durch. Um die Schultern nicht anzuspannen, ist es ratsam, die Schüssel auf einen Hocker zwischen die Beine zu stellen.

BEWEGUNG UND WÄRME

Rapssamen sind klein und rund, mit einem Durchmesser von etwa einem Millimeter. Ihre Feinkörnigkeit macht sie so anschmiegsam. Beim Kneten bieten sie wenig Widerstand und geben zudem Öl ab. Die Bewegungen werden dadurch leichter und gleitender. Gelenkkapseln, Bänder, Sehnen und Muskeln können ohne Kraftaufwand trainiert und gestärkt werden. Wärme wirkt in mehrfacher Hinsicht positiv: Sie löst verkrampfte Muskulatur, erweitert die Gefäße, fördert Stoffwechsel, Durchblutung und Nervenleitgeschwindigkeit.

AUS DER ERGOTHERAPIE

Dem hohen Ölanteil von etwa 40 Prozent in den schwarzen Samen ist die sehr gute Wärmespeicherfähigkeit zu verdanken. Raps gibt die Wärme über längere Zeit gleichmäßig wieder ab. Das Öl wirkt zudem rückfettend und hautpflegend. Vermutlich wirkt die über die Haut aufgenommene Linolensäure zusätzlich antientzündlich. Wärme- und auch Kältetherapien mit Rapssamen haben sich in der Ergotherapie bewährt. Einsatzgebiete für das „Rapsbad“ sind Schwellungen und Schmerzen der Hände, die Mobilisation von Hand- und Fingergelenken nach einer Operation und Erkrankungen wie Arthrose, Rheuma und Arthritis. Bewegung ist wichtig für die Gelenke, vor allem bei Arthrose und Rheuma. Ein Gelenkverschleiß ist zwar nicht rückgängig zu machen, aber Schmerzen und Steifigkeit lassen sich lindern.

GESUNDES RAPSÖL

Seit die Menschheit Raps anbaut, gewinnt sie Öl aus seinen Samen. Das sogenannte Rüböl wurde früher hauptsächlich für den Betrieb von Dochtlampen und Leuchtfeuern verwendet. Der hohe Anteil an mehrfach ungesättigten und essenziellen Fettsäuren macht das Rapsöl gesundheitlich wertvoll. Gleiches gilt für den Gehalt an Vitamin E, das mit seiner antioxidativen Wirkung die menschlichen Zellen schützt.

RAPS: WERTVOLLE ÖLFRUCHT

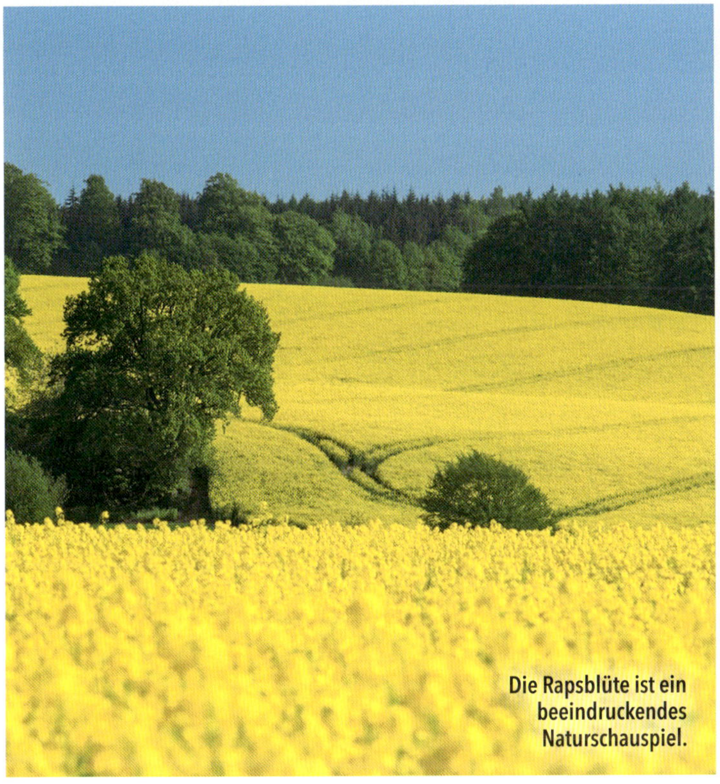

Die Rapsblüte ist ein beeindruckendes Naturschauspiel.

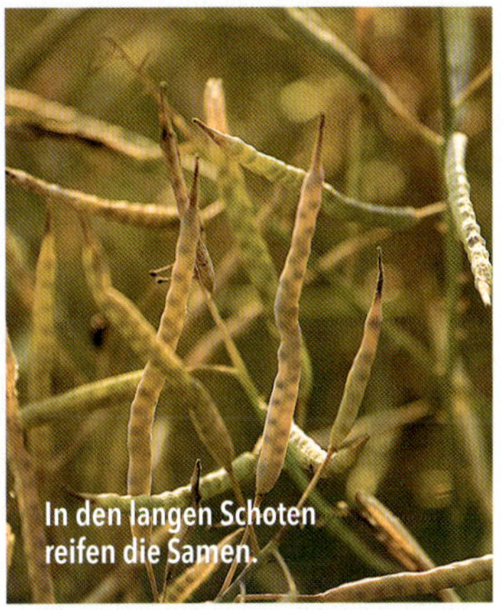

In den langen Schoten reifen die Samen.

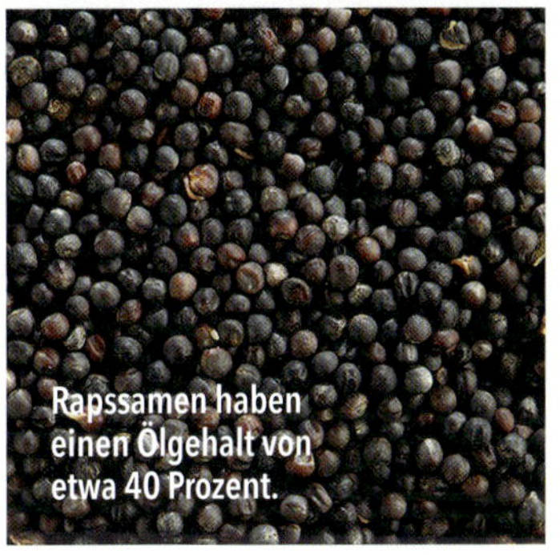

Rapssamen haben einen Ölgehalt von etwa 40 Prozent.

Keine Ackerfrucht prägt unsere Landschaft wie der Raps *Brassica napus*. Seine Bedeutung als wertvolle Ölfrucht hat er vor allem in den vergangenen 40 Jahren gewonnen. Forscher gehen davon aus, dass er sich seit Mitte des 16. Jahrhunderts von den Niederlanden aus in Deutschland verbreitet hat. Er ist im Vergleich zu Weizen und Gerste also eine junge Kulturpflanze. Raps gehört zu den Kreuzblütengewächsen *Brassicaceae*. Die vier Kronblätter der Blüte sind kreuzförmig angeordnet, ebenso wie bei seinen Verwandten: allen Kohlarten, Rettich und Ackersenf. Raps ist, ebenso wie Weizen, eine Kulturpflanze, von der es eine Sommer- und eine Winterform gibt. Die Winterform liefert höhere Erträge und wird in Deutschland fast ausschließlich angebaut.

Mehr als 1 000 Samen

Ende April beginnt die Rapsblüte. Abhängig von Temperatur und Witterung dauert die Blütezeit etwa vier Wochen. Aus jeder befruchteten Blüte entsteht eine Schote. Diese ist anfangs grün und wächst auf eine Länge von 5 bis 10 cm heran. In ihr entwickeln sich bis zu 30 Samen. Die ganze Pflanze trägt schließlich mehr als 1 000 Samen. Mit zunehmender Reife verfärben sich die Schoten braun, die Blätter fallen ab, die Samen reifen heran. Wie viel des wertgebenden Öls in den Rapskörnern enthalten ist, hängt unter anderem davon ab, ob die Witterung eine lange, langsame Reife ermöglicht. Ende Juli, nach rund elf Monaten auf dem Feld, ist es dann so weit: Die Samen haben nun eine schwarzbraune Farbe – sie sind reif und werden mit dem Mähdrescher geerntet.

Begehrt bei den Bienen

Zur Blüte ist der Raps eine wichtige Bienenweide. Imker und Landwirte profitieren gleichermaßen davon. Die Honigbienen sammeln auf ihren Flügen Pollen und Nektar und bestäuben dabei die gelben Blüten. Auch wenn der Raps sich selbst befruchten kann – die Blütenbestäubung steigert den Rapsertrag. In jedem Glas des cremig milden Honigs steckt die Erinnerung an die leuchtenden Rapsfelder des Frühsommers.

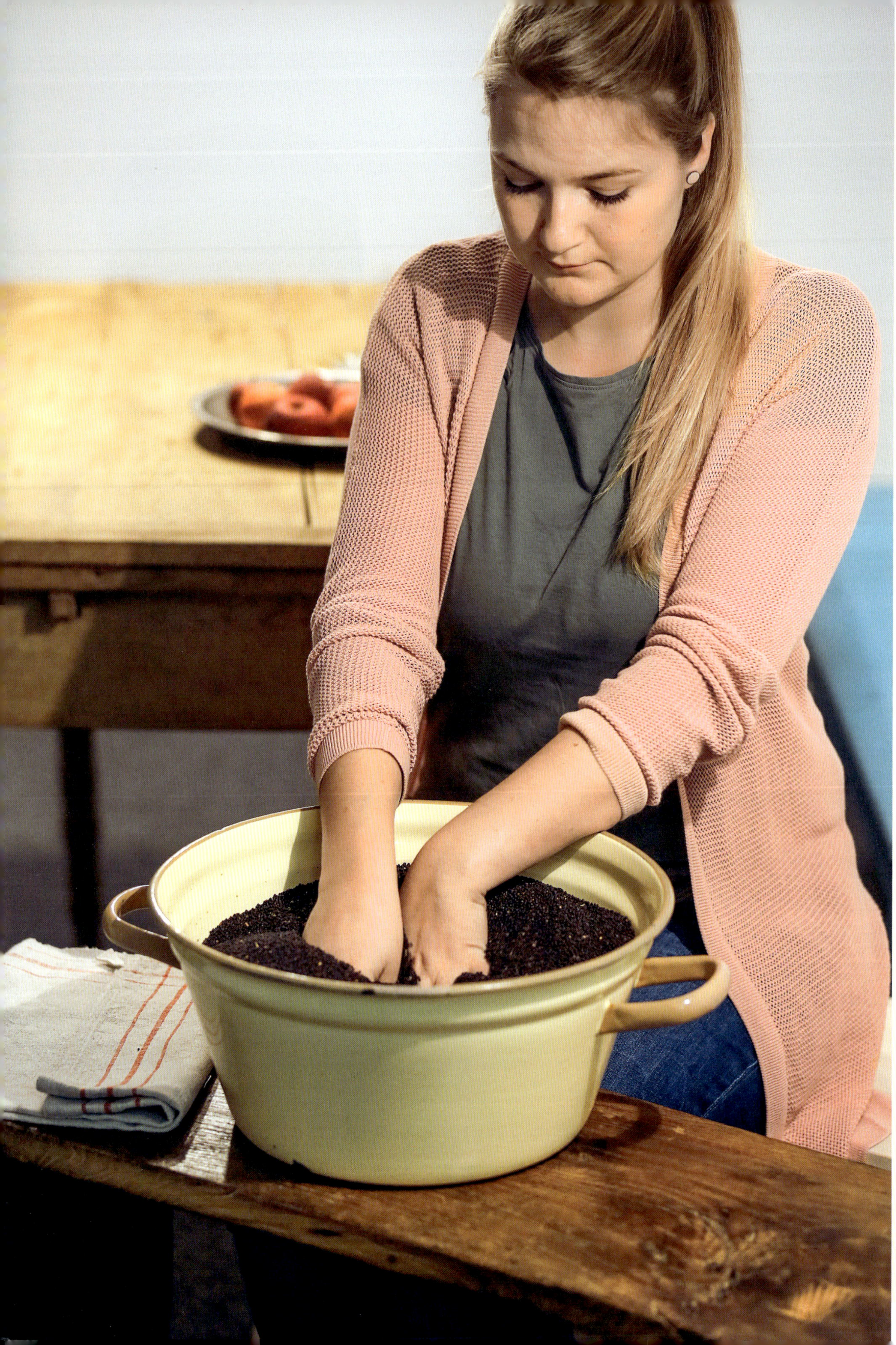

Das Rezept

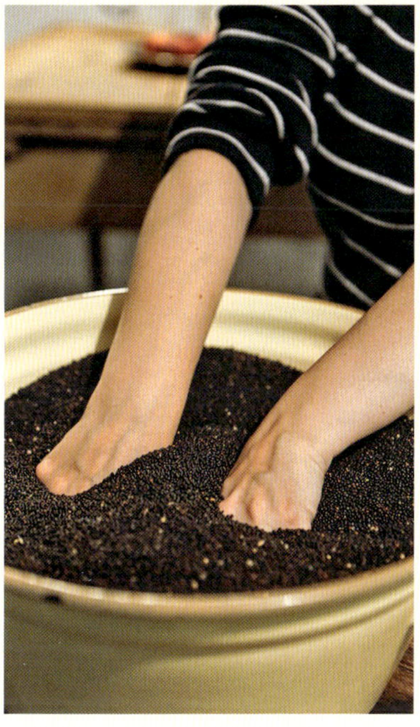
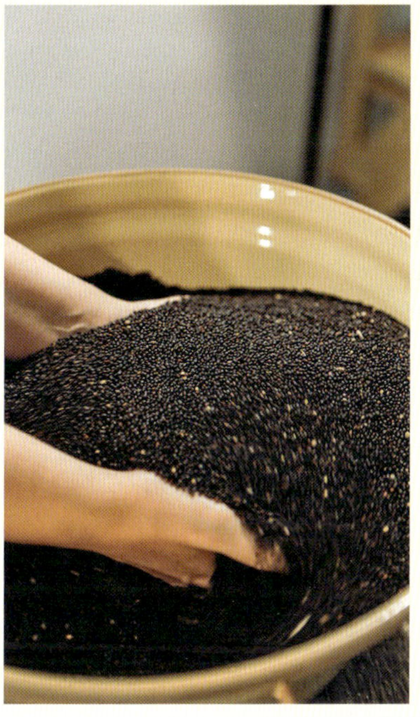
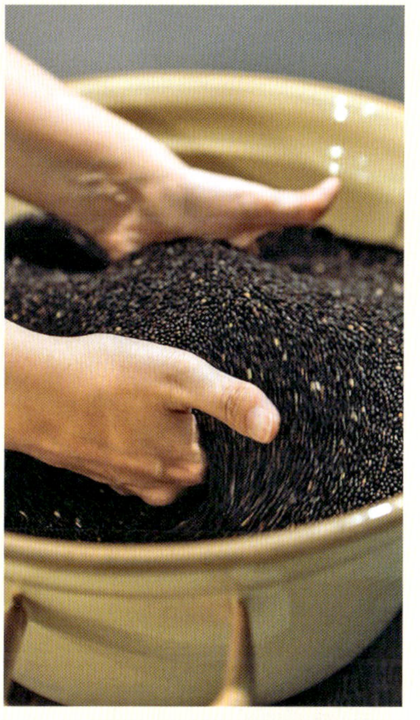

Rapsbad

Wohltat für Körper und Geist

Herstellung
Die benötigte Rapsmenge und die Gefäßgröße sind vom zu behandelnden Körperteil abhängig. Hände und Handgelenke sollten gut von Rapssamen umschlossen sein, dazu braucht man 3 bis 4 kg.
Den Raps im Backofen oder in der Mikrowelle auf etwa 50 Grad erwärmen: Im Backofen in einem flachen Gefäß 30 bis 45 Minuten. In der Mikrowelle etwa 5 Minuten bei 800 Watt erwärmen; dabei kein Metallgefäß verwenden.

Anwendung
Um den Raps nicht zu verschmutzen, vor dem „Bad" die Hände waschen. Die warmen Samen in eine Schüssel füllen und 20 Minuten „kneten". Auch Unterarme/Ellbogen oder Füße können im Rapsbad bewegt werden.

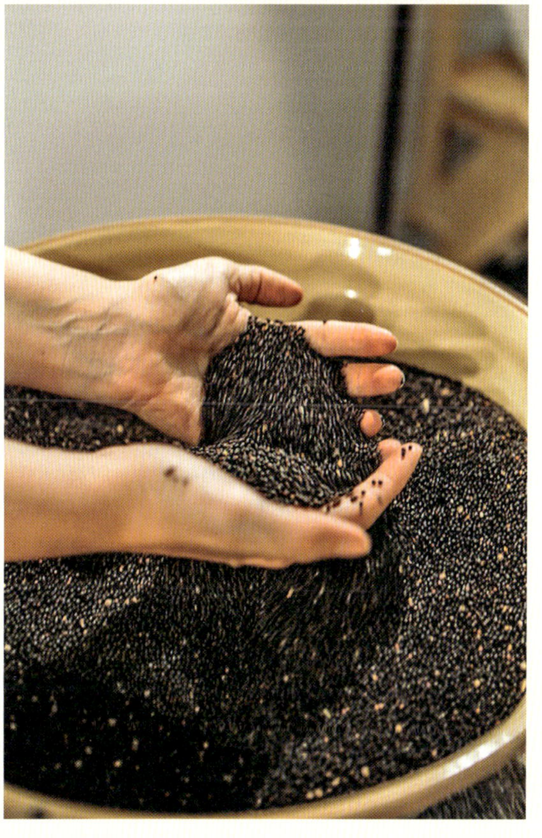

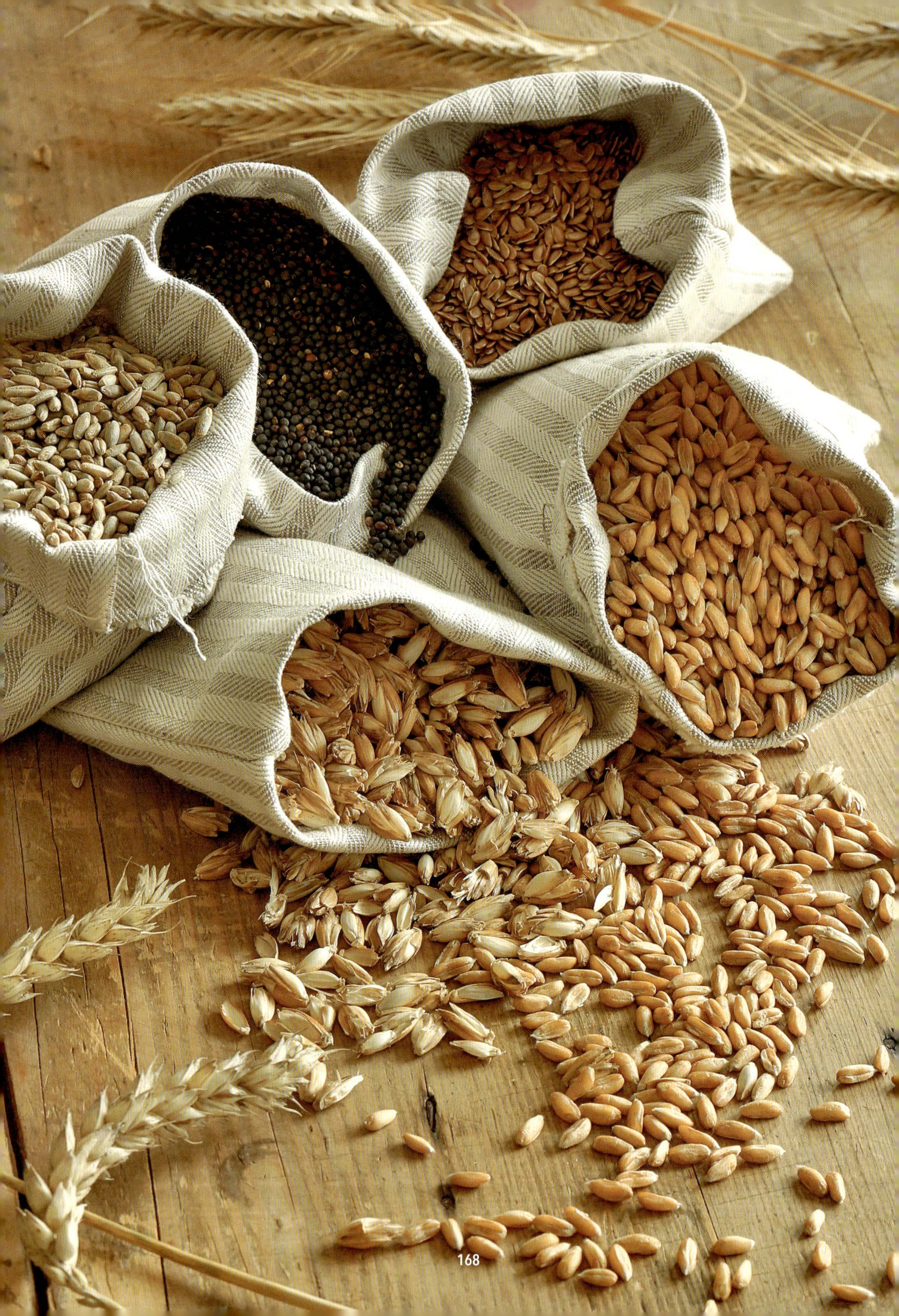

Wärmekissen

Wärmekissen helfen bei Verspannungen und anderen Beschwerden. Getreidekörner und Obstkerne dienen als natürliche Füllmaterialien.

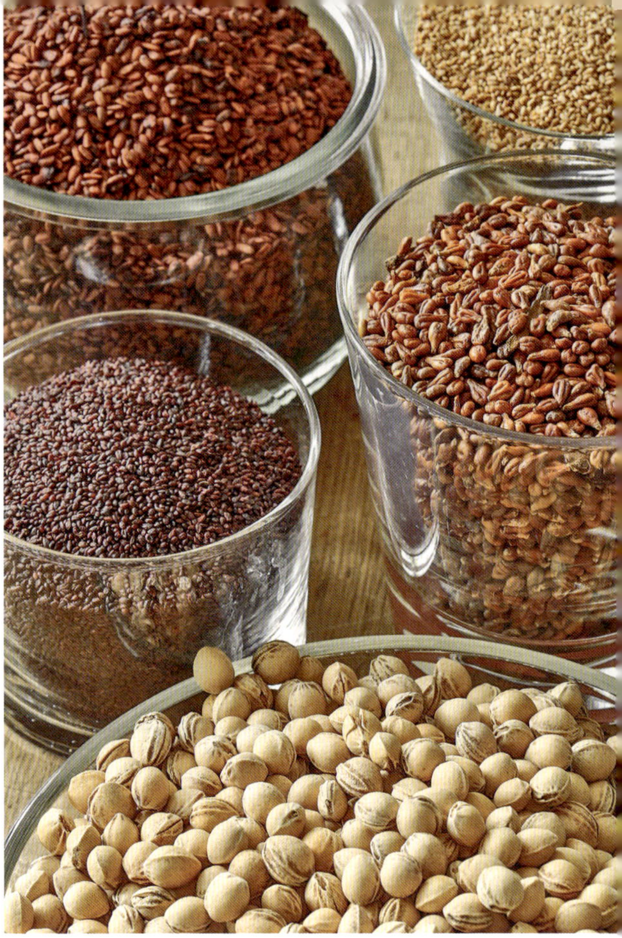

Fruchtkerne als Füllmaterial – im Uhrzeigersinn, von unten: Kirschen, Johannisbeeren, Holunderbeeren, Himbeeren und Weintrauben

An feuchten Herbst- und Wintertagen sehnen wir uns nach Wärme. Bei kalten Füßen und Alltagsleiden wie verspannten Schultern und Bauchschmerzen kann ein wärmendes Körnerkissen schnell und unkompliziert Linderung bringen.
„Körnerkissen" ist der gebräuchliche Oberbegriff für mit verschiedenen Materialien gefüllte Stoffsäckchen. Kirschkern- und Dinkelkissen haben bei uns eine lange Tradition. Heute nutzt man weitere natürliche Füllmaterialien, um die heilende Wärme zu speichern. Getreidekörner, Obstkerne und einige Samen besitzen die Eigenschaft, Wärme – oder auch Kälte – gut aufzunehmen, sie lange zu halten und gleichmäßig wieder abzugeben. Welcher Füllstoff passt, hängt von der Verwendung, aber ebenso von persönlichen Vorlieben ab.

WÄRME AUFNEHMEN …

Früher wurden die Getreidesäckchen und Schlafmatten auf dem Kachelofen erwärmt, wenn durch Kälte und Feuchtigkeit die Gelenke schmerzten oder steif wurden. Heutzutage sind es Backofen und Mikrowelle, bei wenig Wärmebedarf ist auch ein Heizkörper ausreichend. Wichtig ist, das Kissen vor der nächsten Benutzung immer ganz auskühlen lassen.
Im Backofen: Bei maximal 150 Grad ist das Körnerkissen nach 10 bis 15 Minuten warm. Für eine gleichmäßige Wärmeaufnahme ein kleines Glas Wasser in den Backofen stellen. Um den Stoff zu schützen, kann man es mit Alufolie umwickeln. Zwischendurch ein- oder zweimal schütteln und wenden.
In der Mikrowelle: Bei 600 Watt zunächst eine Minute erhitzen, dann eventuell weiter in kurzen Abständen. Metalle gehören nicht in die Mikrowelle. Die passende Erwärmungszeit hängt vom jeweiligen Gerät, der gewünschten Temperatur und der Größe des Kissens ab. Wenn das Kissen erwärmt ist, schütteln oder kurz durchkneten und die Temperatur testen.

… UND LANGSAM ABGEBEN

Wärme entspannt Körper und Geist. Jeder kennt die wohltuende Wirkung bei kalten Füßen und steifem Nacken. Wärmekissen sind ein bewährtes Hausmittel bei Muskelkater, Hexenschuss und Rheuma. Die sanfte Wärme des Körnerkissens regt Stoffwechselprozesse und die Durchblutung von Haut und Muskulatur an. Sie dringt etwa zwei Zentimeter ins Gewebe ein und wirkt entkrampfend auf die darunterliegende Muskulatur. Atemwegserkrankungen und Menstruationsbeschwerden können so gelindert werden. Um eine bestimmte Wirkung zu unterstützen, können ein oder zwei Tropfen ätherisches Öl auf den Kissenbezug oder ein Tüchlein gegeben werden, z. B. Lavendelöl zur Schlafförderung.

❖ UNSER TIPP ❖

Werden feine Beerenkerne als Füllung verwendet, passt sich das Wärmekissen besonders gut dem Körper an.

FÜR KINDER

Wärmekissen sind geeignet für Kinder ab dem ersten Geburtstag. Bei Zahn- oder Ohrenschmerzen

Füllstoffe für Wärmekissen

Getreidekörner: Dinkel, Weizen, Roggen, Hirse

Getreidespelzen: Dinkel, Hirse, Buchweizen

Fruchtkerne: Kirschsteine, Kerne von Weintrauben, Johannisbeeren, Holunderbeeren, Erdbeeren, Himbeeren

Ölsaaten: Leinsamen, Rapssamen

bettet man den Kopf auf ein leicht temperiertes, feinkörniges Wärmekissen oder ein Kräuterkissen. Körnerkissen in Form von Kuscheltieren bessern Bauchweh und Blähungen, Wärmeschuhe halten Kinderfüße warm. Auch abgekühlt werden Wärmekissen nicht zu einem Fremdkörper wie eine herkömmliche Wärmflasche, die zudem undicht werden kann. Das Kissen sollte man immer nur so warm und so lange auflegen, wie es vom Kind als angenehm und lindernd empfunden wird.

AUCH ALS KÄLTEKOMPRESSE

Kälte wirkt gegen Entzündungen und Schwellungen. Ein gekühltes Kissen zieht die Blutgefäße zusammen, lindert Kopf- und Zahnschmerzen, wirkt abschwellend bei akuten Gelenkbeschwerden, Verstauchungen, Prellungen, Bluterguss und Wadenkrämpfen. Es beruhigt die Haut bei Sonnenbrand und lindert den Juckreiz nach einem Insektenstich. Dazu wird das durch eine Plastiktüte vor Feuchtigkeit geschützte Kissen für etwa eine Stunde in den Gefrierschrank gelegt, Spelzkissen in den Kühlschrank. Die Kissen fühlen sich direkt auf der Haut angenehmer an als ein Eis- oder Gelkühlbeutel. Als Füllstoff für Kühlkissen werden die winzigen Samen des Fuchsschwanzgewächses Amaranth besonders empfohlen.

AUS DEM GARTEN: KIRSCHEN UND KERNE

Am Kaiserstuhl, einer Region, in der viele Kirschen angebaut werden, soll das Kirschkernkissen „erfunden" worden sein. Gleichzeitig gilt die „trockene Wärmflasche" auch als altes Schweizer Hausmittel.
Kirschen gehören zum Steinobst. Der Kirschstein besteht aus Holz, ähnlich hart wie Eiche. Da Holz Energie länger speichert als Wasser, erkalten Kirschkernkissen langsamer als eine mit Wasser gefüllte Wärmflasche, allerdings schneller als mit anderen Stoffen gefüllte Kissen. Schön griffig eignet sich das Kirschkernkissen zum Massieren einzelner Körperteile und bei Gicht oder Rheuma zur Hand- und Fußgymnastik. Die hohlen Kirschkerne sind leichter als Getreidekörner und unempfindlicher gegen starke Erwärmung, können jedoch mit der Zeit auch brüchig und somit scharfkantig werden.
Sehr gute Wärmespeicher sind aufgrund ihres hohen Ölgehaltes die teilweise winzigen Kerne von Weintrauben, Johannisbeeren, Holunderbeeren, Erdbeeren und Himbeeren. Wenn ein Kissen mit Obstkernfüllung die ersten Male aus dem Ofen genommen wird, erinnert es mit seinem dezent fruchtigen Duft an den vergangenen Sommer.

DINKEL - VOM FELD INS KISSEN

Die alte Weizenart Dinkel war bei uns bis Anfang des 20. Jahrhunderts sehr verbreitet. Beim „Dinkelkissen" kann man als Füllmaterial zwischen dem ganzen Korn und den Spelzen wählen, der auch als Spreu bezeichneten äußeren Kornhülle. Das volle Korn speichert Wärme besser und länger, macht das Kissen aber härter und schwerer. Wer das leise raschelnde Geräusch mag, nimmt Dinkel- und Spelzkissen als Kopfkissen im Bett oder als Lagerungskissen. Das Kissen stützt Kopf und Nacken, die Körner haben eine massierende Wirkung und die Muskulatur entspannt sich.
Spelzkissen werden im Backofen 10 bis 15 Minuten bei 50 bis 100 Grad erwärmt. Spelzen sind atmungsaktiv und feuchtigkeitsregulierend, sodass der Körper gewärmt und gut durchblutet wird, man aber trotzdem nur wenig schwitzt.

SAMEN VON ÖLPFLANZEN

Feinkörnige Füllstoffe sind die kugeligen, schwarzen Samen des im Sommer leuchtend gelb blühenden Rapses und die dunkelbraunen flachen Leinsamen. Durch den Fettanteil von etwa 40 Prozent sind beide Samen sehr gute Wärmespeicher. Ein warmes Rapskissen duftet nach frischem Heu oder Stroh.

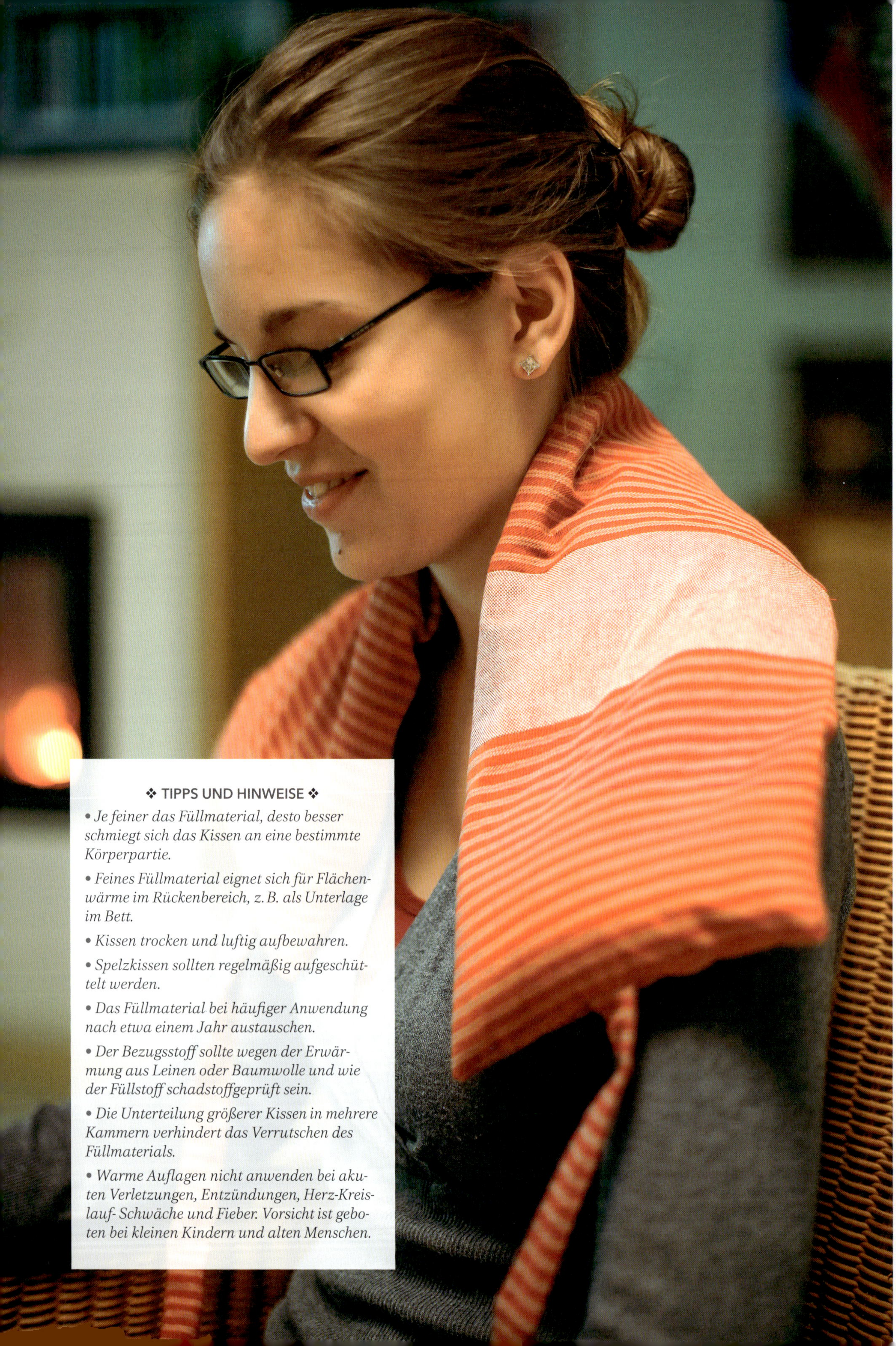

❖ TIPPS UND HINWEISE ❖

- *Je feiner das Füllmaterial, desto besser schmiegt sich das Kissen an eine bestimmte Körperpartie.*
- *Feines Füllmaterial eignet sich für Flächenwärme im Rückenbereich, z. B. als Unterlage im Bett.*
- *Kissen trocken und luftig aufbewahren.*
- *Spelzkissen sollten regelmäßig aufgeschüttelt werden.*
- *Das Füllmaterial bei häufiger Anwendung nach etwa einem Jahr austauschen.*
- *Der Bezugsstoff sollte wegen der Erwärmung aus Leinen oder Baumwolle und wie der Füllstoff schadstoffgeprüft sein.*
- *Die Unterteilung größerer Kissen in mehrere Kammern verhindert das Verrutschen des Füllmaterials.*
- *Warme Auflagen nicht anwenden bei akuten Verletzungen, Entzündungen, Herz-Kreislauf-Schwäche und Fieber. Vorsicht ist geboten bei kleinen Kindern und alten Menschen.*

Anleitung

Wärmekissen

Größe: 75 x 20 cm

Material und Werkzeug
- etwa 77 x 104 cm fester Stoff (100 % Baumwolle)
- etwa 1 kg Füllung, z.B. Dinkelkörner
- Nähmaschine
- Bügeleisen

Zuschnitt
Für das Innenkissen: 43 x 75 cm
Für den Bezug
Teil 1: 23 x 77 cm
Teil 2: 23 x 72 cm
Teil 3: 23 x 15 cm
Für die beiden Bänder (Teil 4): je 38 x 7 cm

Hinweis: Nahtzugaben (1,5 cm) sind in den Angaben enthalten.

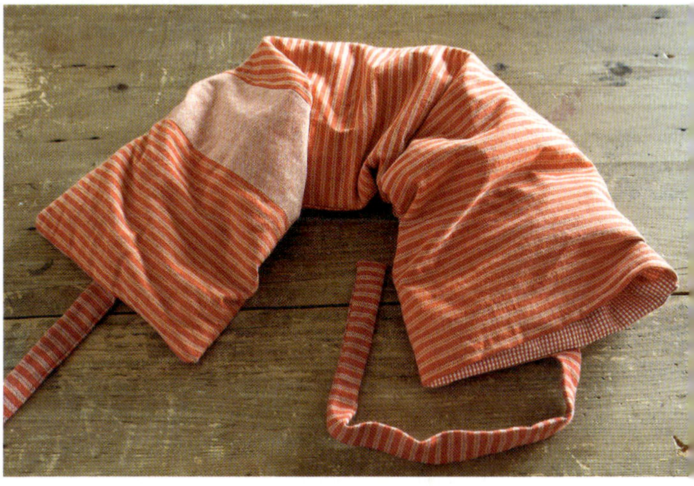

Der Bezug ist mit einem sogenannten Hotelverschluss und Bändern versehen. Das Innenkissen ist in mehrere Kammern unterteilt.

Nähen
Für das Innenkissen (Größe: 72 x 18 cm) die langen Kanten des Stoffes rechts auf rechts stecken, das Kissen rundherum steppen; an einer kurzen Kante eine Wendeöffnung von etwa 8 cm lassen. Bügeln. Kanten versäubern. Das Kissen auf rechts stülpen. Nun vier Kammern nähen. Zuerst 250 g Körner in das Kissen füllen. Kammer im Abstand von 18 cm parallel zur kurzen Kante stecken. Steppen. Diesen Schritt noch zweimal wiederholen. Nach dem Befüllen der letzten Kammer die Öffnung (mit einigen verdeckten Stichen) schließen.
Für die beiden Bänder jeweils einen Stoffstreifen der Länge nach rechts auf rechts legen. Die langen Kanten stecken und steppen. Wenden, die kurzen Kanten einschlagen und knappkantig absteppen. Bügeln.
Für den Bezug die rechte kurze Kante von Teil 2 knapp umbügeln, einschlagen, feststecken und steppen. Teil 2 rechts auf rechts auf Teil 1 legen, an der linken Kante bündig, stecken.
Die linke lange Kante von Teil 3 knapp umbügeln, einschlagen, feststecken und steppen. Teil 3 rechts auf rechts bündig auf Teil 1 legen (Teil 2 liegt dazwischen). Jeweils ein Band mittig an den kurzen Kanten einlegen: links zwischen Teil 1 und Teil 2, rechts zwischen Teil 3 und Teil 2. Rundherum stecken und steppen. Wenden.

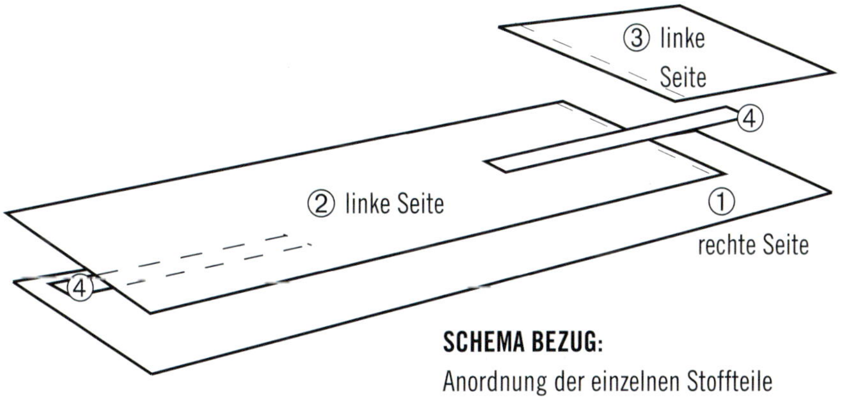

SCHEMA BEZUG:
Anordnung der einzelnen Stoffteile

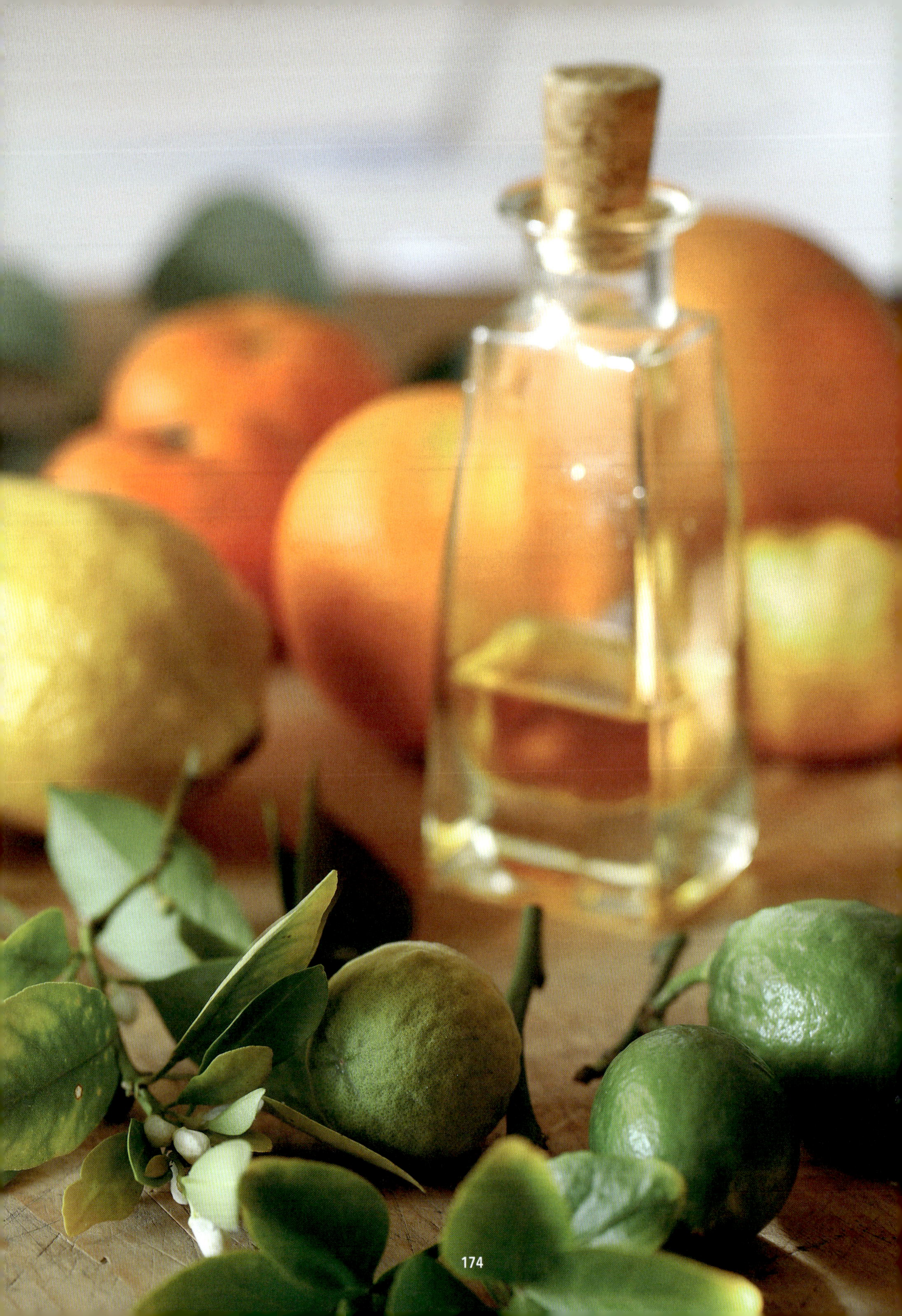

Heilsame Düfte

Gerüche wirken unmittelbar auf den Menschen. In der Aromatherapie werden Düfte gezielt eingesetzt, um die Stimmung aufzuhellen.

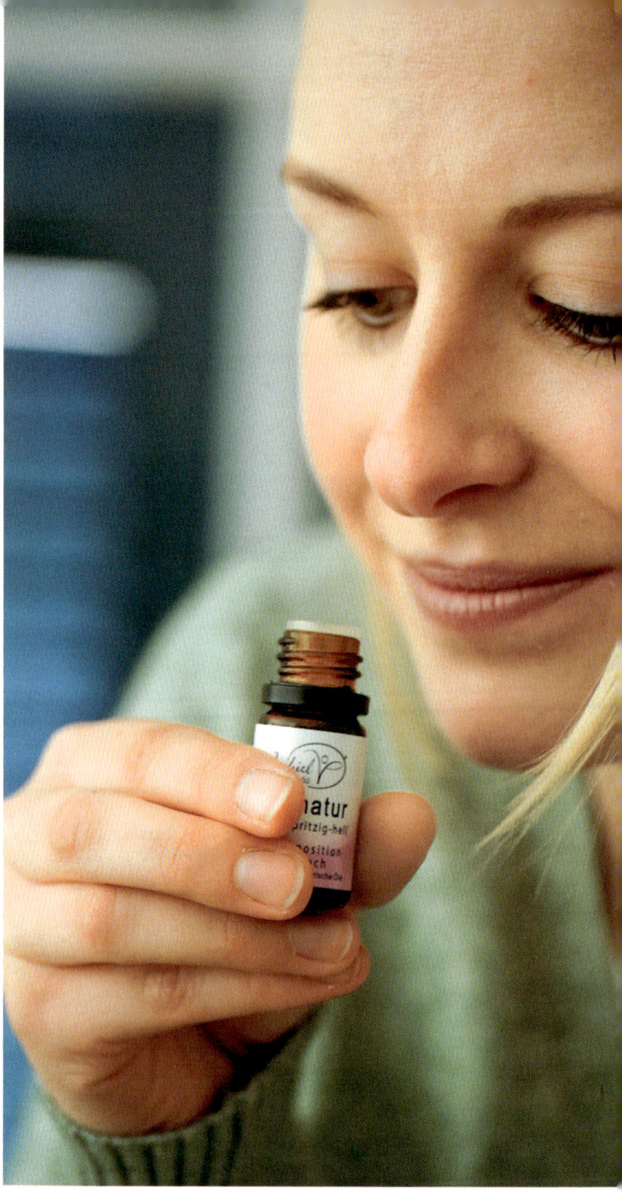

Ätherische Öle werden über Nase und Haut aufgenommen.

Freude, Vertrautheit, Entspannung – Gerüche können viel bei Menschen auslösen. Die Aromatherapie macht sich dies zunutze und kann mit ätherischen Ölen das Wohlbefinden steigern, Krankheiten vorbeugen und Schmerzen abschwächen.

THERAPIE MIT GESCHICHTE

Das Wissen über die Wirkung der Pflanzendüfte auf den Menschen ist sehr alt. In Ägypten wurde bereits vor 6000 Jahren mit Düften aus anderen Ländern gehandelt. Der persische Arzt Ibn Sina (980 – 1037 n. Chr.) destillierte als Erster Duftstoffe aus Pflanzen im größeren Maßstab und beschrieb die Wirkung ätherischer Öle auf den Körper. Der Chemiker René-Maurice Gattefossé gilt als Urvater der Aromatherapie. Er veröffentlichte 1910 seine eigenen Erfahrungen zur heilenden Wirkung von Lavendel und brachte mehrere Bücher über die Heilkraft von Pflanzendüften heraus.

ÜBER NASE UND HAUT

Auf zwei Wegen werden die Wirkstoffe der ätherischen Öle vom Körper aufgenommen: über die Nase und über die Haut. In der Nase gibt die Riechschleimhaut Impulse an das Nervensystem weiter, worüber diese direkt ins Gehirn gelangen. Dort wird der Duft im limbischen System „ver- arbeitet“ – Emotionen können ausgelöst, Erinnerungen geweckt, Schmerzimpulse abgeschwächt werden.

Ätherische Öle sind fettlöslich. Sie können leicht in die Haut eindringen, wenn sie mit einem sogenannten Trägeröl, beispielsweise Oliven- oder Mandelöl, gemischt werden. Durch die Hautschichten gelangen sie in geringen Spuren in den Blutkreislauf und ins Lymphsystem. Besonders gut nehmen Körperstellen mit Schweißdrüsen oder Haaren die fetten Öle auf, wie Handflächen, Fußsohlen und Armbeugen, sowie die Stirn und die Kopfhaut. Ist die Haut zusätzlich angefeuchtet, benötigt man nur ein paar Tropfen der Ölmischung.

❖ UNSER TIPP ❖

Vermengt man Öle mit gleichen oder ähnlichen Eigenschaften, erhält man eine Mischung, die stärker als die einzelnen Komponenten ist.

VIELFÄLTIGER NUTZEN ...

Ätherische Öle nutzen der Gesundheit auf vielerlei Weise: Die Duftstoffe von Lavendel und Vanille etwa wirken entspannend und ausgleichend, Zitrusfrüchte wie Grapefruit und Limette beleben Körper und Geist. Die ätherischen Öle der Kamille, des Teebaums und des mit ihm verwandten Cajeput dagegen wirken entzündungshemmend sowie gegen Viren und Bakterien. Der milde Cajeput ist besonders für Kinder geeignet, dort wo ansonsten Eukalyptus

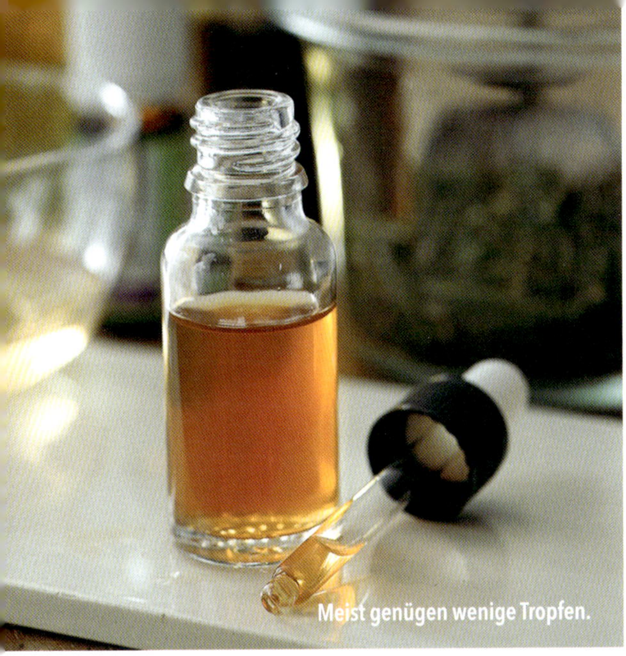

Meist genügen wenige Tropfen.

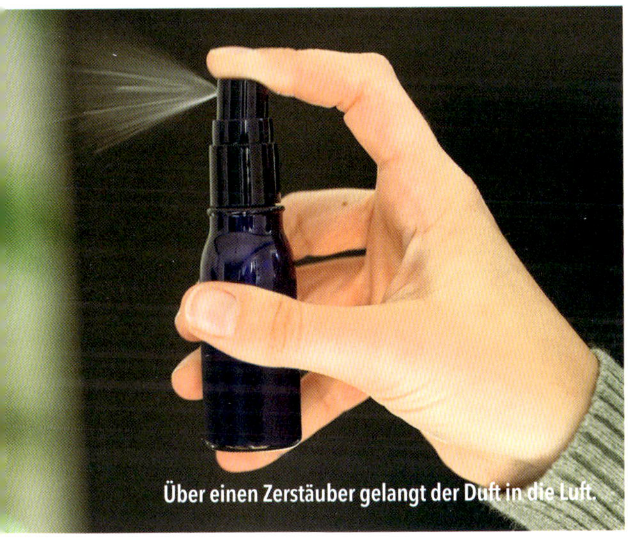

Über einen Zerstäuber gelangt der Duft in die Luft.

und Pfefferminze zum Einsatz kommen. Diese können, wie auch Fichte und Zitrone, Schmerzen reduzieren, indem sie die körpereigenen Endorphine aktivieren. Die meisten ätherischen Öle haben verschiedene Wirkrichtungen. Vermengt man Öle mit gleichen oder ähnlichen Eigenschaften, erhält man eine Mischung, die stärker ist als die einzelnen Komponenten.

... UND ZAHLREICHE ANWENDUNGEN

Je nach Situation können ätherische Öle unterschiedlich eingesetzt werden: als entspannendes Massageöl, als belebender Raumduft oder als Erkältungsbad. Die einfachste Anwendung ist, einige Tropfen des Öls auf ein Taschentuch oder einen Duftstein zu geben. Die flüchtigen Stoffe verteilen sich im Raum und gelangen durch die Nase ins Gehirn. Viele Rezepte der Aromatherapie sind für jedermann zu Hause anwendbar. Die meisten ätherischen Öle sollten nur gemischt mit einem Trägeröl, z. B. Mandelöl, auf die Haut aufgetragen werden.

DER DUFT DER PFLANZEN

Die meisten Pflanzen bilden ätherische Öle, deren Zusammensetzung ihren charakteristischen Geruch bestimmt. Es sind flüchtige Stoffe, wie Terpene und aromatische Verbindungen, die in verschiedenen Pflanzenteilen gespeichert werden. Innerhalb der Pflanzenwelt erfüllen die ätherischen Öle unterschiedliche Aufgaben: Sie locken Bestäuber an, wehren Insekten und Erreger ab oder warnen andere Pflanzen vor Schädlingen.

GEWINNUNG DER ÖLE

Um die Duftstoffe zu gewinnen, gibt es verschiedene Methoden. Welche die sinnvollste ist, hängt davon ab, in welchem Pflanzenteil sich die gewünschten Öle befinden. Je nach Art benötigt man unterschiedlich viel Material, um 1 Liter ätherisches Öl zu gewinnen: rund 4 000 Kilogramm Rosenblütenblätter oder 150 Kilogramm Zimtrinde.
Am häufigsten wird die sogenannte Wasserdampfdestillation eingesetzt. Bei diesem Verfahren zieht der heiße Wasserdampf durch das Pflanzenmaterial und nimmt die freigesetzten ätherischen Öle mit. Kühlt der Dampf ab, wird er flüssig und kann aufgefangen werden. Das flüchtige Öl ist leichter als Wasser, schwimmt obenauf und kann abgeschöpft werden.
Neben der Destillation werden die ätherischen Öle durch die sogenannte Absolue-Extraktion (dabei werden die ätherischen Öle mithilfe von Lösungsmitteln aus den Pflanzen gelöst), Pressung oder das Kohlendioxid-Verfahren gewonnen. Ebenso wie die Herstellungsmethode entscheiden Herkunft und Erntezeitpunkt der Pflanzen über die Qualität eines ätherischen Öls.

DIE AROMAPFLANZEN FÜR UNSERE REZEPTE

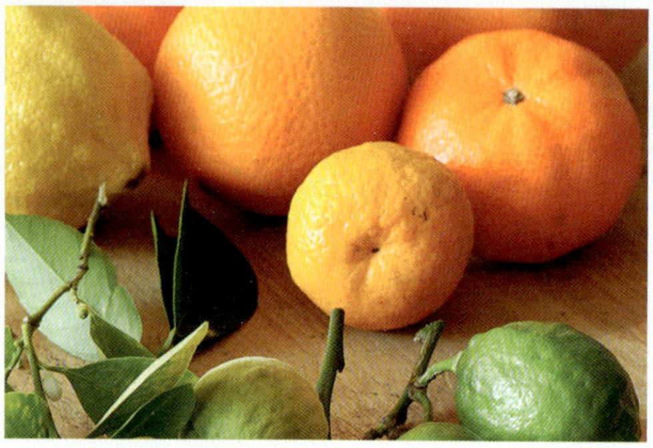

ZITRUSFRÜCHTE

Die ätherischen Öle der Zitrusfrüchte regen das Immunsystem an und wirken antibakteriell und antiviral. Außerdem „reinigen" sie die Raumluft.

WIRKUNG AUF DIE PSYCHE

Orange: entspannend und fröhlich stimmend
Zitrone: belebend und konzentrationsfördernd
Bergamotte: löst Ängste, entspannt die Nerven und verbreitet Freude
Hinweis: Bei allen Zitrusölen kann es in Verbindung mit Sonnenlicht zu Hautreaktionen kommen, wenn sie pur auf die Haut aufgetragen werden.

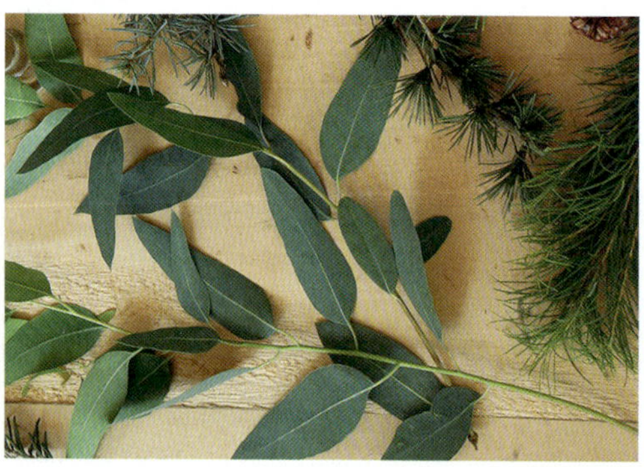

IMMERGRÜNE GEWÄCHSE

Ihre ätherischen Öle wirken vorrangig auf die Atemwege. Zusätzlich helfen sie gegen Viren, Pilze und Bakterien und können Schmerzen lindern.

WIRKUNG AUF DIE PSYCHE

Nadeln von Fichte und Weißtanne: ausgleichend und entspannend
Zeder: beruhigend, aufbauend und tröstend
Cajeput und Eukalyptus radiata: belebend, konzentrationsfördernd
Latschenkiefer: ermutigend und kräftigend

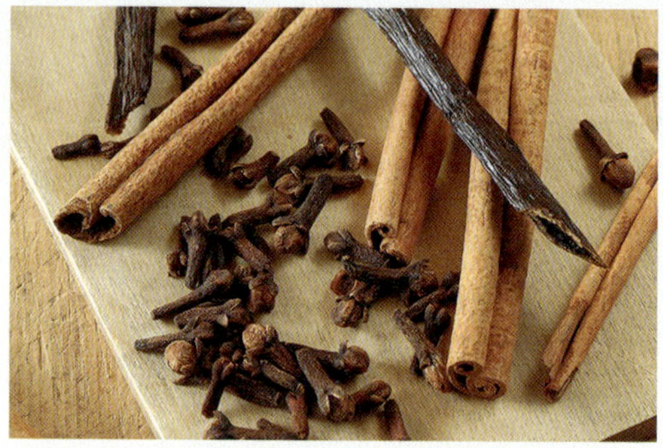

WEIHNACHTLICHE DÜFTE

Die ätherischen Öle von Zimt, Nelke und Vanille gehören zur Advents- und Weihnachtszeit. Diese Düfte schenken Wärme und reinigen die Raumluft.

WIRKUNG AUF DIE PSYCHE

Zimtrinde: stärkend, anregend, lockernd
Nelke: stärkend, wärmend
Vanille: einhüllend, beglückend

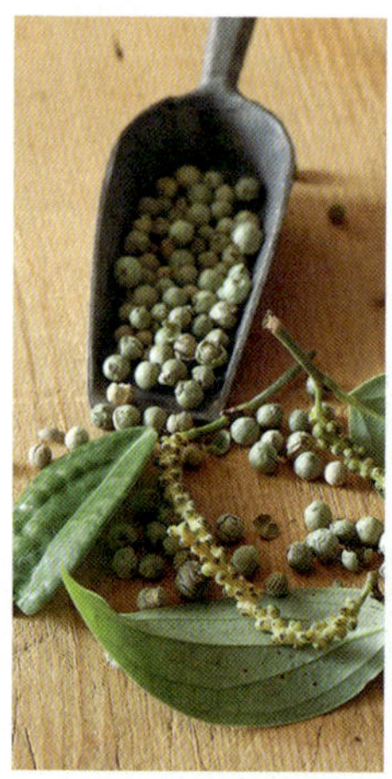
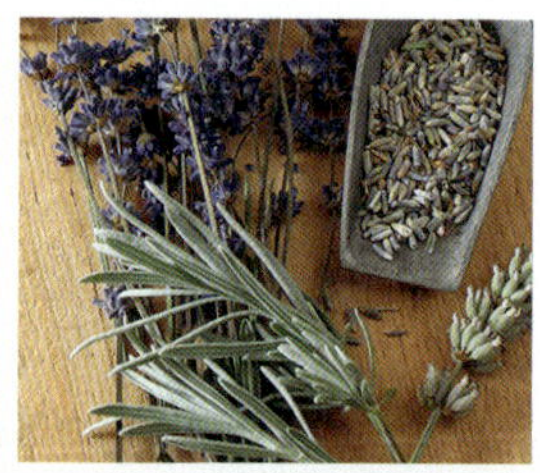
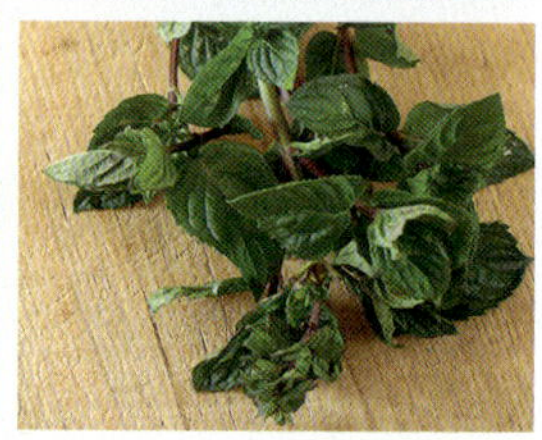

WEITERE PFLANZEN

Pfeffer lindert Muskelbeschwerden, wirkt schmerzlindernd und stärkt Immunsystem, Kreislauf und Nerven.
Lavendel wirkt desinfizierend und schmerzlindernd. Eines der wichtigsten Aromaöle, besonders wegen seiner ausgleichenden Wirkung: Es kann sowohl nervöse Menschen beruhigen als auch müde anregen.
Bergamottminze hat eine ähnlich ausgleichende Wirkung wie Lavendel. Für alle, die Lavendelduft nicht mögen. Das Öl hellt die Stimmung auf und wirkt angstlösend.

Die Rezepte

Ätherische Öle von Tanne und Fichte wirken durchblutungsfördernd, entzündungshemmend, krampflösend und antiseptisch.

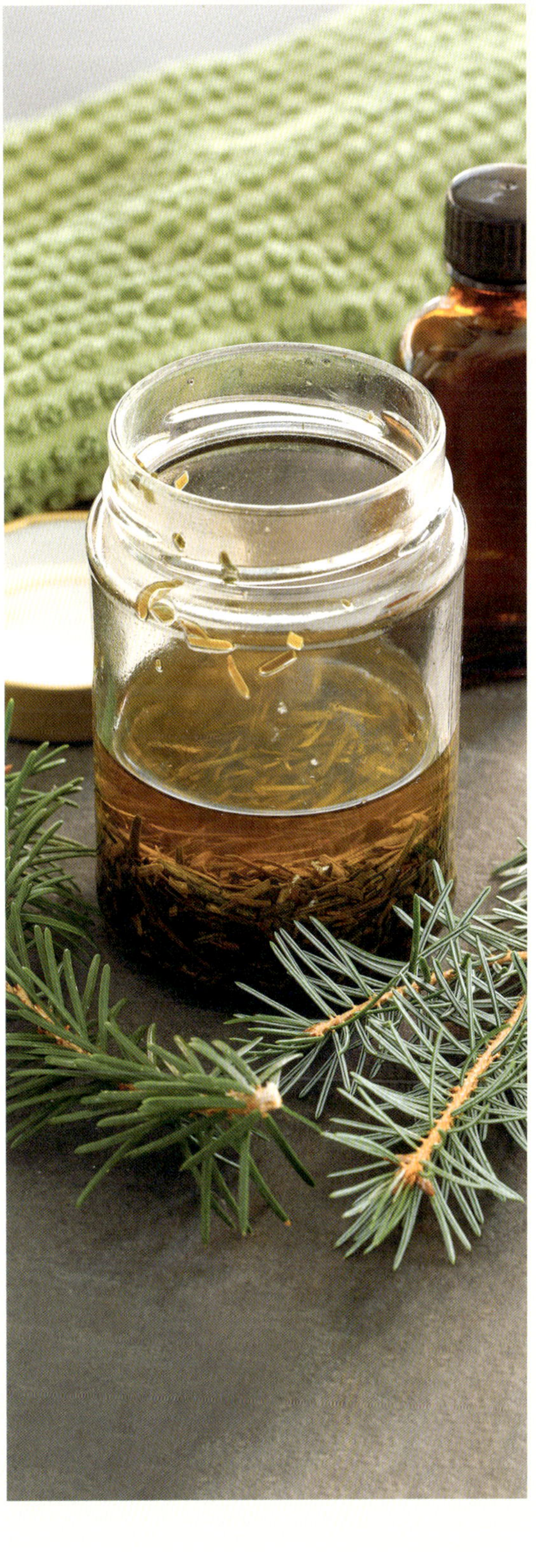

Tannen-Ölauszug

In den Nadeln stecken wertvolle Inhaltsstoffe

Herstellung
So viele Tannennadeln vom Zweig schneiden und zerkleinern, bis ein Schraubglas zur Hälfte gefüllt ist. Mit reichlich Oliven- oder Sesamöl bedecken. Deckel nur auflegen. Täglich umrühren, damit sich kein Schimmel bildet. Beim Öffnen Wassertropfen vom Deckel entfernen. Nach 4 Wochen abfiltern, in ein Fläschchen füllen, kühl und dunkel lagern. Innerhalb von 1 Jahr verbrauchen.

Anwendung
Der Auszug kann als Einreibung bei Erkältung, z.B. auf der Brust, oder zur Entspannung der Muskeln nach dem Sport bzw. als Grundlage für das Erkältungs- oder Muskelöl (siehe S. 181 und 183) genutzt werden.

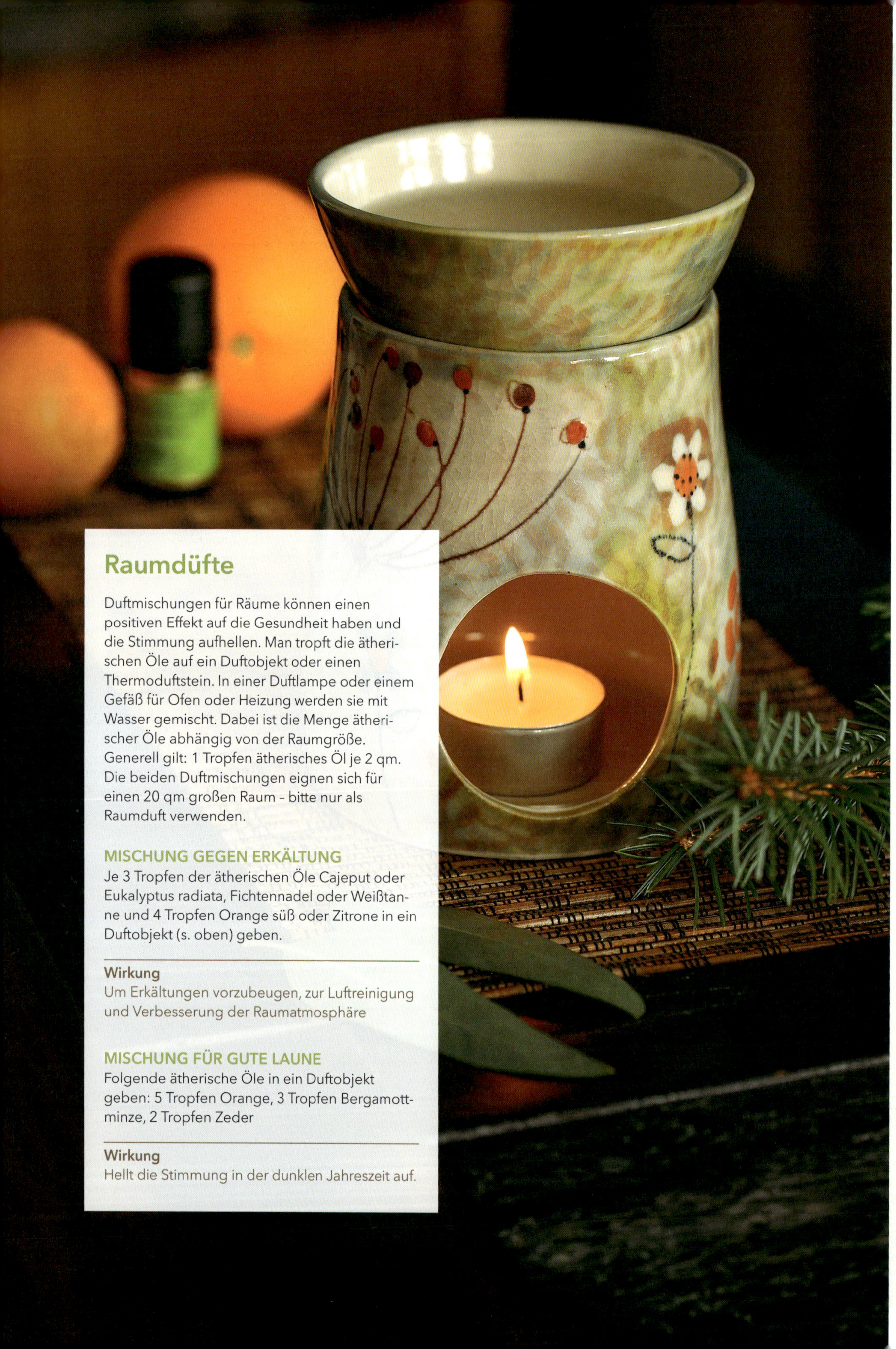

Raumdüfte

Duftmischungen für Räume können einen positiven Effekt auf die Gesundheit haben und die Stimmung aufhellen. Man tropft die ätherischen Öle auf ein Duftobjekt oder einen Thermoduftstein. In einer Duftlampe oder einem Gefäß für Ofen oder Heizung werden sie mit Wasser gemischt. Dabei ist die Menge ätherischer Öle abhängig von der Raumgröße. Generell gilt: 1 Tropfen ätherisches Öl je 2 qm. Die beiden Duftmischungen eignen sich für einen 20 qm großen Raum – bitte nur als Raumduft verwenden.

MISCHUNG GEGEN ERKÄLTUNG

Je 3 Tropfen der ätherischen Öle Cajeput oder Eukalyptus radiata, Fichtennadel oder Weißtanne und 4 Tropfen Orange süß oder Zitrone in ein Duftobjekt (s. oben) geben.

Wirkung
Um Erkältungen vorzubeugen, zur Luftreinigung und Verbesserung der Raumatmosphäre

MISCHUNG FÜR GUTE LAUNE

Folgende ätherische Öle in ein Duftobjekt geben: 5 Tropfen Orange, 3 Tropfen Bergamottminze, 2 Tropfen Zeder

Wirkung
Hellt die Stimmung in der dunklen Jahreszeit auf.

❖ HINWEISE ❖

- *Ätherische Öle nicht pur auf die Haut geben, sondern gemischt mit einem Trägeröl, z. B. Olivenöl, da sie zu Reizungen führen können.*
- *Bei schweren oder chronischen Erkrankungen, innerer Anwendung, bei Babys, Kleinkindern bis 3 Jahren und Schwangeren unbedingt fachlichen Rat einholen.*
- *Die Herstellerangaben beachten!*

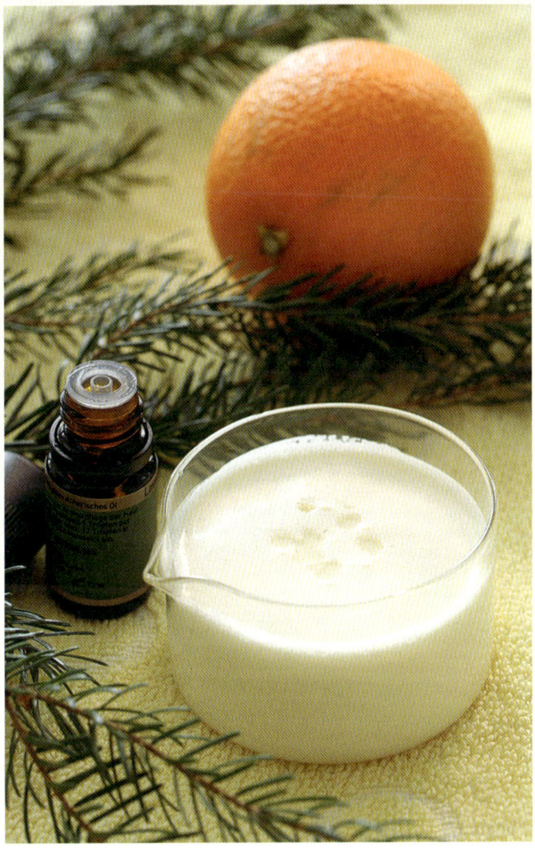

Erkältungsbäder

Vollbad
Je 3 Tropfen der ätherischen Öle Cajeput, Fichtennadel und Orange süß in 2 EL flüssigen Honig (z. B. Tannen- oder Akazienhonig) oder 2 EL Sahne bzw. 100 ml Milch einrühren. Dem einlaufenden Badewasser zugeben. Bei 38 Grad etwa 20 Minuten baden und dabei die aufsteigenden Düfte einatmen. Möglichst nachruhen.

Hand- oder Fußbad
1 TL Meersalz mit 2 EL Sahne bzw. 100 ml Milch in eine Schüssel füllen. Je 2 Tropfen der ätherischen Öle Eukalyptus radiata und Latschenkiefer daraufgeben. Mit etwa 38 Grad warmem Wasser auffüllen. 15 bis 20 Minuten baden.

Hinweis: Ätherische Öle sind schlecht wasserlöslich; deshalb nie „pur" ins Badewasser geben, sondern immer emulgiert, also mit Sahne, Milch oder Honig vermischt.

Erkältungsöl

Herstellung
Je 4 Tropfen der ätherischen Öle Cajeput oder Eukalyptus radiata, Fichtennadel oder Latschenkiefer und Orange süß oder Zitrone in 40 ml Johanniskraut- oder Olivenöl mischen.

Anwendung
Bei Husten, Schnupfen, Bronchitis: unterstützend nach dem Inhalieren. Mehrmals täglich die Naseneingänge mit der Mischung einölen und tief durch die Nase einatmen. Vor dem Zubettgehen und nach dem Aufstehen Brustkorb bzw. Rücken oder Fußsohlen mit der Ölmischung einreiben.
Für ein Fuß- oder Handbad 1 EL des Erkältungsöls in 38 Grad warmes Wasser geben und 15 bis 20 Minuten baden.

Inhalation

Herstellung
1 TL Meersalz in eine Schüssel geben und je 1 Tropfen der ätherischen Öle Cajeput oder Eukalyptus radiata und Fichtennadel oder Weißtanne daraufgeben. Mit 1 Liter abgekochtem, aber nicht mehr sprudelndem Wasser übergießen, 30 Sekunden abkühlen lassen.

Anwendung
Bei verstopfter Nase, Nasennebenhöhlenentzündung oder Husten den Kopf mit geschlossenen Augen über das Gefäß neigen; mit einem großen Handtuch Kopf und Schüssel abdecken. 4 bis 5 Minuten durch die Nase ein- und den Mund ausatmen. Danach das Gesicht abtrocknen, nachruhen und nicht direkt ins Freie gehen.

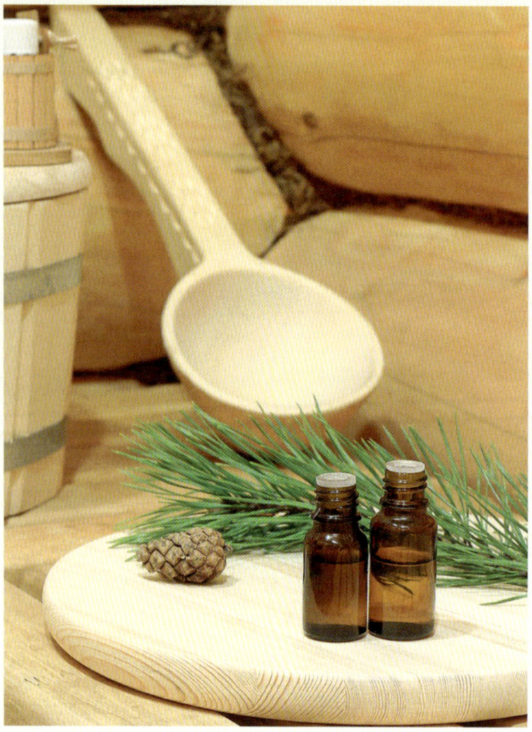

Sauna-Aufguss

Belebt, erfrischt, lässt befreit durchatmen und wirkt leicht desinfizierend

Herstellung
Aufgussanleitung für eine 12 qm große Sauna: Zuerst die heißen Steine mit 3 bis 4 Kellen Wasser abkühlen. In die nächste Wasserkelle je 2 Tropfen der ätherischen Öle Cajeput, Fichtennadel und Orange süß geben, auf den Steinen verteilen. Direkt noch 1 weitere Kelle Wasser verteilen.

Dosierung: Die Menge ist abhängig von der Saunagröße. Generell nimmt man 1 Tropfen ätherisches Öl je 2 qm. Eine zu hohe Dosierung kann die Schleimhäute der Augen und Atemwege reizen.

Anwendung
Zur Stärkung der Abwehrkräfte alle 7 bis 10 Tage in die Sauna gehen.

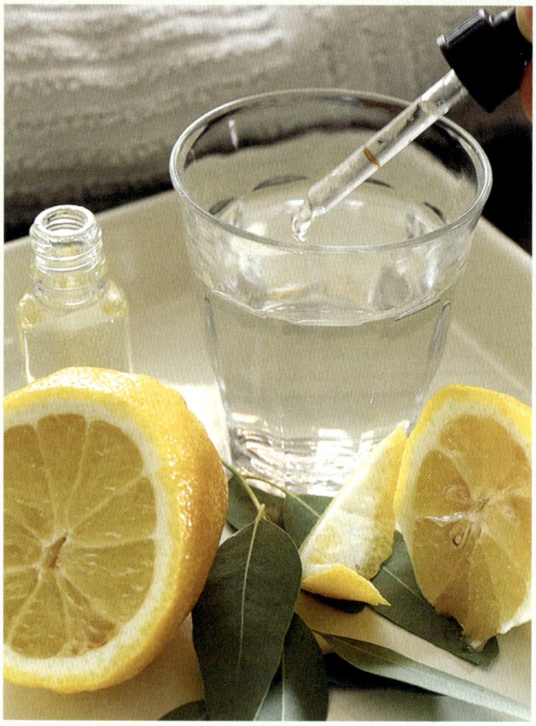

Mischung zum Gurgeln

Diese beiden ätherischen Öle halten Erkältungserreger kraftvoll in Schach.

Herstellung
Je 1 Tropfen der ätherischen Öle Zitrone und Eukalyptus radiata in 100 ml lauwarmes Wasser geben und gut verrühren.

Anwendung
Bei Halsschmerzen und Heiserkeit 2-mal täglich gurgeln.

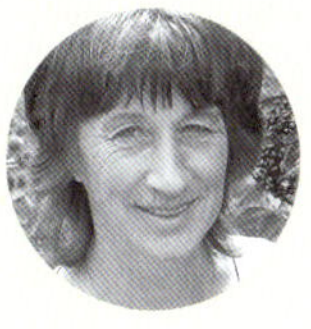

„Nach anstrengender Gartenarbeit oder einer Bergwanderung ist das Öl eine Wohltat für geplagte Muskeln.“

Ellen Huber

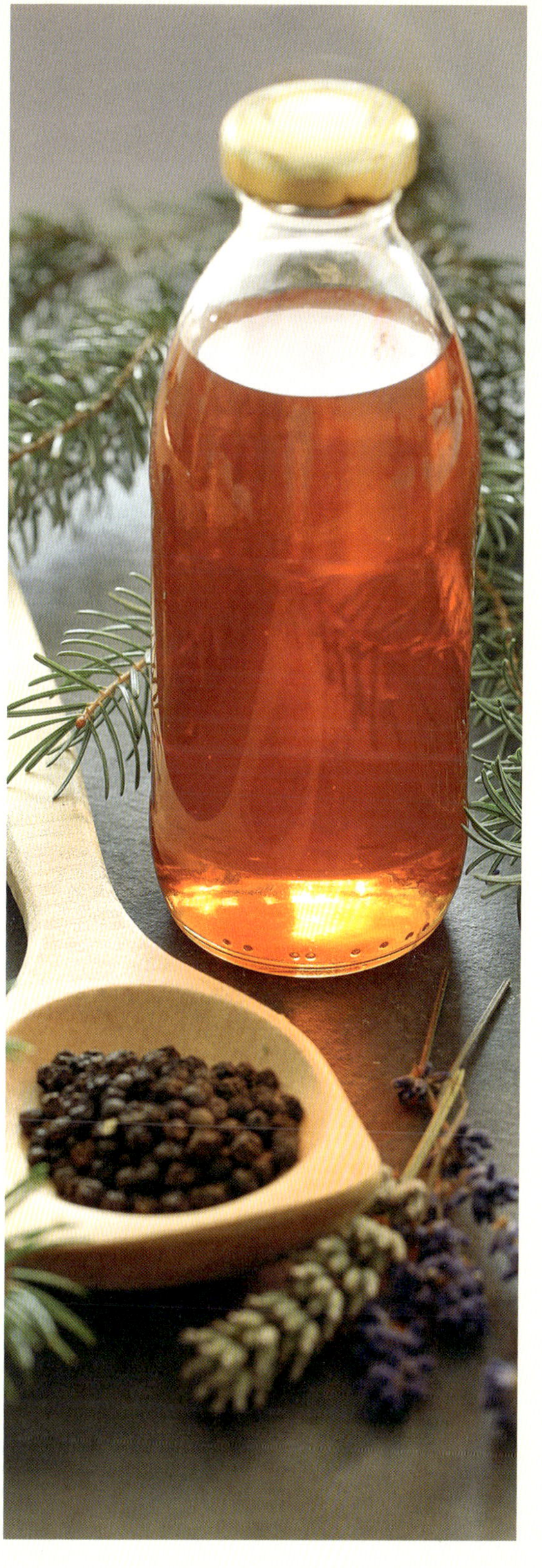

Entspannendes Muskelöl

Unterstützt die Muskeln beim Regenerieren

Herstellung
Je 5 Tropfen der ätherischen Öle Cajeput, Fichte, Pfeffer schwarz und Lavendel fein in 50 ml Johanniskraut- oder Olivenöl mischen.

Anwendung
Bei Muskelbeschwerden und Verspannungen bis zu 4-mal täglich die betroffenen Bereiche leicht mit der Ölmischung massieren.

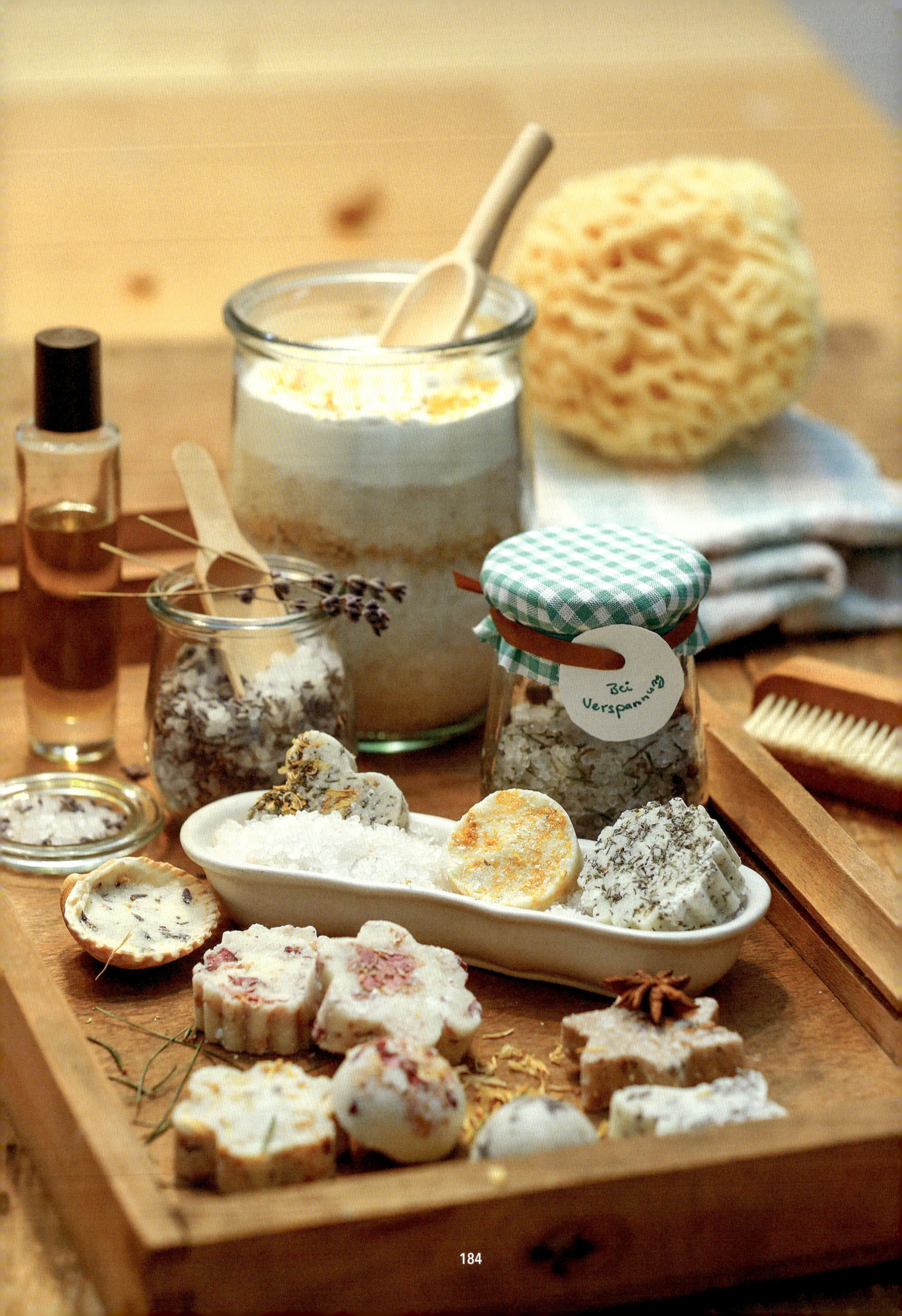
Bei
Verspannung

Badezusätze

An kalten Tagen
sind Bäder wohltuend:
zum Aufwärmen, zum
Entspannen und bei den
ersten Anzeichen einer
Erkältung.

Gesunde Entspannung: Beim Baden werden die Inhaltsstoffe der Heilpflanzen über Haut und Atemwege aufgenommen.

Wer nach einem Spaziergang bei Wind und Wetter fröstelnd nach Hause kommt, für den ist ein heißes Wannenbad genau das Richtige. Ein passend gewählter Badezusatz kann beleben, beruhigen oder die Haut pflegen. Wer schon ein Kribbeln in der Nase oder ein Kratzen im Hals verspürt, kann versuchen, die sich anbahnende Erkältung mit heilenden Zusätzen abzuwenden. Gesunde und duftende Badezusätze lassen sich leicht selbst herstellen.

ZUTATEN UND ZUSÄTZE

Getrocknete Kräuter und Blüten aus dem Garten, die über das Jahr gesammelt und getrocknet wurden, sind als Badezusätze bestens zu verwenden. Wer sie kauft, sollte darauf achten, dass die Pflanzen, z. B. Rosenblüten, unbehandelt sind. Vom Waldspaziergang mitbringen kann man würzig duftende Zweige von Nadelbäumen. Die ätherischen Öle von Nadelbäumen werden seit Langem in der Volksmedizin verwendet.

PFLEGENDE BÄDER FÜR DIE „WINTERHAUT"

Bäder mit Ölen oder Kakaobutter sind eine Wohltat für trockene, raue „Winterhaut". Kakaobutter besteht aus den vermahlenen Samen gerösteter Kakaobohnen. Sie ist unraffiniert oder raffiniert erhältlich, unraffiniert duftet sie leicht nach Schokolade. Den Badepralinen kann man zusätzlich hautpflegende Heilerde untermischen. Auch Haferflocken oder -kleie spenden der Haut Feuchtigkeit. Ebenso Milch, Sahne und Honig, die in den Rezepten zudem dazu dienen, die ätherischen Öle zu binden und im Wasser fein zu verteilen. Die „Hautpflege-Heilkräuter" Ringelblume, Arnika und Kamille hemmen Entzündungen und kurbeln die Regeneration der Haut an.

Totes-Meer-Badesalz ist die Grundlage der Badesalze. Das grobkörnige Granulat mit Mineralien wie Kalzium, Magnesium und Kalium hat hautberuhigende Eigenschaften bei empfindlicher Haut und auch bei Neurodermitis und Hautunreinheiten. Im Bad regt es zudem den Stoffwechsel an.

❖ TIPPS UND HINWEISE ❖

- *Eine Badetemperatur von 36 bis 37 Grad empfinden die meisten Menschen als ent- spannend und wohltuend, 38 bis 39 Grad bereits als sehr warm.*
- *Ein Bad sollte 10 bis 20 Minuten dauern. Dann können die Zusätze wirken, der Körper wärmt sich auf, wird aber nicht belastet.*
- *Das Bad direkt beenden, wenn es sich nicht angenehm anfühlt.*
- *Nachher langsam aus der Wanne steigen (Kreislauf!). Warm eingepackt unterstützt eine Ruhephase von etwa 1 Stunde die entspannenden Effekte.*
- *Die Kräuter und Blüten fein schneiden, damit sie nach dem Bad nicht den Abfluss verstopfen. Die Badezusätze können auch in Stoffbeutelchen oder Papier-Teefilter gefüllt werden.*
- *Ätherische Öle werden mit einer Flüssigkeit oder Honig vermischt, bevor sie ins Wasser gegeben werden, z. B. mit 2 bis 3 EL Sahne oder Honig oder etwa 100 ml Milch. Sonst schwimmen sie auf der Wasseroberfläche, verflüchtigen sich schnell oder können die Haut reizen. Die Mischung kurz vor dem Bad in die volle Wanne geben.*
- *Gegebenenfalls den Arzt fragen, ob Bäder und ätherische Öle vertragen werden, u. a. bei Herz-Kreislauf-Krankheiten, Asthma, bei Kindern und älteren Menschen.*

Die Rezepte

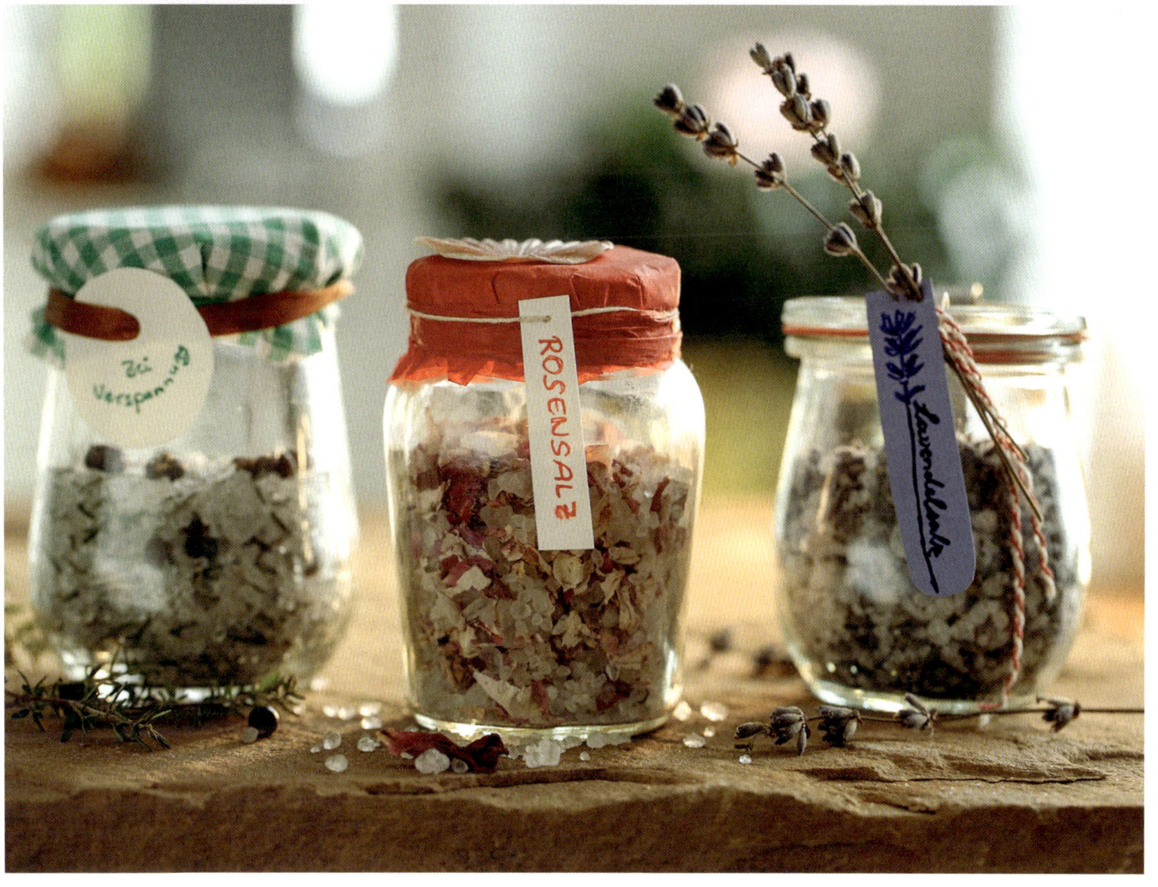

Kräuter-Badesalz

Selbst gemischte Badesalze verwandeln die Badewanne in eine Wellnessoase.

Zutaten für 1 kleines Glas
100 g Totes-Meer-Badesalz
2–3 EL fein geschnittene Kräuter oder Blüten
5 Tropfen ätherisches Öl

Herstellung
Alle Zutaten mischen und einige Tage durchziehen lassen.

Anwendung
Für 1 Vollbad nimmt man 3 gehäufte EL des Badesalzes.

Entspannend oder aktivierend

Entsprechend der gewünschten Wirkung kann man den Badesalzen, -ölen oder -pralinen verschiedene Heilpflanzen und/oder dazu passende ätherische Öle beimischen:

- **für ein „Wohlfühlbad" nach einem anstrengenden Tag:** Lavendel, Rosen- oder Lindenblüten
- **schlaffördernd und stresslösend:** Lavendel, Hopfen und Melisse
- **muskelentspannend und durchblutungsfördernd:** Rosmarin, Fichte, Kiefer, Wacholderbeeren, Arnika, Johanniskraut
- **belebend für Körper und Geist:** Zitrone, Orange, Rosmarin, Pfefferminze, Fichte, Kiefer, Tanne

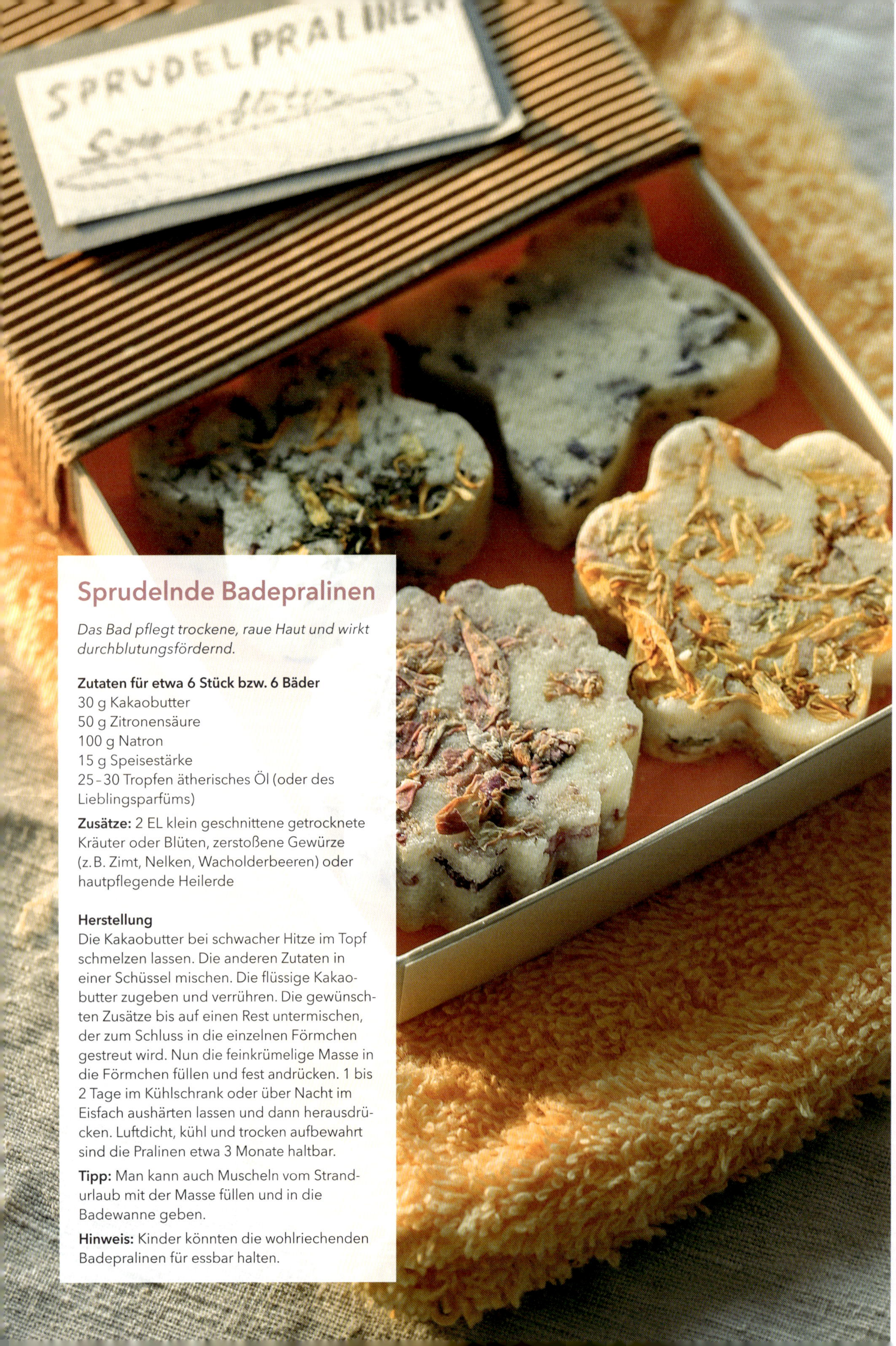

Sprudelnde Badepralinen

Das Bad pflegt trockene, raue Haut und wirkt durchblutungsfördernd.

Zutaten für etwa 6 Stück bzw. 6 Bäder
30 g Kakaobutter
50 g Zitronensäure
100 g Natron
15 g Speisestärke
25–30 Tropfen ätherisches Öl (oder des Lieblingsparfüms)

Zusätze: 2 EL klein geschnittene getrocknete Kräuter oder Blüten, zerstoßene Gewürze (z. B. Zimt, Nelken, Wacholderbeeren) oder hautpflegende Heilerde

Herstellung
Die Kakaobutter bei schwacher Hitze im Topf schmelzen lassen. Die anderen Zutaten in einer Schüssel mischen. Die flüssige Kakaobutter zugeben und verrühren. Die gewünschten Zusätze bis auf einen Rest untermischen, der zum Schluss in die einzelnen Förmchen gestreut wird. Nun die feinkrümelige Masse in die Förmchen füllen und fest andrücken. 1 bis 2 Tage im Kühlschrank oder über Nacht im Eisfach aushärten lassen und dann herausdrücken. Luftdicht, kühl und trocken aufbewahrt sind die Pralinen etwa 3 Monate haltbar.

Tipp: Man kann auch Muscheln vom Strandurlaub mit der Masse füllen und in die Badewanne geben.

Hinweis: Kinder könnten die wohlriechenden Badepralinen für essbar halten.

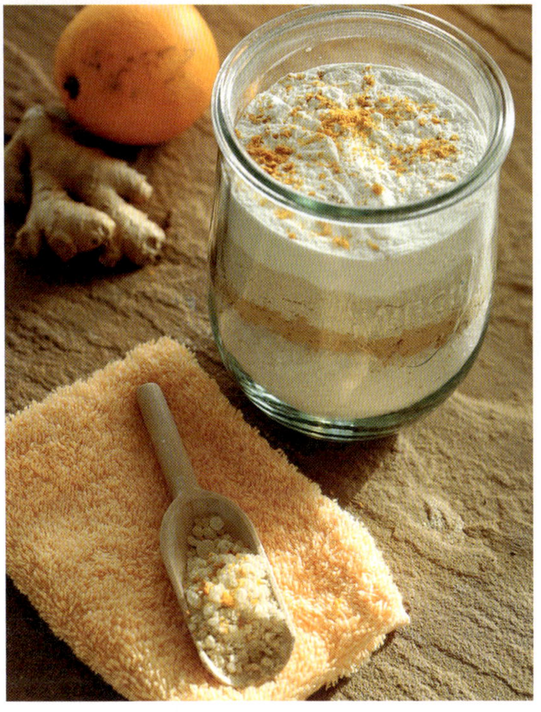

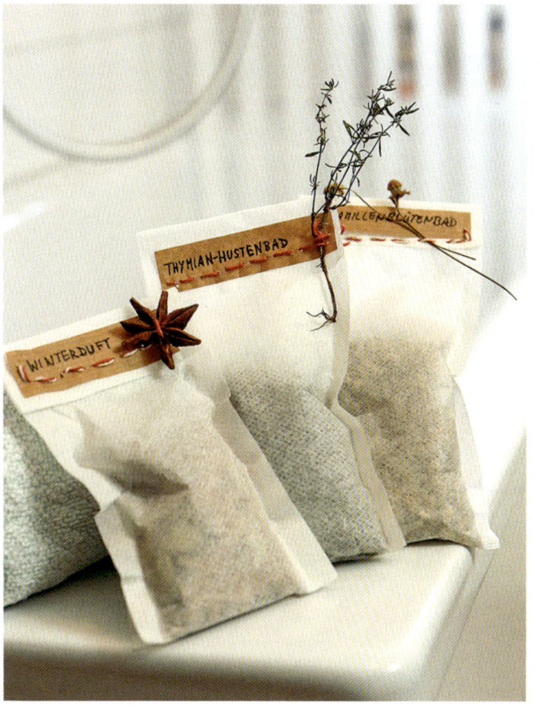

Ingwer-Orangen-Bad

Hautpflegend, entspannend und durchblutungsfördernd

Zutaten für ein 1 Glas
500 g Totes-Meer-Badesalz
25–30 g gemahlener Ingwer
15 Tropfen ätherisches Orangenöl
Abrieb von 1 unbehandelten Orange
100 g gemahlene zarte Haferflocken
100 g Milchpulver

Herstellung
Alle Zutaten mischen und einige Tage durchziehen lassen.

Anwendung
Für 1 Bad nimmt man 100 bis 200 g von der Mischung.

Erkältungsbad

Das Erkältungsbad mit Heilkräutern ist ein klassisches Hausmittel bei Husten und Schnupfen.

Herstellung und Anwendung
Für ein Erkältungsbad kann man Tannennadeln oder 50 bis 100 g getrocknete Kräuter oder Blüten nehmen. In Teefiltertüten oder einen Waschhandschuh verpackt, werden die Kräuter direkt in die Badewanne gegeben. Unterstützend wirken zusätzlich 10 Tropfen ätherisches Öl, z. B. Lindenblüten, Kamille, Thymian oder Eukalyptus, die mit 2 EL Sahne oder 100 ml Milch vermischt werden. Das Erkältungsbad sollte eine Temperatur von 36 bis 37 Grad haben und 10 bis 20 Minuten dauern.

Hinweis: Bei einer „richtigen" Grippe ist ein Bad zu belastend für den Kreislauf.

Wirkung
Fichten-, Tannen- bzw. Kiefernnadeln, Linden- oder Kamillenblüten und Salbei wirken durch die aufsteigenden ätherischen Öle abschwellend auf die Schleimhäute und entzündungshemmend. Thymian, Minze und Eukalyptus wirken desinfizierend.
Die ätherischen Öle werden beim Baden über die Atemwege und über die Haut aufgenommen. Das Bad fördert zudem die Durchblutung und entspannt die Muskulatur bei Gliederschmerzen.

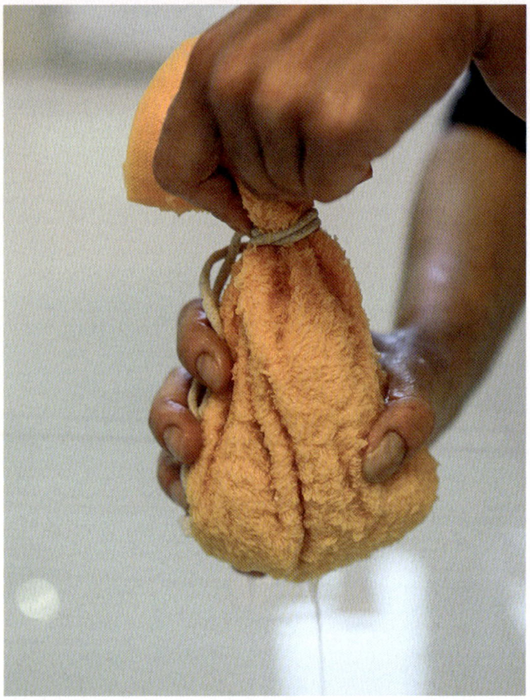

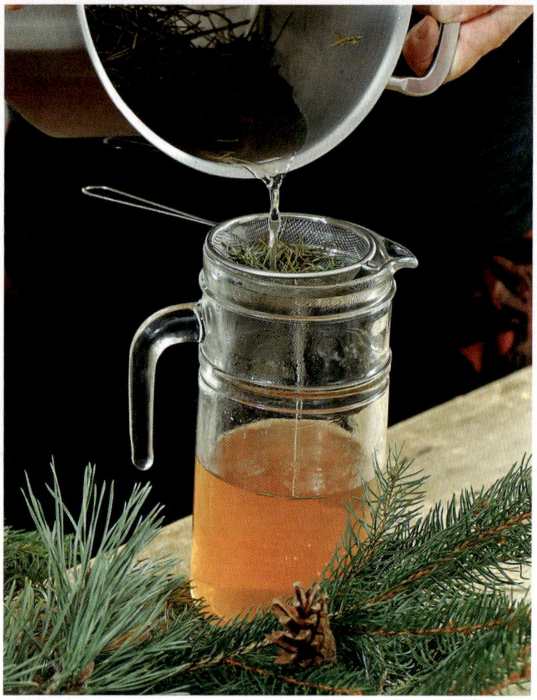

Hafermilchbad

Pflegt trockene, raue Haut

Zutaten für 1 Vollbad
2 bis 3 Handvoll zarte Haferflocken
10 Tropfen ätherisches Öl
je 3 EL Sahne (oder 100 ml Milch) und/oder Honig

Herstellung und Anwendung
Einen Waschhandschuh mit den Haferflocken füllen und verschließen. Das Badewasser darüber einlaufen lassen. Das ätherische Öl mit Sahne und/oder Honig vermengen und zum Schluss ins Wasser geben.
Im Bad liegend den Handschuh immer wieder ausdrücken und die „Hafermilch" im Wasser verteilen. Mit dem Waschhandschuh die Haut leicht abreiben - nicht bei gereizter oder allergischer Haut.

Fichtennadelbad

Wohltuend bei Husten und Schnupfen

Herstellung
Für 1 Vollbad benötigt man etwa 3 Handvoll Nadeln von Fichten, Kiefern und/oder Tannen.
Die frischen Nadeln abstreifen und mit einem scharfen Messer grob zerkleinern. In einem Topf mit 2 Litern heißem Wasser übergießen und bei aufgelegtem Deckel 15 bis 20 Minuten ziehen lassen, sodass sich die ätherischen Öle lösen. Die Tropfen, die sich unter dem Deckel sammeln, dem Wasser zugeben. Abseihen und den Sud ins Badewasser geben.

Anwendung
Ein Bad ist bei den ersten Anzeichen einer Erkältung sinnvoll. Die ätherischen Öle befreien die Atemwege, bekämpfen Erkältungserreger und fördern die Muskeldurchblutung.

Mandelöl ist relativ teuer, aber besonders mild bei empfindlicher oder allergischer Haut.

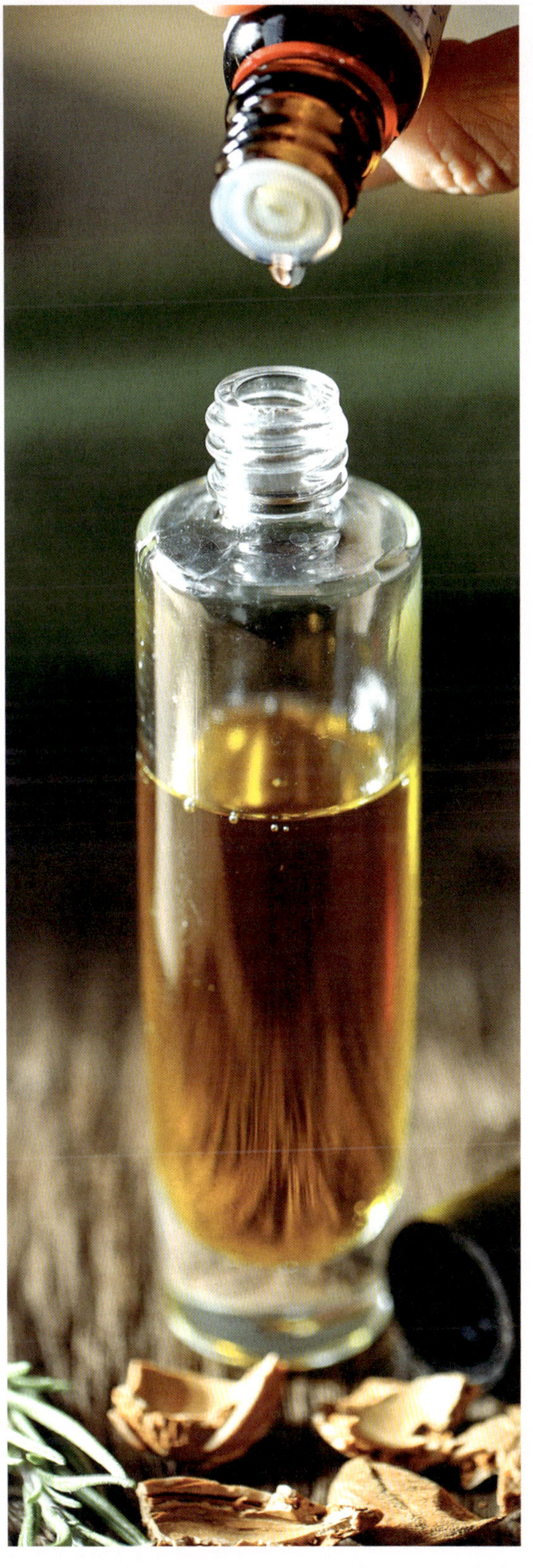

Badeöl

Pflegt trockene Haut, wirkt rückfettend

Zutaten

75 ml Oliven-, Distel- oder Mandelöl
10 ml ätherisches Öl (nach gewünschter Wirkung oder Duft)
evtl. 25 ml Lecithin (Drogeriemarkt oder Apotheke) als Emulgator

Herstellung

Die Zutaten in ein Fläschchen füllen und mischen. Kühl und dunkel aufbewahren oder in ein dunkles Glasfläschchen füllen. Das Öl ist etwa 6 Monate haltbar.

Anwendung

Wer Lecithin verwendet, schüttelt das Öl und gibt dann 2 bis 3 EL in die Badewanne. Ohne Lecithinzusatz mischt man jeweils vor dem Bad 2 bis 3 EL des Badeöls mit Sahne, Milch oder Honig.

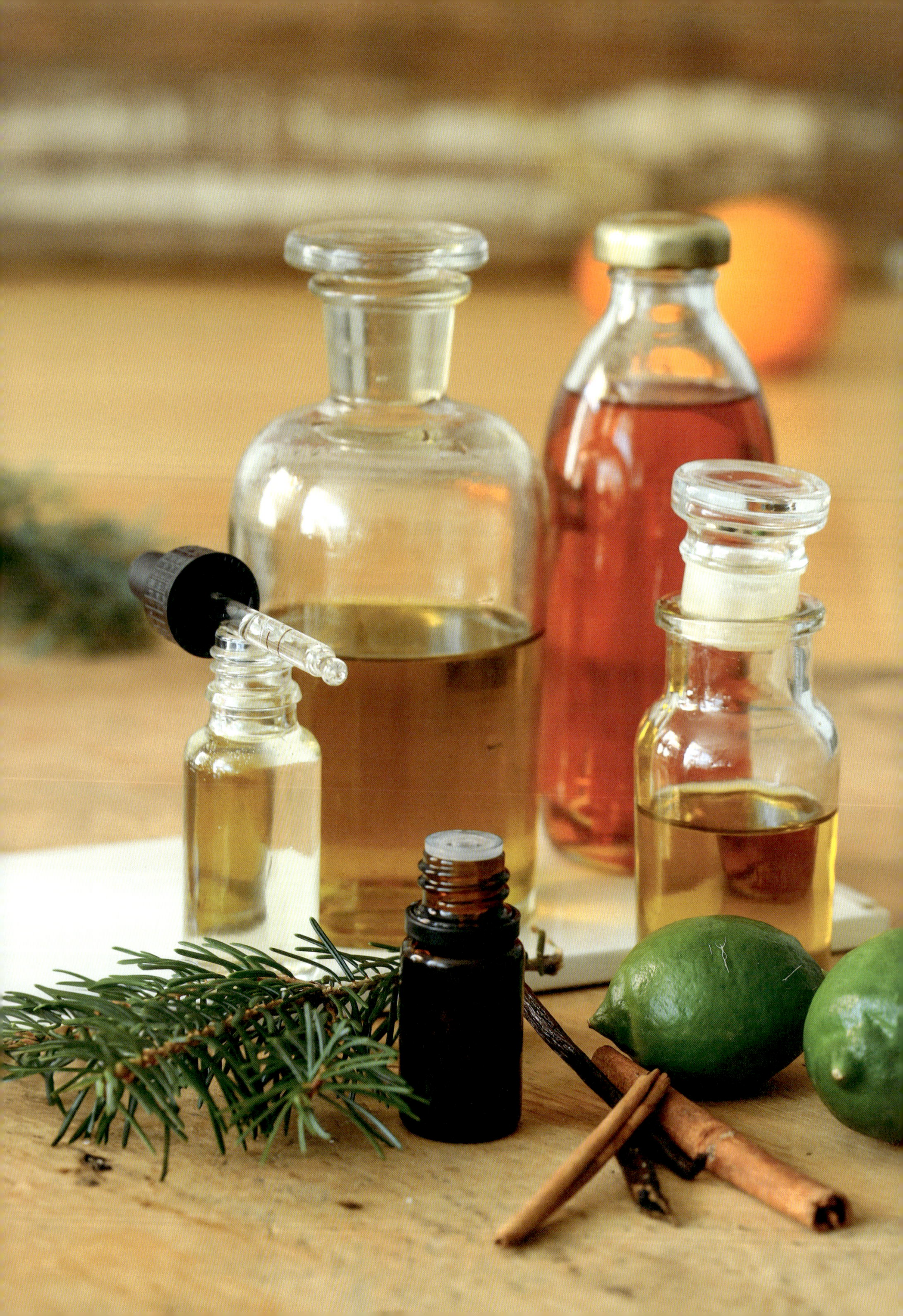

Fachliche Begleitung

Von A wie Aronia bis Z wie Zwiebel: Birgit Brokamp und Ellen Huber sind seit vielen Jahren in der Welt der Naturheilkunde unterwegs. Ihr Fachwissen und ihre Erfahrung sind in dieses Buch eingeflossen.

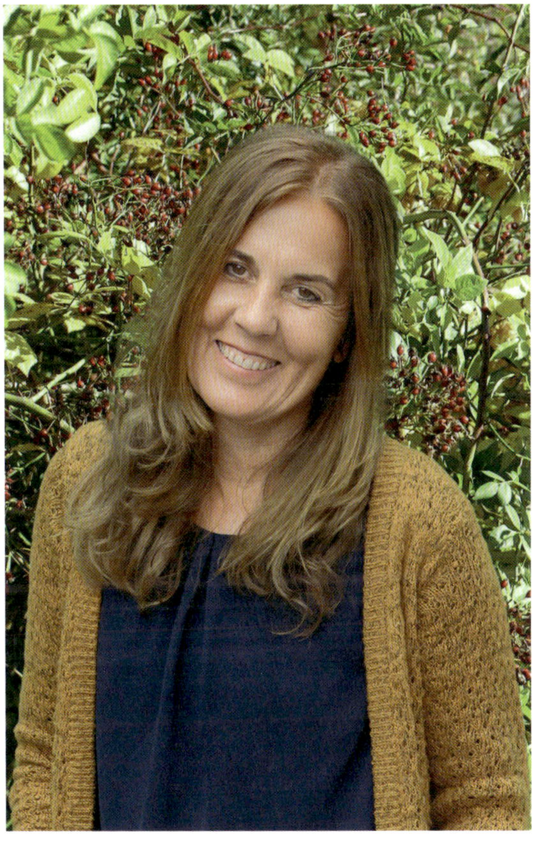

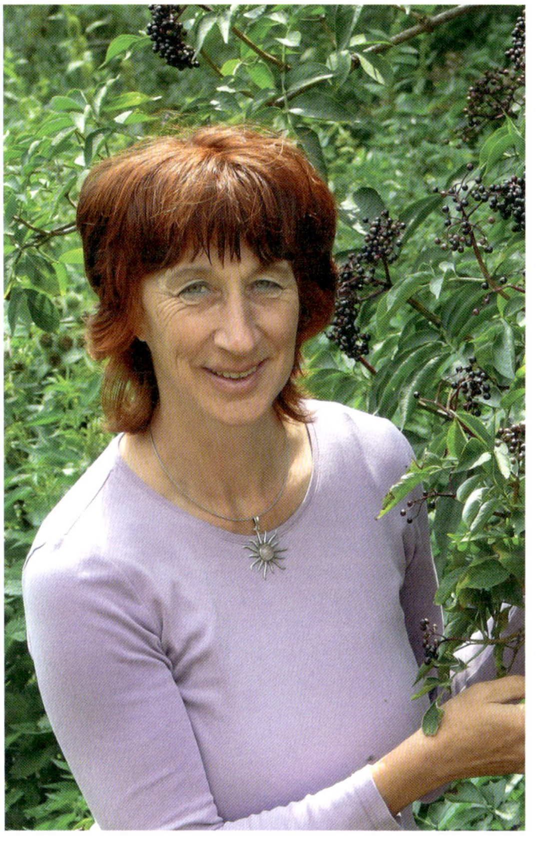

Birgit Brokamp

Birgit Brokamp betreut als Redakteurin seit vielen Jahren die Reihe „Rezept aus der Natur" in der Zeitschrift Landlust. Sie ist Autorin der Heilpflanzen-Porträts und realisiert die Fotoshootings zu den Naturrezepten. Ihr Wissen zur Pflanzenheilkunde hat sie als Redakteurin in einem naturheilkundlichen Fachverlag erworben.

Ellen Huber

Ellen Huber ist Heilpraktikerin in eigener Praxis und Diplom-Biologin mit Arbeitsschwerpunkt ökologische Botanik. Ihre Erfahrungen und ihre Liebe zu Arzneipflanzen gibt sie seit 24 Jahren in den Seminaren ihrer Heilpflanzenschule „Millefolia" in Hohenau im Bayerischen Wald weiter. Sie ist Buchautorin und schreibt für verschiedene Zeitschriften zu Heilkräuterthemen.

Beschwerden und Anwendungsgebiete

A

B

D

E

F

G

H

I

K

L

M

N

O

R

S

V

W

Z

Hinweise
Wir geben die thematisch zu dem jeweiligen Stichwort passenden Seiten an. Das bedeutet, dass sich zum Beispiel unter dem Begriff Zellschutz auch die Formulierung „schützt die Zellen" findet oder bei Magenschleimhautentzündung die Formulierung „bei entzündeter Magenschleimhaut".

Die Informationen in diesem Buch wurden nach bestem Wissen und Gewissen zusammengestellt. Bitte beachten Sie, dass dieses Buch als Informationsquelle dient. Die vorgestellten Rezepte dienen dem Wohlbefinden und können unterstützend bei verschiedenen Beschwerden helfen. Sie ersetzen allerdings keinen Besuch beim Arzt oder Apotheker. Bei Heilpflanzen kann es zu Wechselwirkungen mit Arzneimitteln kommen, deshalb ist die Anwendung bei regelmäßiger Einnahme von Medikamenten nur in Absprache mit dem Arzt zu empfehlen.

Mit Liebe für Sie gemacht!

WIR LIEFERN HERAUSRAGENDE QUALITÄT.

Landleben, Genuss, Natur: Hier sind wir zu Hause.

MATERIAL, FORMAT, BINDUNG

Wir stehen für hochwertige Bücher mit individuellen Details.

KNIPS!

Ein anregendes Layout und großformatige Bilder sind für uns unerlässlich.

REGIONAL VERWURZELT

Kurze Transportwege sind uns wichtig – für die Umwelt und einen kleineren CO_2-Fußabdruck.

FAMILIÄR

Unser Team kümmert sich mit Hingabe um jede Ihrer Anfragen.

NATURVERBUNDEN

Wir bevorzugen FSC-zertifiziertes Papier.

FEEDBACK

Wir nehmen uns Kritik zu Herzen und sehen Fehler als Chance.

WERTSCHÄTZUNG

Wir setzen auf faire Vergütung unserer AutorInnen.

GEPRÜFTE QUALITÄT

Wir achten auf sachlich korrekte und gut recherchierte Inhalte.

LANGFRISTIGE PARTNERSCHAFTEN

Vertrauen und Kommunikation auf Augenhöhe sind die Grundsteine unserer Zusammenarbeit.

ÜBERZEUGEN SIE SICH SELBST!

Liebe Leserinnen und Leser,

wir freuen uns, dass Sie unser Buch in den Händen halten. Ihre Meinung ist uns sehr wichtig und von entscheidender Bedeutung für die Weiterentwicklung unserer Arbeit. Dabei hilft uns Ihr Feedback.

Sagen Sie uns, was Sie bewegt und was Sie sich wünschen.

Vielen Dank für Ihre Unterstützung!

Erfahren Sie mehr über unser Qualitätsversprechen: www.lv-buch.de/qualitaetsversprechen

Schicken Sie Ihr Feedback an buch@lv.de

LV.Buch

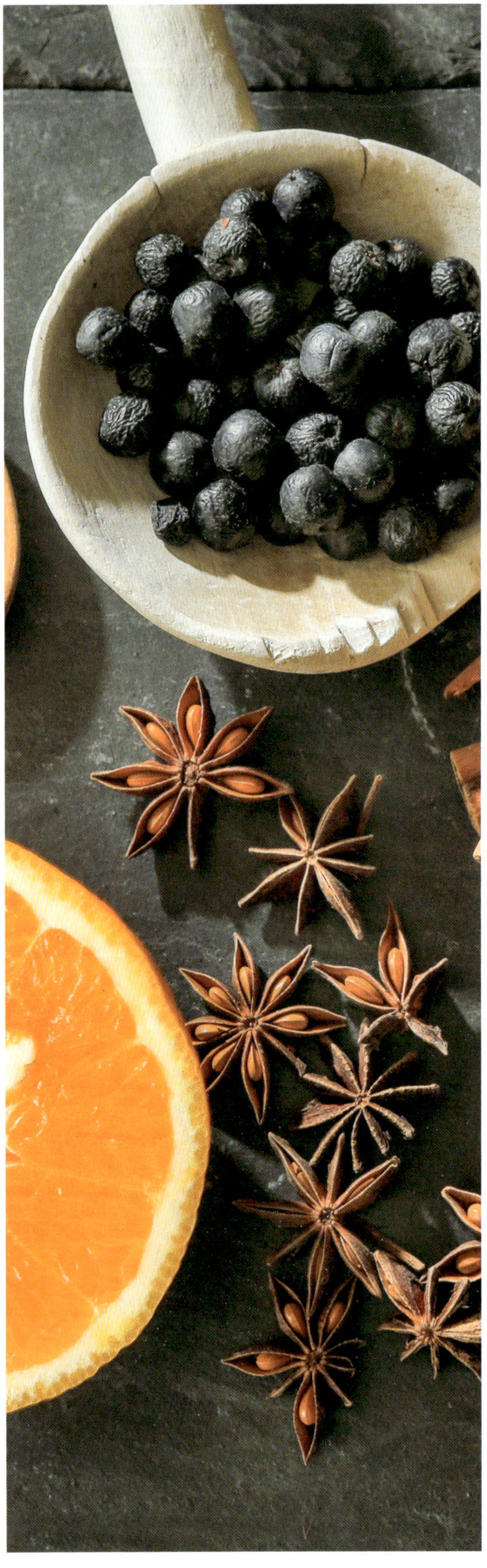

Impressum

Textnachweise

Einleitender Teil (Seite 6-15)
Text: Ellen Huber/Heilpflanzenschule Millefolia

BEEREN & FRÜCHTE

Hagebutte
Text und Umsetzung: Birgit Brokamp
Rezepte und Fachberatung: E. Huber

Aronia
Text: Silvia Planz
Rezepte: Martina Schindler
Umsetzung: M. Schindler, B. Brokamp
Fachberatung: E. Huber

Holunder
Text: B. Brokamp
Umsetzung: M. Schindler, B. Brokamp
Rezepte und Fachberatung: Karin Detloff

Kornelkirsche
Text und Umsetzung: B. Brokamp
Rezepte und Fachberatung: E. Huber

Schlehe
Text: B. Brokamp
Rezepte: Tanja Huyer, M. Schindler
Fachberatung: Ursula und Johannes Schauer/
Kräuterschule Wildwiese

Quitte
Text und Umsetzung: B. Brokamp
Rezepte und Fachberatung: E. Huber

Rosskastanie
Text und Umsetzung: B. Brokamp
Rezepte und Fachberatung: U. u. J. Schauer

Granatapfel
Text und Rezepte: Margot Spohn
Umsetzung: Birgit Brokamp

Weißdorn
Text und Umsetzung: B. Brokamp
Rezepte und Fachberatung: E. Huber

HEILENDE GEWÜRZE

Fenchel
Text und Umsetzung: B. Brokamp
Fachberatung und Rezepte: U. u. J. Schauer

Wacholder
Text: Viola Manereck, B. Brokamp
Fachberatung und Rezepte: E. Huber

Lorbeer
Text und Umsetzung: B. Brokamp
Fachberatung und Rezepte: E. Huber

Ingwer
Text und Umsetzung: V. Manereck
Rezepte und Fachberatung: E. Huber

Kurkuma
Text und Rezepte: M. Spohn
Umsetzung: B. Brokamp

Meerrettich
Text: V. Manereck, Silvia Planz
Rezepte und Fachberatung: E. Huber

GESUND DURCH DEN WINTER

Zwiebel
Text, Rezepte, Fachberatung: E. Huber
Umsetzung: B. Brokamp

Wickel & Auflagen
Text: Micaela Buchholz
Fachberatung: Elke Heilmann-Wagner

Aus dem Bienenstock
Text: S. Planz
Umsetzung: B. Brokamp, V. Manereck

Fürs Immunsystem
Text und Umsetzung: B. Brokamp
Rezepte und Fachberatung: E. Huber

Griechischer Bergtee
Text, Rezepte, Fachberatung: E. Huber
Umsetzung: B. Brokamp

Abendtees
Text und Umsetzung: V. Manereck
Rezepte und Fachberatung: E. Huber

Wohlfühltee
Text und Umsetzung: V. Manereck
Rezept und Fachberatung: Rudi Beiser

Gewürztees
Text: M. Buchholz, V. Manereck
Umsetzung: V. Manereck
Rezepte und Fachberatung: E. Huber/U. Bühring

Erkältungstees
Text und Umsetzung: B. Brokamp, V. Manereck
Rezepte, Fachberatung: U. Bühring, E. Huber

Früchtepunsch
Text und Umsetzung: B. Brokamp
Rezept und Fachberatung: E. Huber

WÄRME & WOHLBEFINDEN

Leinsamen
Text: M. Buchholz, Tanja Wobig
Umsetzung: B. Brokamp
Rezepte und Fachberatung: E. Huber

Hafer
Text und Umsetzung: B. Brokamp
Rezepte und Fachberatung: E. Huber

Rapsbad
Text: B. Brokamp, V. Manereck
Umsetzung: B. Brokamp
Fachberatung: Simon Schweitzer

Wärmekissen
Text und Umsetzung: B. Brokamp
Fachberatung: Elke Heilmann-Wagner

Heilsame Düfte
Text: V. Manereck
Rezepte und Fachberatung: Maria Hoch
Umsetzung: B. Brokamp

Badezusätze
Text und Umsetzung: B. Brokamp
Fachberatung: U. u. J. Schauer

Bildnachweise

Coverbild
Heinz Duttmann

Umschlag hinten (v. o. n. u.)
Heinz Duttmann (3), Gerhard Nixdorf

Fotos innen
Heinz Duttmann, außer:

Ulrike Baer: 165 l.

Elisabeth Berkau: 149 o. r., 151 r.

Christian P. Brinkrolf: 193 l.

Roberto Bulgrin: 108 o. l. & u., 109, 110, 112, 113, 114, 115, 149 o. l.

Frank Hecker 7, 56, 98, 132 l.

Winfried Heinze: 86 u. l.

Persis Klassen: 27 l.

Viola Manereck: 90 r., 91, 92

Gerhard Nixdorf: 71, 114 l.

Privat: 14

Martina Schindler: 15, 27 r., 35

Rainer Weppelmann: 46, 47, 48, 49, 165 o.r.

Impressum

Landlust® ist eine Marke der Deutschen Medien-Manufaktur GmbH & Co. KG, Münster

1. Auflage, Münster 2024

Buchkonzeption und -umsetzung
Anne Huntemann, Lena Siemann – für LV.Buch
Layout Tanja Senghaas-Thomsen, Bettina Tiedemann, Tobias Höflich – MediaPro im Landwirtschaftsverlag
Lektorat Birgit Brokamp, Dorothea Raspe
Schlussredaktion Dorothea Raspe

Chefredaktion Sinja Schütte
Redaktion Birgit Brokamp, Anne Huntemann
Bildredaktion Katrin Fülle, Carla Ravens
Publishing Frank Gloystein (Ltg.), Cornelia Altrock

Herstellung LV MediaPro
im Landwirtschaftsverlag GmbH,
Anja Luszek-Hoffmann (Ltg.), Ingo Feyka
Druck Grafisches Centrum Cuno GmbH, Calbe

Printed in Germany.
ISBN 978-3-7843-5786-7

FSC www.fsc.org MIX Papier | Fördert gute Waldnutzung FSC® C043106

Ihr Kontakt zur Redaktion

Redaktion Landlust, Hülsebrockstraße 2–8, 48165 Münster, redaktion@landlust.de

www.landlust.de